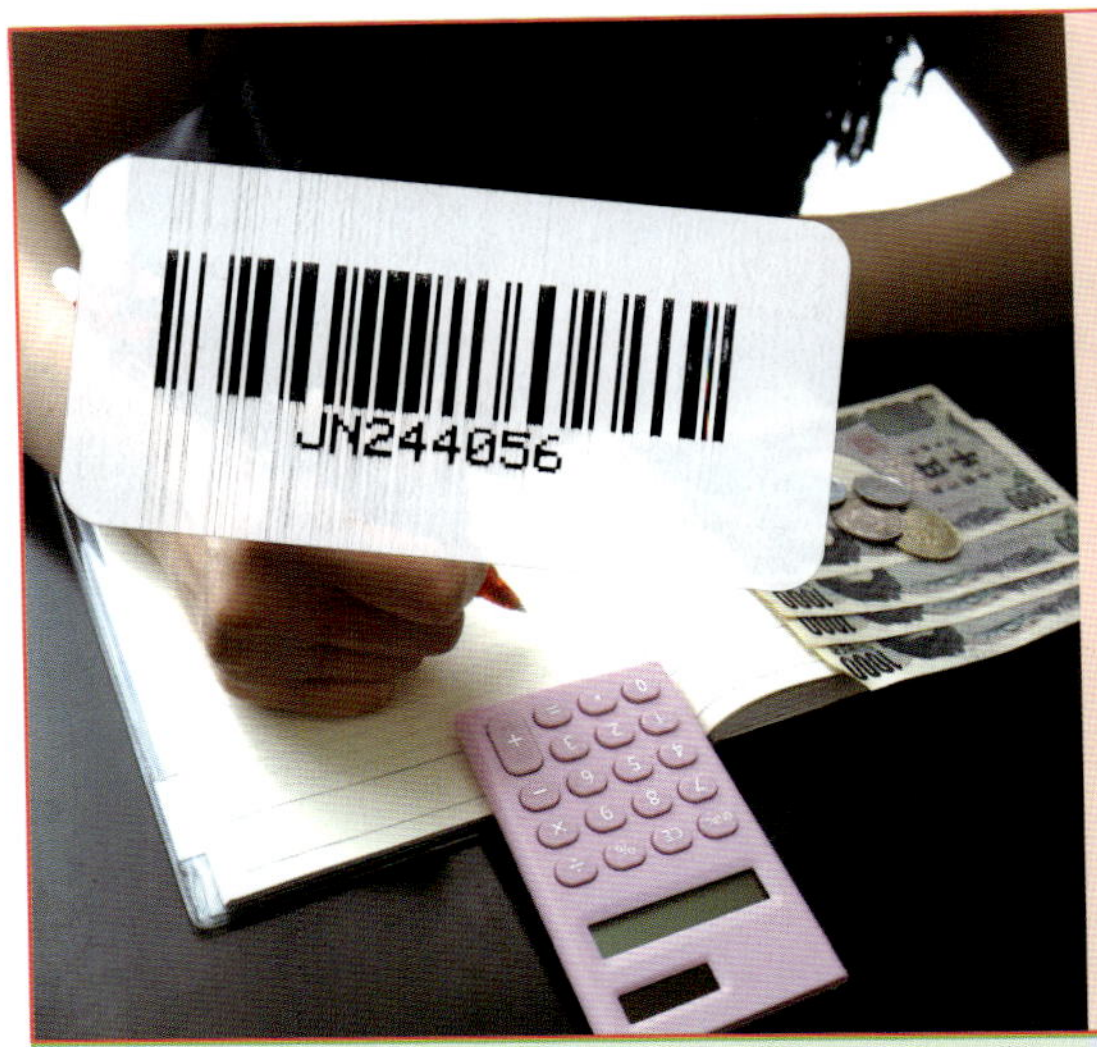

高額な医療費の一部を取り戻すため、助成制度の案内があります。簡単な計算ができるシステムもあります。

Subsidy

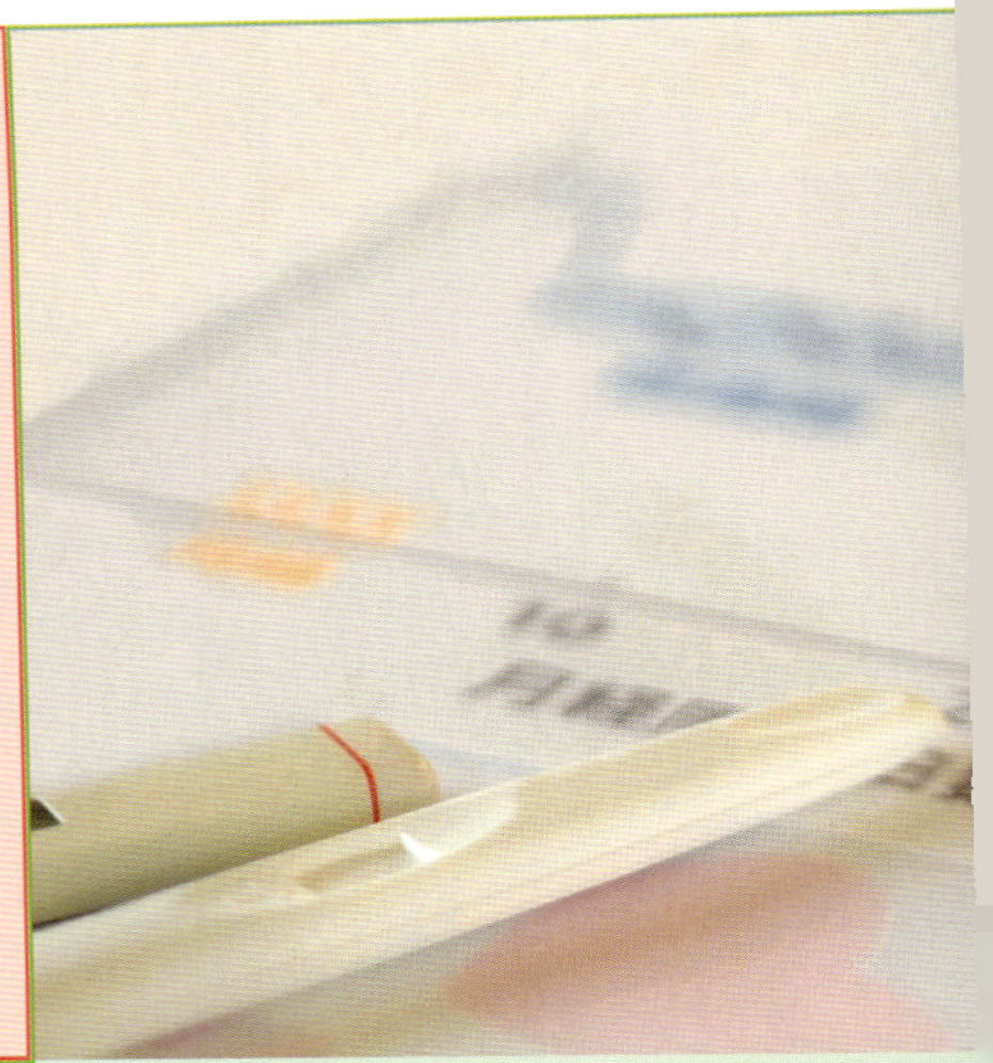

Consultation

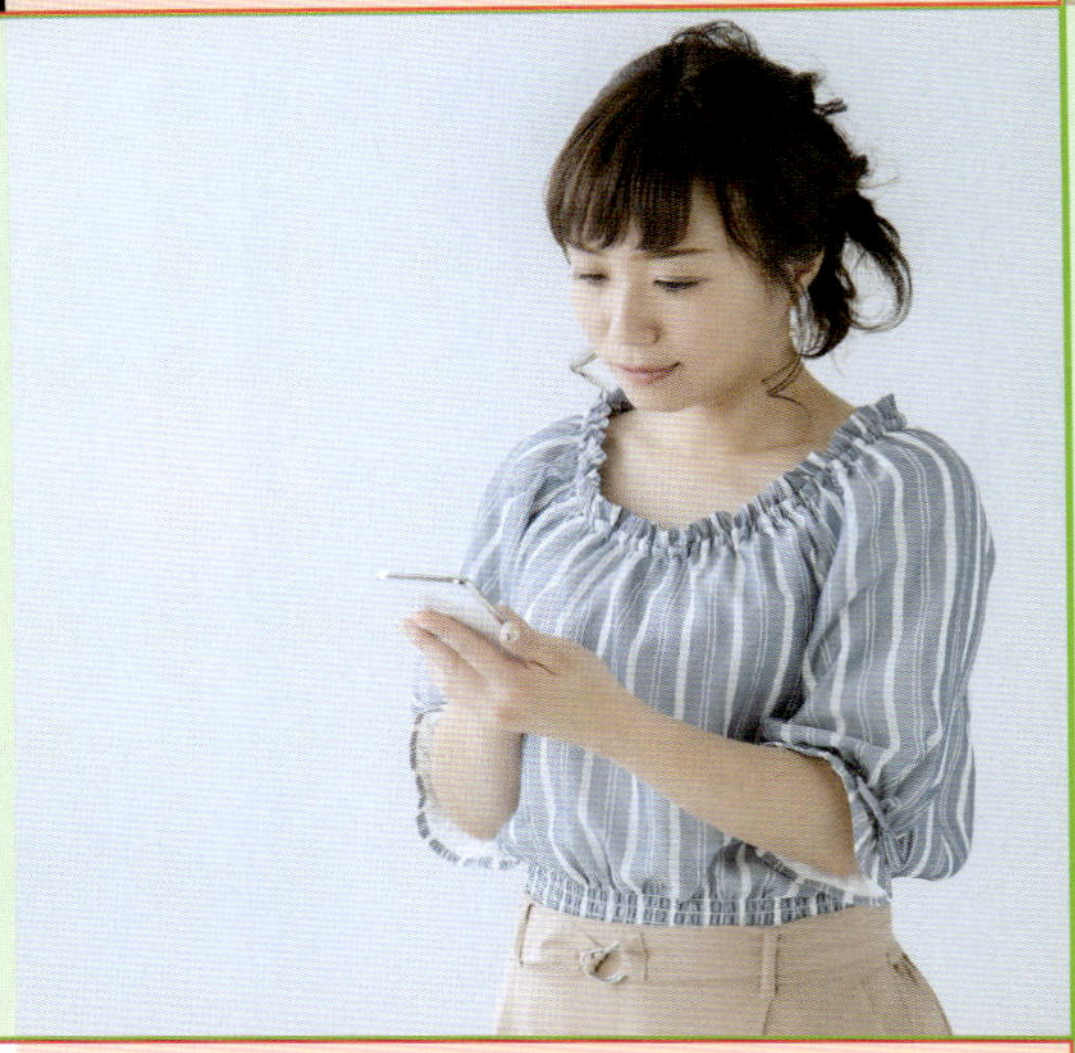

いろいろ悩みも迷いもあるでしょう。その時は無料相談コーナーがありますので、メールを送ってください。

基礎体温は、月経を知るにはとてもよいものです。基礎体温からわかること、わからないことなどお伝えしています。

BBT

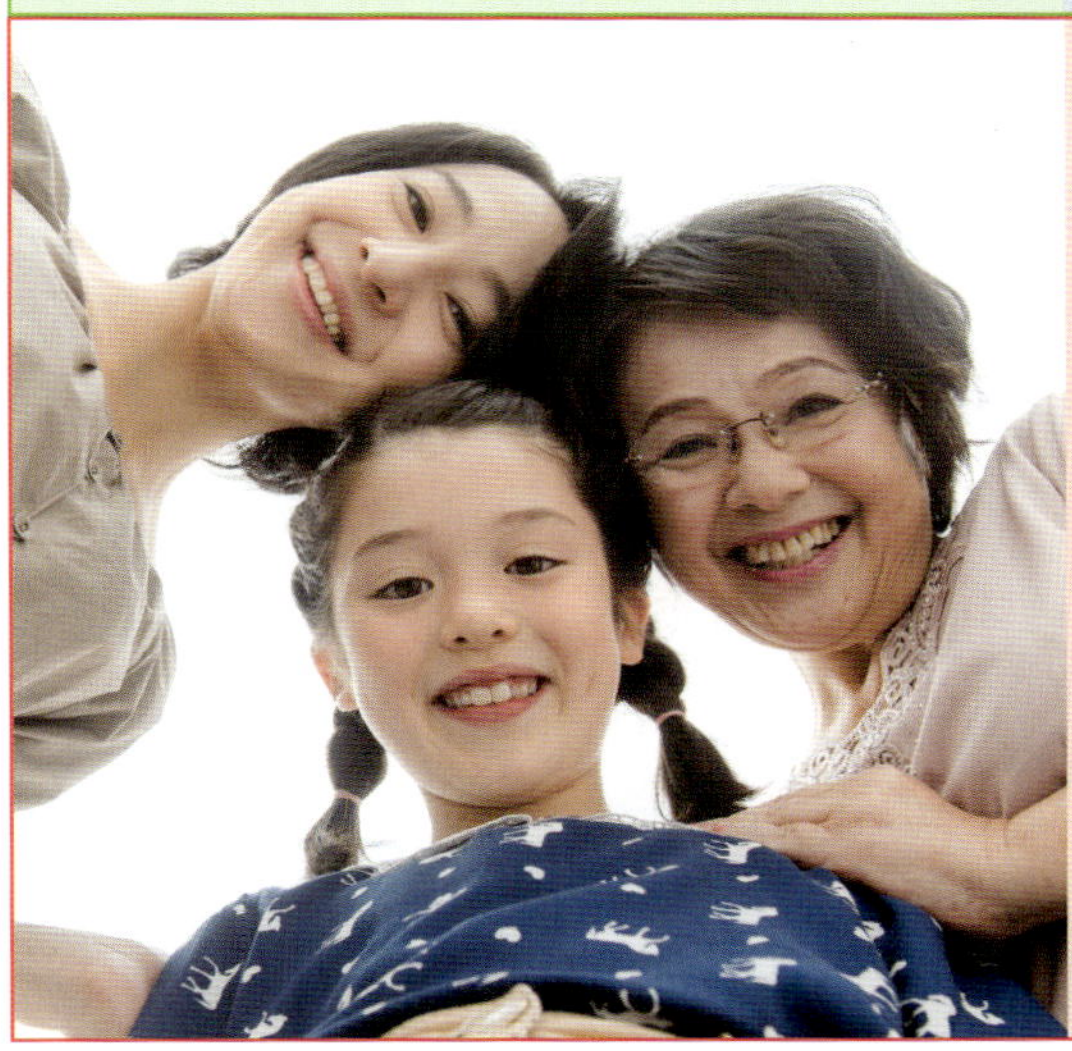

Egg

母親、私（自分）、そして子どもへ！受け継がれていく遺伝子の話と卵子の話があります。詳しく説明しているので、覚えておくと後々 GOOD です。

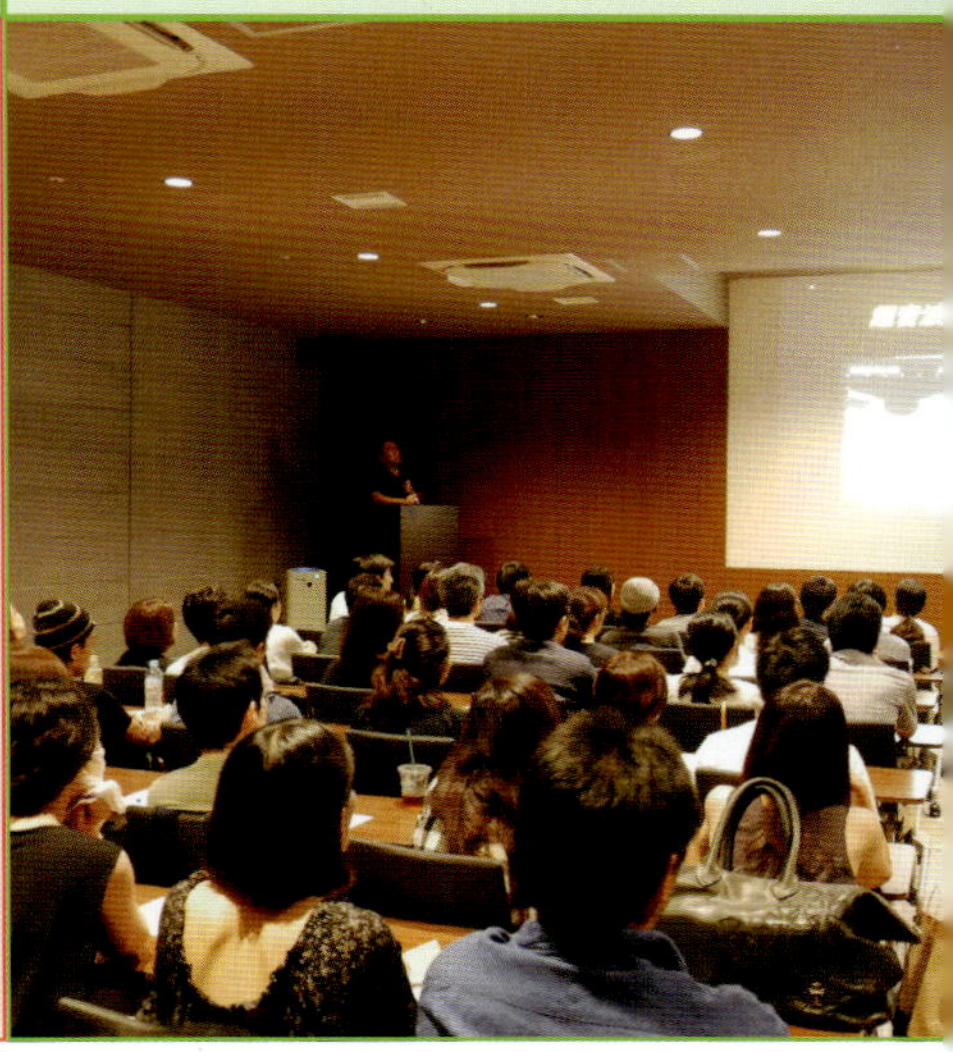

www.funin.info

不妊治療情報センター
funin.info

funin.info

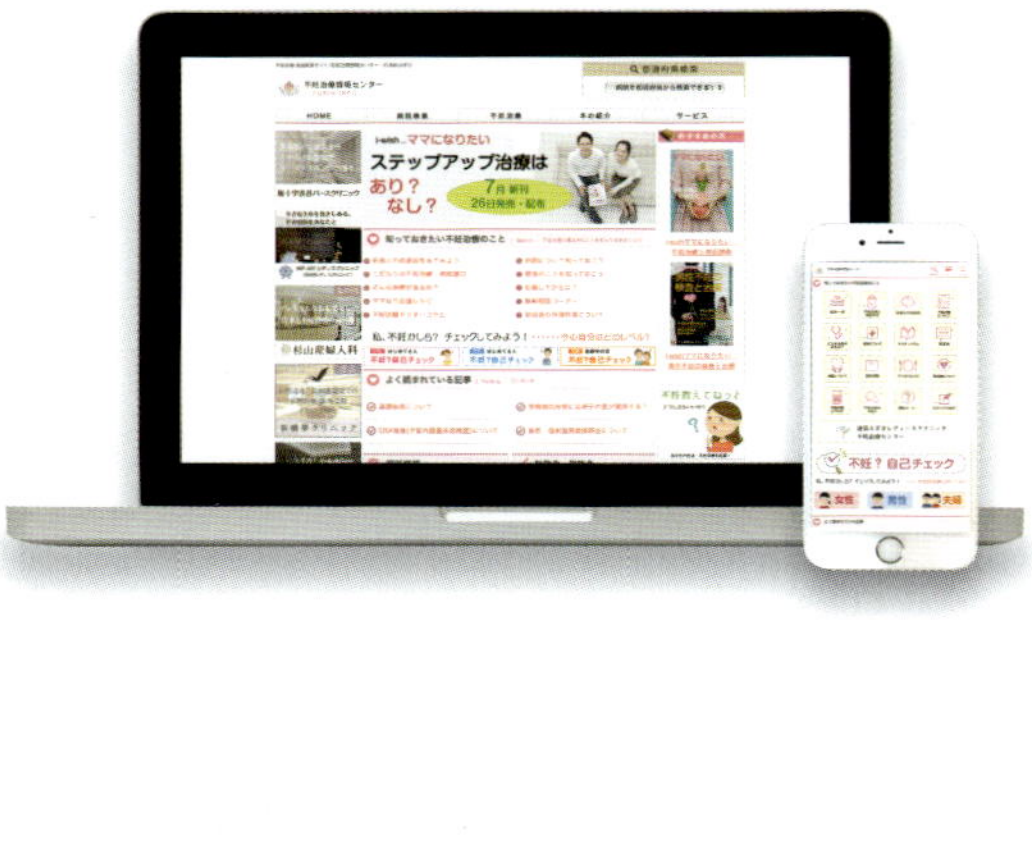

VOL.57 i-wish... ママになりたい

もう悩まない！ 不妊治療

目次

企画・編集／不妊治療情報センターfunin.info（CION corporation）　スタッフ／谷高哲也、松島美紀、織原靖子、土屋恵子、飯田早恵、織戸康雄、天野美雪、小林香奈　イラスト／植木美江

不妊治療情報センターfunin.info
オフィシャルサイト

不妊治療に関する情報や全国のクリニック情報が充実しています。あなたのママ＆パパになりたいを応援します。

funin.info

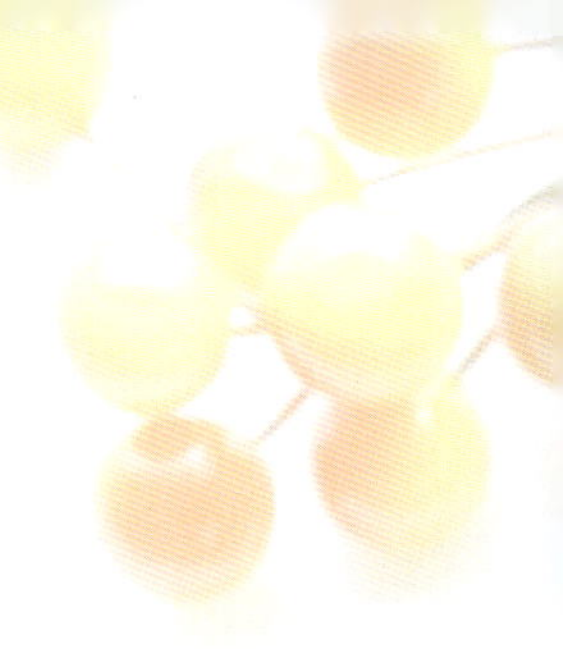

本当に役立つ
生きた情報を
得るために

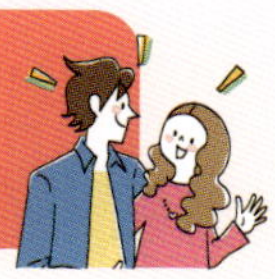

治療を考えているご夫婦におススメ！
セミナー ＆ 説明会 実施施設紹介

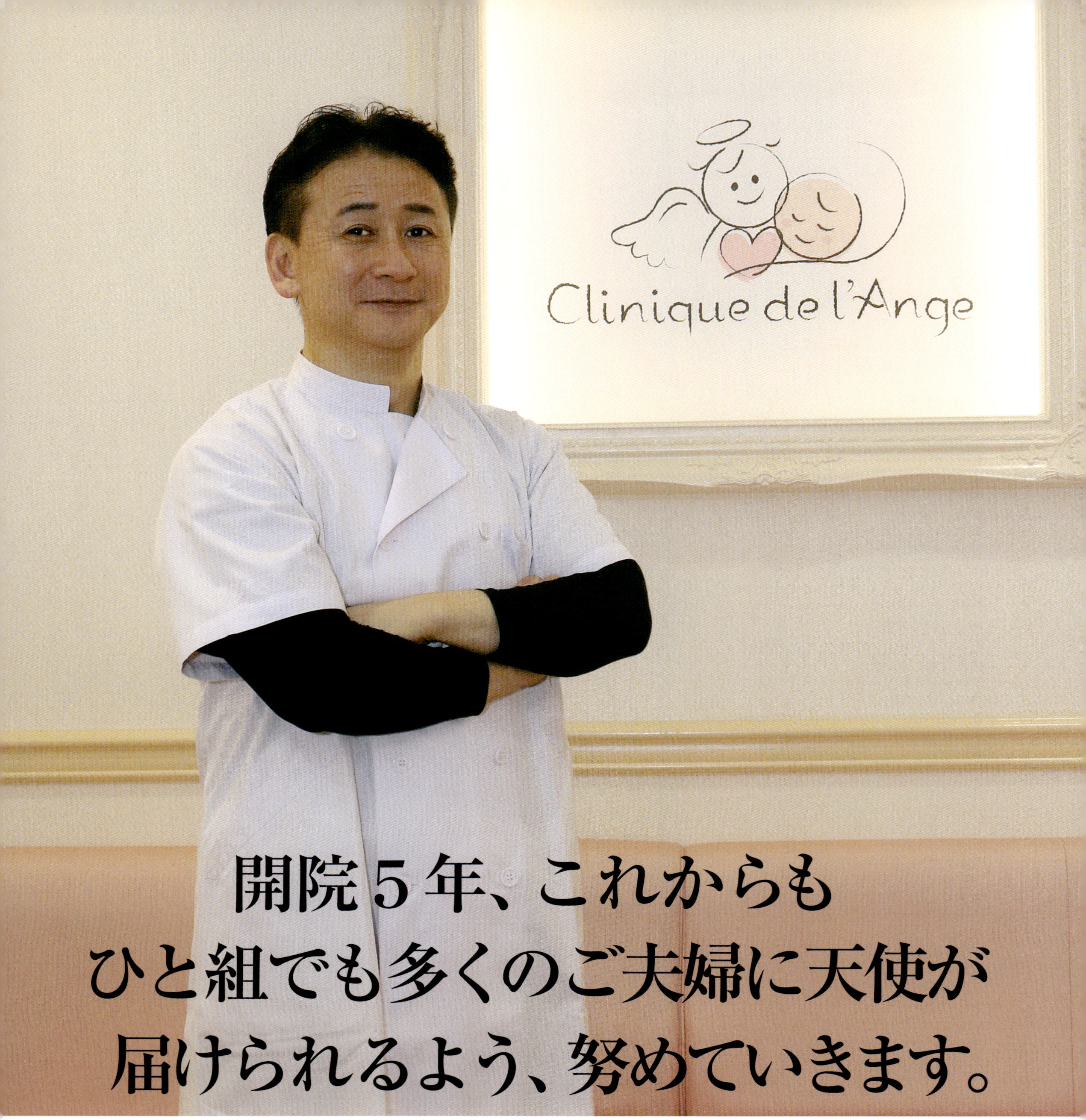

開院５年、これからも
ひと組でも多くのご夫婦に天使が
届けられるよう、努めていきます。

東京都・港区

クリニック ドゥ ランジュ
Clinique de l' Ange

院長　末吉 智博 医師

私自身が子どもの笑顔に癒されるたびに、「子どもは本当に天使だな」と幸せを感じています。この幸せを願うご夫婦の力になりたい。その思いからクリニック ドゥ ランジュ《（天使のクリニック）》と名付けました。

先生の診療の特徴は、患者さんの身体に優しくあること。

開院から5年、クリニック ドゥ ランジュの末吉先生を訪ね、お話をうかがいました。

低刺激周期を基本とした治療法のこと、365日年中無休の診療体制や高い医療技術、専門分野に長けたスタッフのこと、また診療に関することはもちろんのこと、夫婦の将来へ通じる話題もあり、先生の優しさゆえの厳しさをも感じるお話でした。さっそくご紹介していきましょう。

患者さんにやさしく細やかな治療の実現

私たちのクリニックには、身体に優しい治療に期待を持ってみえる人や、卵巣を強く刺激する排卵誘発方法で身体の負担や治療が辛いと感じて転院されてくる人が多くいます。

低刺激周期法は飲み薬を基本として2、3個の卵子を得ることを目指していますが、なかには飲み薬だけでは難しい人や、もう少し卵子を育てた方が妊娠の確率を高められるのではないかと思われる人には少量の注射を足しています。また、最初から2人以上のお子さんを希望しているという人には、年齢の若いときの卵子で2人目以降にもチャレンジできるよう移植をせずに何周期か排卵誘発を行い、凍結胚を保管します。

このように患者さん個々の状態や希望に合わせた治療を提供しています。

遺残卵胞のない卵巣で治療周期をはじめるために

患者さん個々の状態に合わせた治療周期をはじめるにあたって、どなたにも共通に大切になってくるのが、卵巣に遺残卵胞がない状態であることです。治療周期をはじめる時に、前月経周期の卵胞が卵巣に残っていると、排卵誘発をしてもうまく卵胞は育たず、妊娠が成立しづらく、流産が起きやすくなってしまいます。そのため遺残卵胞があった場合、薬を使って卵巣を調整する周期が必要になります。とくに年齢を重ねて卵巣機能が落ちてくると、遺残卵胞ができやすくなります。ただでさえ、年齢が…と気が焦るかとは思いますが、遺残卵胞を消去することが、妊娠への近道とも言えるでしょう。焦らずに、私たちを信じて治療を受けて欲しいと思います。

患者さんの将来を考える

私たちクリニックでは、低刺激周期法を基本とした治療で、通院される患者の約5割が妊娠され、卒業していきます。通常、妊娠率は3割前後なので、一般的には高い妊娠率ですが、これに甘んじることなく、これ以上を目指していきたいと思っています。

けれど、なかにはこれ以上治療をしても難しいという人もいます。そうした場合には、正直にお話をしています。赤ちゃんを授かる方法としては、卵子提供も1つの選択肢です。また、特別養子縁組で子どもを迎えるということもできるでしょう。

治療には、時間もお金も必要ですが、治療後の人生のほうがずっと長いのです。

厳しい状況であることがわかっていながら「がんばれ！がんばれ！」と期待を持たせるだけではなく、医師として、厳しいこともしっかり伝えることも大切だと考えています。

患者さんと、ともに

私たちクリニックでは、培養士をはじめ看護師、受付スタッフらが、皆で「患者さんに寄り添った治療をしよう」「丁寧に患者さんを診ていこう」という思いを共有しています。一人で悩んでいたら、ぜひお話にきてください。

患者さんが笑顔で卒業できるように、私たちも笑顔で送り出せるようにサポートしていきます。

Dr.Tomohiro Sueyoshi profile

クリニック ドゥ ランジュ
末吉 智博　院長プロフィール

● 略歴
- 1993年　千葉大学医学部卒業
- 1995年　千葉大学医学部産婦人科学教室入局
- 2003年　加藤レディスクリニック勤務開始
- 2007年　新橋夢クリニック副院長
- 2012年　Shinjuku ART clinic勤務
- 2014年　11月Clinique de l'Ange(クリニック ドゥ ランジュ)開業。現在に至る

● 所属
- 日本産科婦人科学会　会員
- 日本生殖医学会　会員
- 日本受精着床学会　会員
- 医学博士
- 日本産科婦人科学会専門医

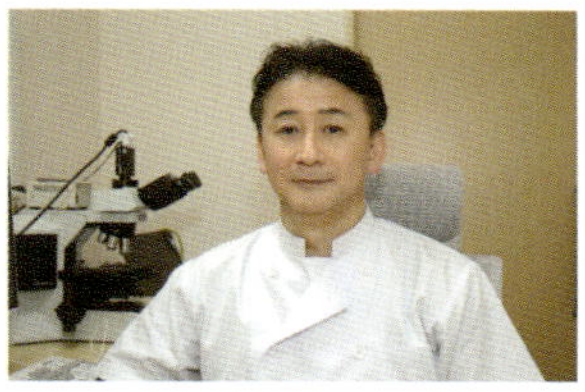

クリニックドゥランジュ（Clinique de l'Ange）

電話番号. 03-5413-8067
診療科目／『高度生殖医療、婦人科医療』
診療受付／ 9:00〜17:00
休 診 日／ 年中無休、完全予約制、最終受付時間は15:30

変更情報等、HPでの確認をお願いします。
https://www.c-ange.jp/

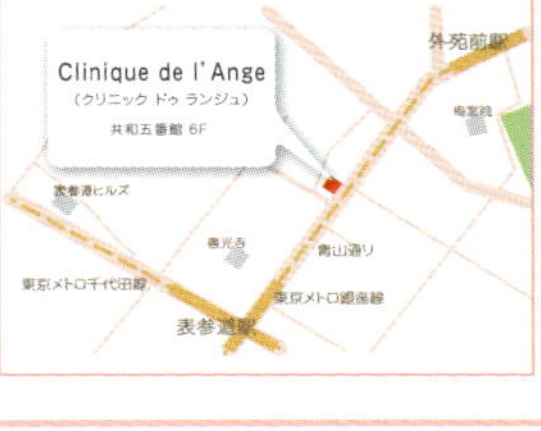

所在地
東京都港区北青山3-3-13
共和五番館 6F

アクセス
東京メトロ千代田線・半蔵門線・銀座線表参道駅
A3 出口から徒歩 5 分
東京メトロ銀座線外苑前駅
3 番出口から徒歩 5 分

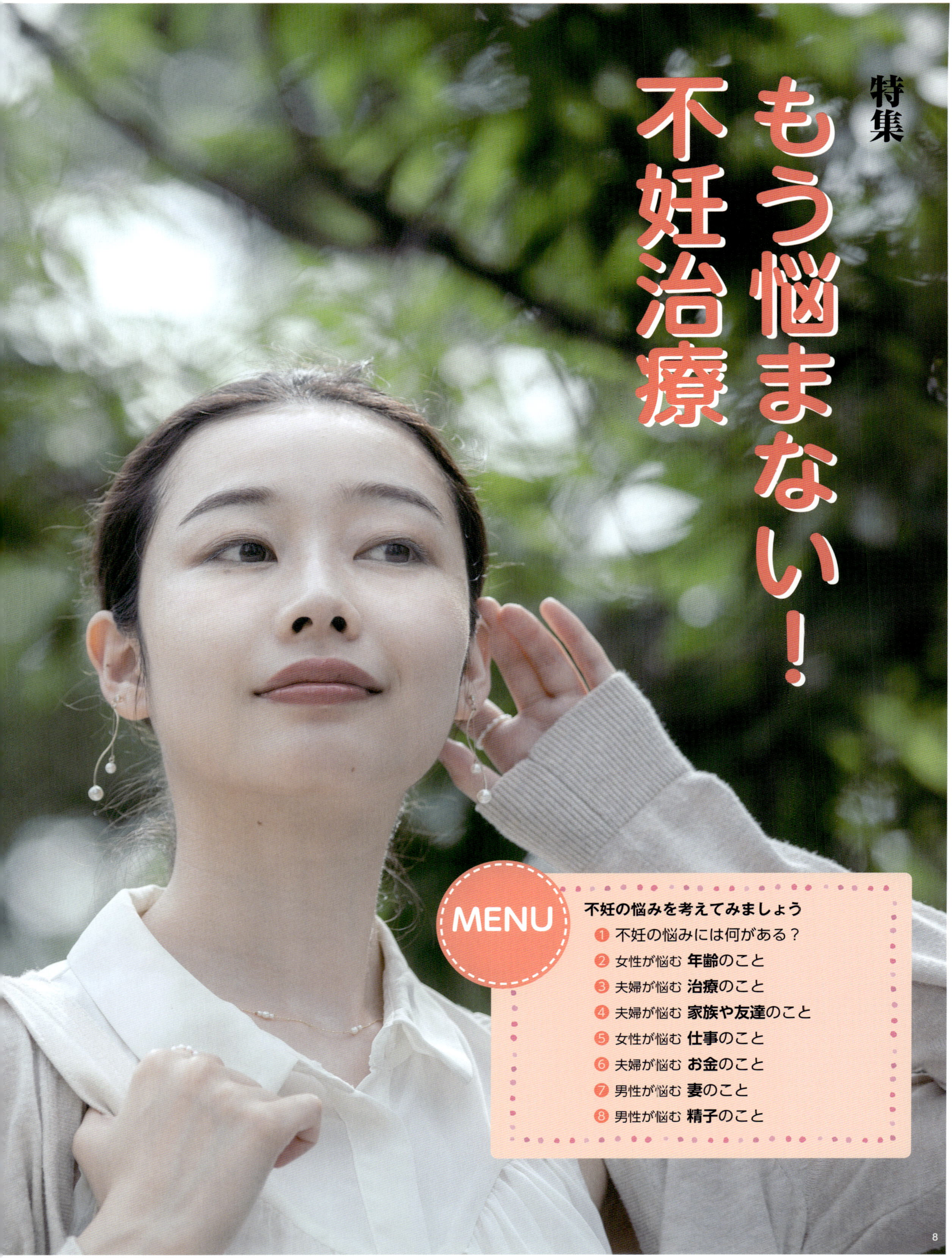

特集

もう悩まない！不妊治療

MENU

不妊の悩みを考えてみましょう

1. 不妊の悩みには何がある？
2. 女性が悩む **年齢のこと**
3. 夫婦が悩む **治療のこと**
4. 夫婦が悩む **家族や友達のこと**
5. 女性が悩む **仕事のこと**
6. 夫婦が悩む **お金のこと**
7. 男性が悩む **妻のこと**
8. 男性が悩む **精子のこと**

赤ちゃんがほしい
ママになりたい。パパになりたい。
そう思ってはじめた治療には、希望と期待がいっぱいです。
でも、それと同じくらい不安や心配もあるでしょう。
それは、治療期間が長くなればなるほど
膨らんでくるかもしれません。
そして、その悩みは人によってさまざまあり、
その解決方法も人それぞれです。
ですから、「これが解決方法です！」と
安易に書き綴ることはできません。
けれど、あなたの悩みを解決するための糸口を
みつけることはできるでしょう。
今号の特集では、
その糸口となるように話を進めていきます。

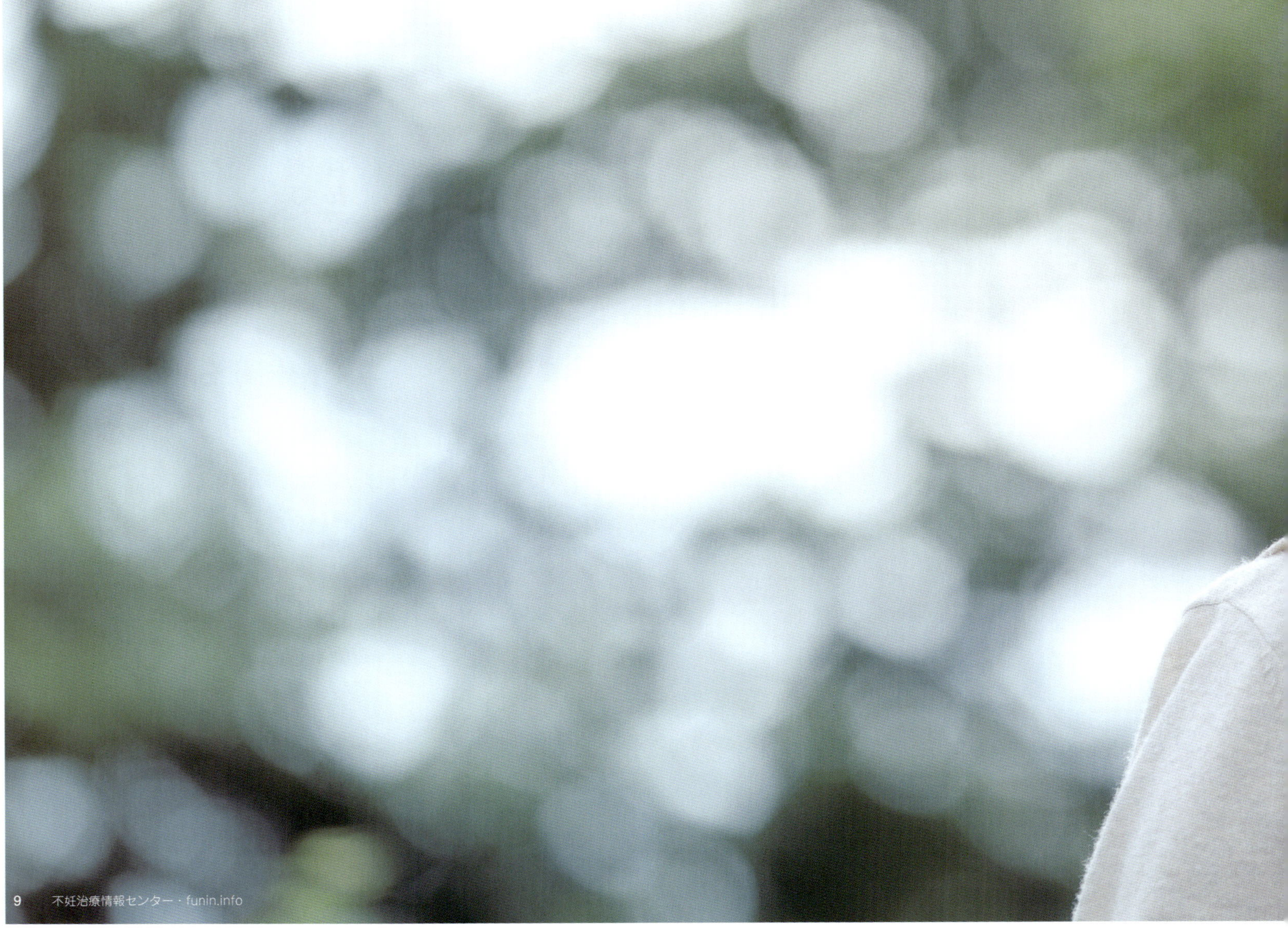

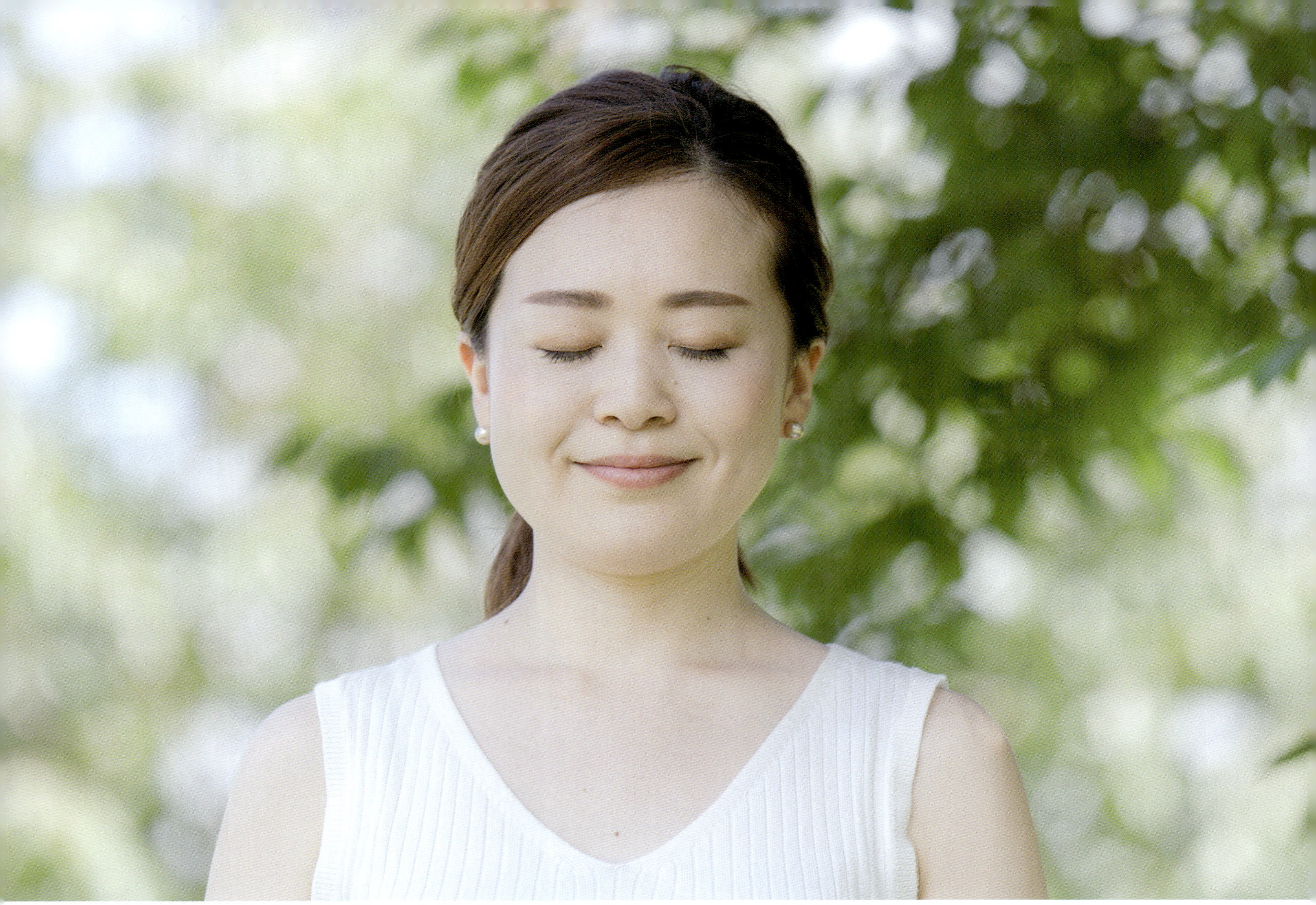

不妊の悩みには何がある？

あなたの悩みはなんですか？

不妊治療を続けるなかで、さまざまな悩みを抱えます。

　最大の悩みは「妊娠しないこと」「赤ちゃんが授からないこと」になるでしょう。

　その悩みを解決するために、さまざまな制限に耐え、努力を重ねなければならないこともあるでしょう。たとえば、治療そのものに関すること、仕事との両立のこと、夫婦のことやお金のこと、そして、人との付き合い方など、いろいろあげられるでしょう。

　今、何が一番心にひっかかっているのか、悩みの種になっているのかは、人によって違いはありますが、何をどうすれば解決するのか、心が軽くなるのかと、多くの人が思いあぐねているかもしれません。

　実際のところ、悩みが一気に解決する方法というのはないのかもしれませんが、思いを声に出したり、書き綴ったりして心のうちを吐き出すことで、自分の状態を知ることにもつながり、だんだんと何をどうすればいいのかがわかってくることもあると思います。

　しかし、解決しようと思って思い悩むことが、体や心の変調となってしまうこともあります。

　そうなってしまう前に、またそうなってしまっていたら、迷わずにカウンセラーや心療内科などで専門家の助けを借りることも大切です。

　まずは、何が「悩み」として浮かんできますか？

　浮かんできたことから、少しずつ自分の思いと向き合っていきましょう。それは、とても困難で、嫌なことかもしれません。

　無理をしないで、少しずつでかまいません。がんばる必要もありません。できるときに、少しずつ、ひとつずつ向き合っていきましょう。

治療のこと

不妊治療は、赤ちゃんを授かること（赤ちゃんの誕生）を目指して治療をスタートします。

治療の結果は、妊娠したか、しなかったかのどちらかしかなく、体外受精で妊娠する確率は胚移植あたり約30％、そして出産する確率は胚移植あたり約20％といわれ、決して高い確率ではありません。

そして、年齢を重ねれば重ねるほど妊娠率は低下してしまいます。

治療すれば必ず子どもが授かるわけではないという心配や不安から、どのように治療を進めていけば良いのかと迷うことも多く、治療の成果がどこまであったのかがわかりにくいこともさらなる心配や不安を招くでしょう。

また、医師との相性や信頼関係も治療を進めるにあたって大切なポイントになります。

年齢のこと … 12ページ
治療のこと … 14ページ
精子のこと … 24ページ

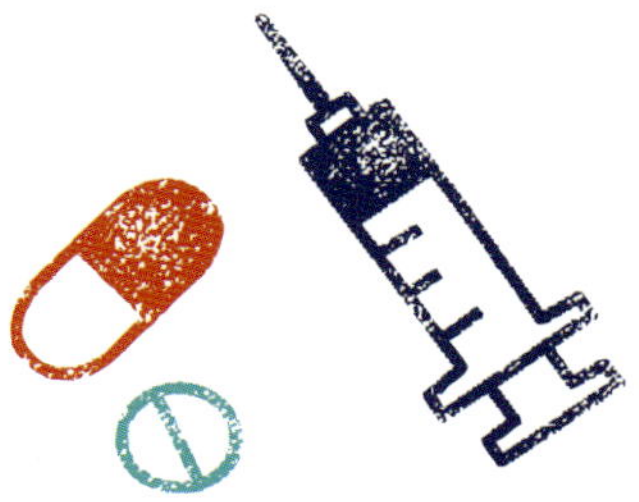

夫婦のこと

不妊治療は、夫婦の治療です。ただ、妊娠、出産を目指すことから治療の主体は女性であり、専門の診療科も婦人科であることから、男性は治療の当事者と捉えきれず傍観者となってしまいがちです。

また、もともと妊娠も出産も女性の体に起こることから、治療に対して夫婦の間に温度差がでることも、しばしばあります。

そのほかでは、性生活についての悩みも多く、これは治療の有無や方法に関係なく、良好な夫婦関係を続けるためにも大切なことにあげられます。

妻のこと … 22ページ

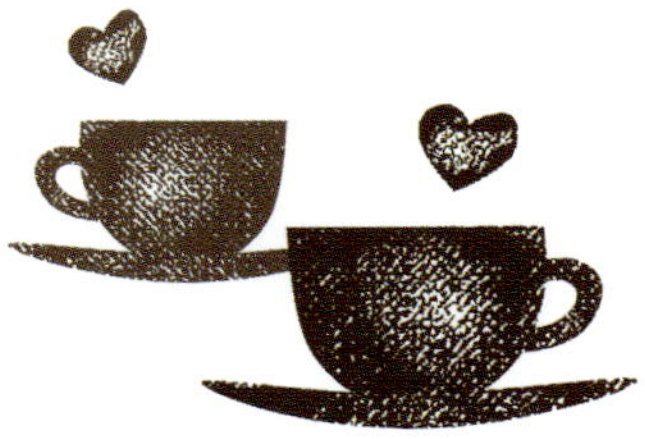

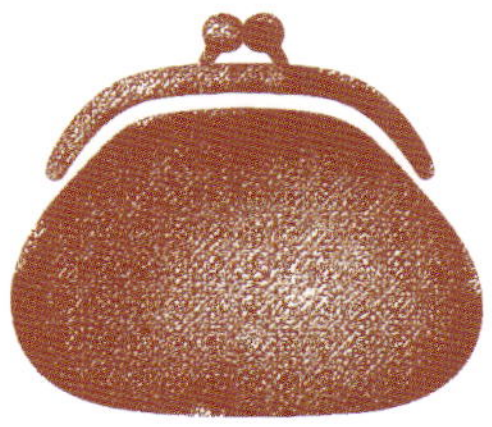

お金のこと

治療を続けるには、医療費の捻出、稼ぐことも重要課題で、これがストレスを増大させることにもつながります。

治療方法が人工授精や体外受精になると、保険が適用されず全額自己負担になります。治療周期に関わるすべての医療が保険適用外となるため医療費は高額になります。また、医療費以外にも通院のための交通費、飲食代などもかかり、とくに体外受精では1回の治療周期に必要なお金は30～50万円以上になります。

自治体が行う特定治療支援事業でその一部を取り戻すことができますが、なかには高額な医療費を捻出できず治療を断念する夫婦も少なくありません。

お金のこと … 20ページ

人付き合いのこと

親や兄弟姉妹、友人や仕事関係や近所の人まで、社会生活を営む上で人との付き合いは切り離すことができません。

「赤ちゃんはまだ?」と不用意に聞く人もいれば、気を遣ってか妊娠や出産を隠す人、そうした話を避けるようにする人、子どもの話ばかりする人など、さまざまいて人との付き合いに疲れてしまうこともあるでしょう。

人との付き合いを「やーめた！」とできれば簡単なことですが、そうもいかない関係もあり、ストレスの元となることもあります。

家族や友達のこと … 16ページ

仕事のこと

家事を含む仕事と治療の両立は、多くの女性の悩みごととしてあげられます。

とくに会社勤めをしている場合、通院日の調整に頭を悩ます人も少なくありません。

また、そのために治療のことを上司や部下、同僚などに話しておくべきか否かも迷いどころで、とくに管理職についている人は、立場的な問題から難しい面もあるでしょう。

通院回数が多くなると、仕事を優先するか、治療を優先するかという問題もあり、結果的に退職する、正社員からパート社員になるなどの人もいます。

仕事のこと … 18ページ

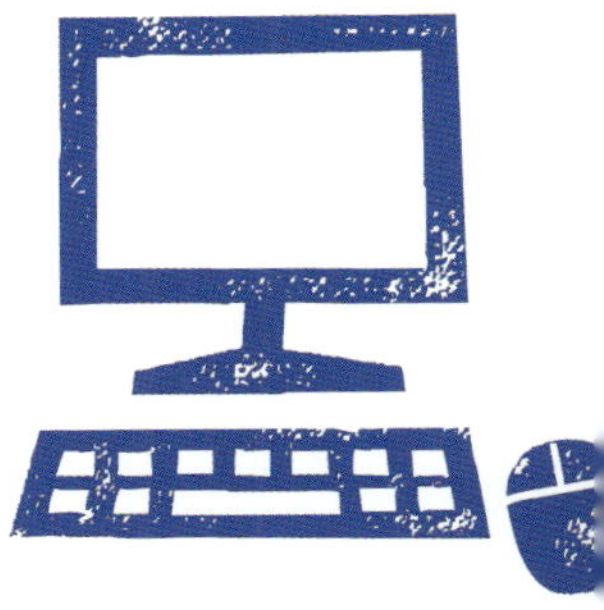

女性が悩む

年齢のこと

不妊原因のなかで多いのは「女性の年齢」

近年、不妊治療に通院する女性の年齢が上がってきています。多くの治療施設で患者平均年齢が30代後半になっており、なかには40代に突入した治療施設もあります。

女性が妊娠しやすい期間は、20代～30代前半といわれていますが、不妊治療に通う女性の年齢層は30代後半に多くなっています。それは、日本産科婦人科学会が毎年、発表するARTデータを見るとよくわかります。

２０１６年に行った体外受精の治療周期数（グラフ1）を見ると、総治療周期数は30代後半から一気に増え、38～42歳がピークで、患者の年齢層が集中していることがわかり、1年間に複数回の治療を行っていることが伺えます。

グラフ1　ART治療周期数2016　日本産科婦人科学会

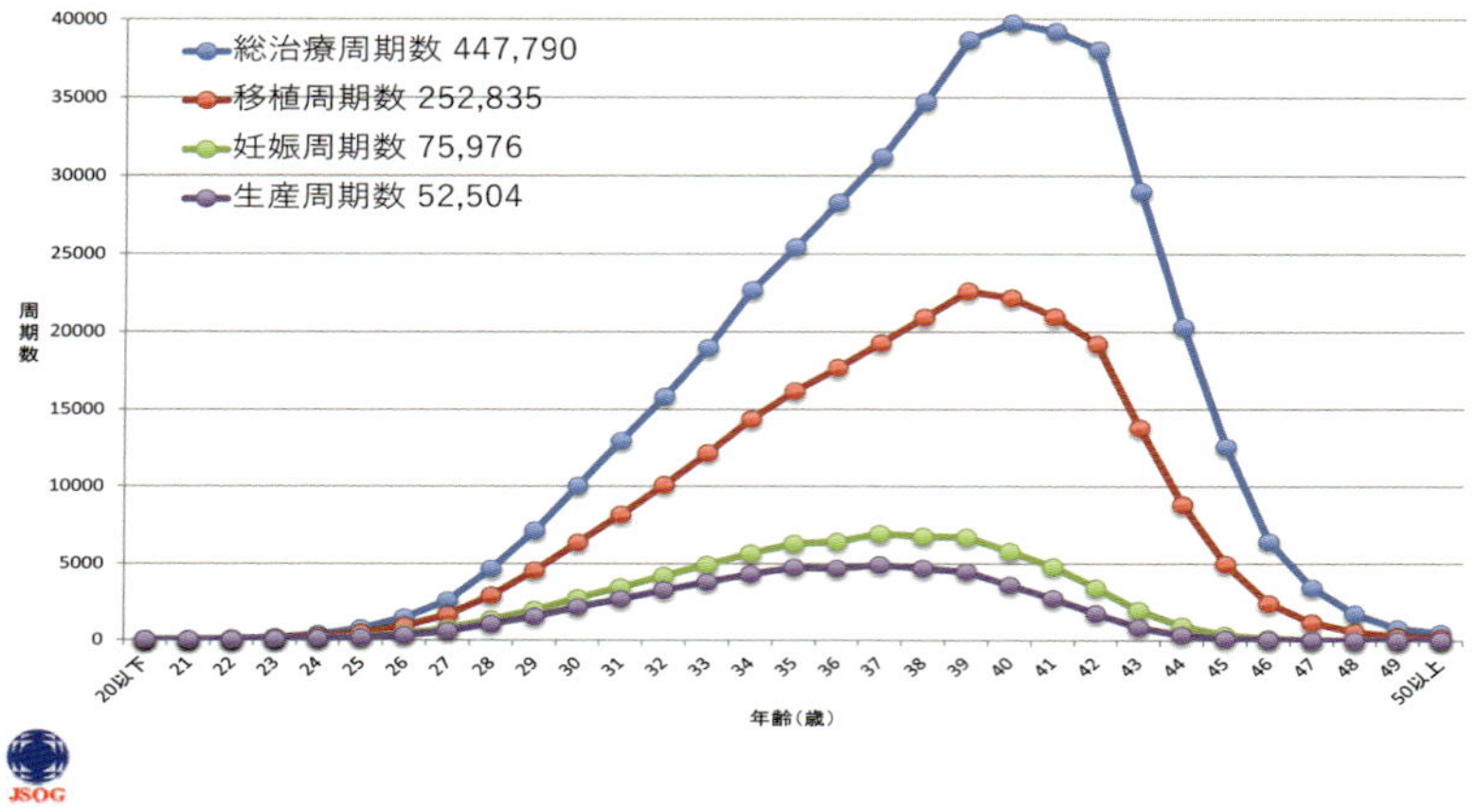

グラフ2　年代別にみる不妊原因の割合　2018年不妊治療情報センター調べ

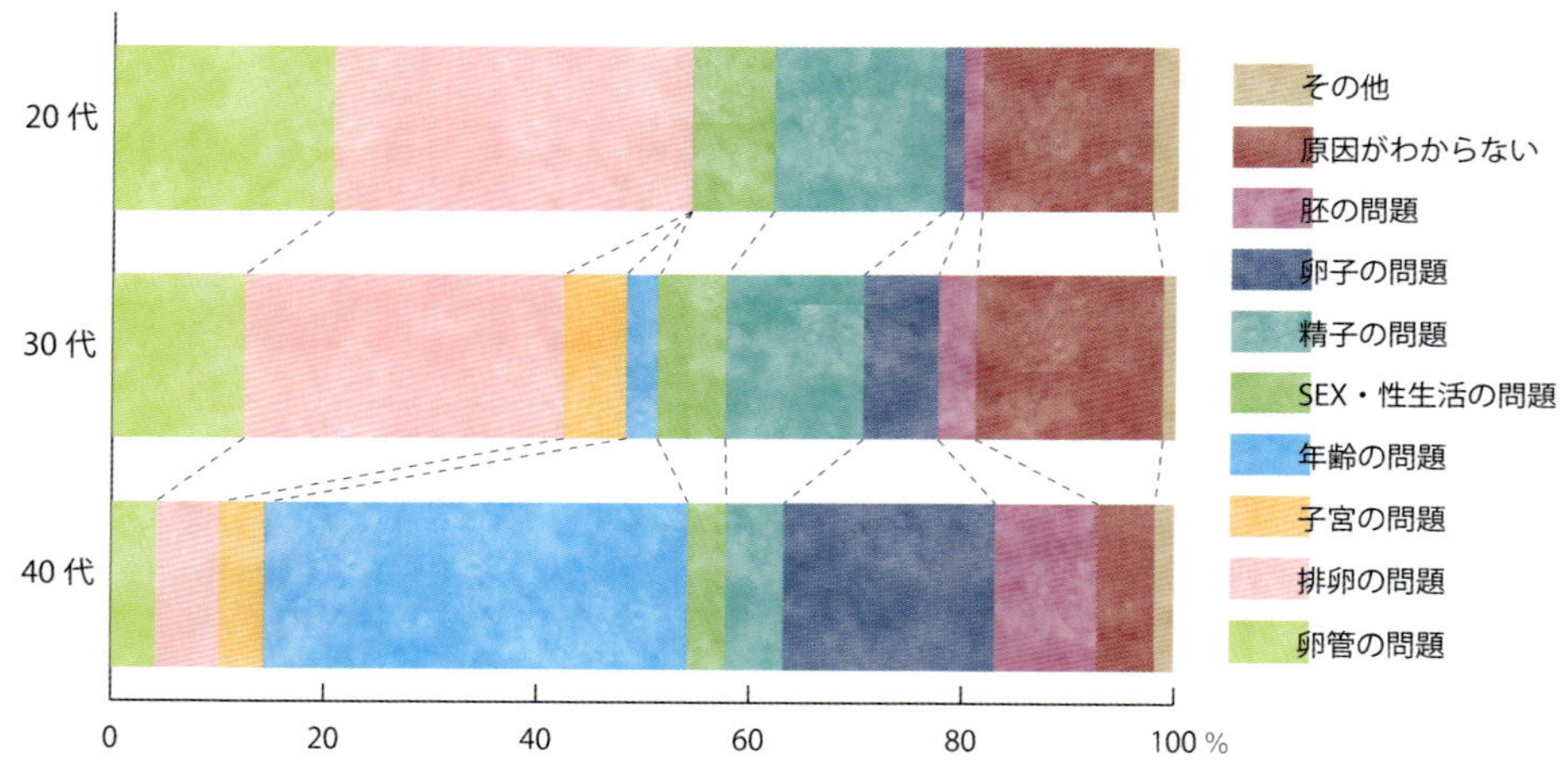

そして、不妊原因は年代ごとの特徴があり、20代と30代前半には排卵の問題の割合が多いのですが、30代後半からは年齢の問題もあげられるようになり、40代では年齢の問題が不妊原因としてもっとも多くあげられています。

また、卵子の問題、胚の問題も女性の年齢に大きく関係していることから、それらも加味していくと40代の不妊原因の半数以上が年齢に関係していると考えられます。

では、どうすればいいの?

年齢の問題は、残念ながら取り戻すことができません。容姿が若く見えても、卵巣や卵子は、正直に年齢を重ねてきたと考えるほうがいいでしょう。

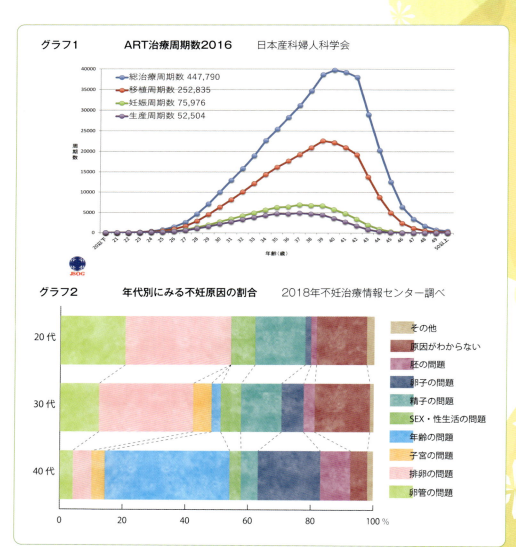

では、どうすればいいのでしょう。治療については、年齢を考慮しながら、できる限りのことに挑戦していくこと、そして今の状態を維持していくことが大切です。

年齢によって低下していく体力やさまざまな栄養素、ホルモンの分泌量は、日頃の食生活や運動で

グラフ3　ART 妊娠率・出産率・流産率 2016　日本産科婦人科学会

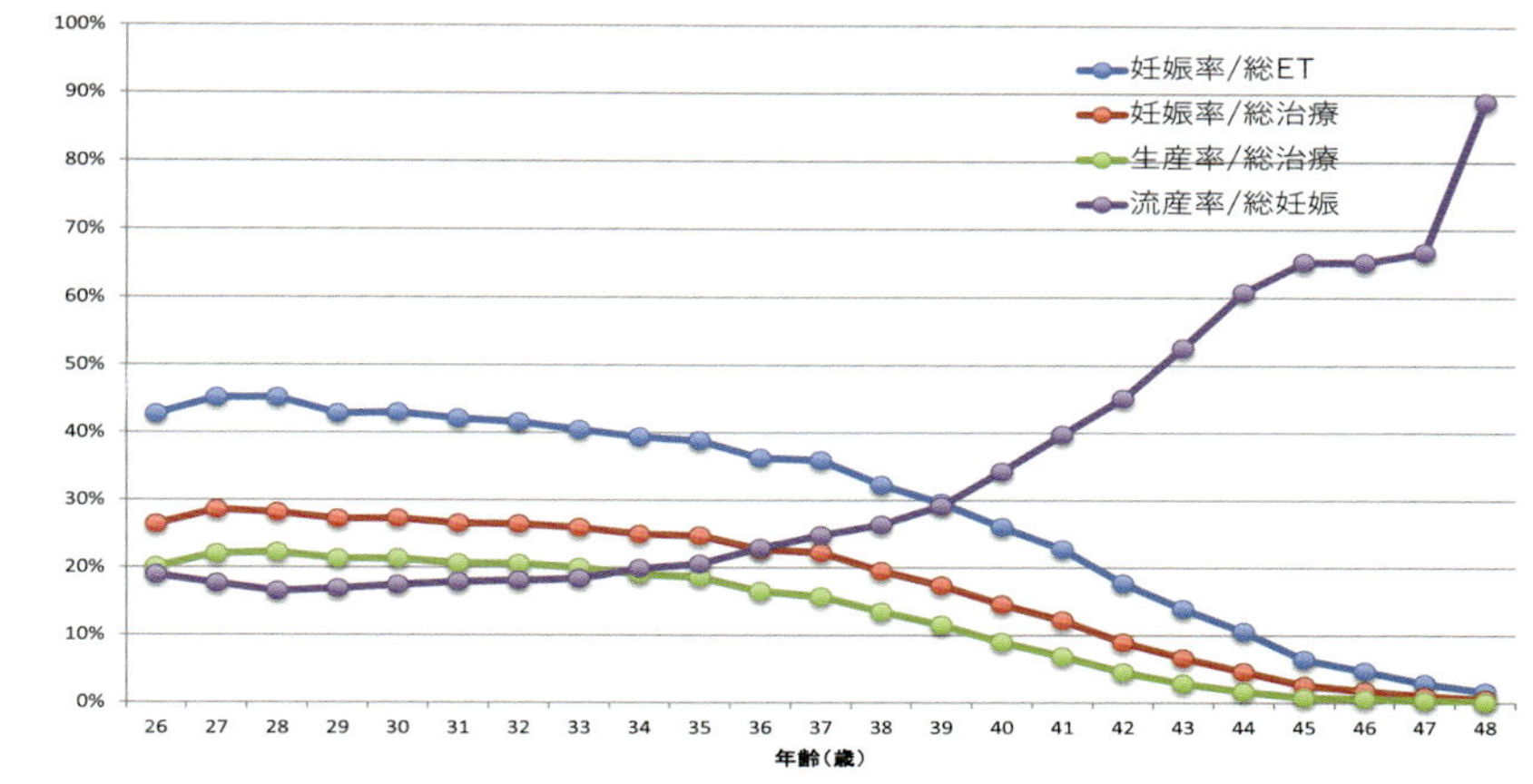

補うことと、睡眠を十分に取り、規則正しい生活をすることが大切です。

「あぁ、もう年齢のことを言われたら、どうしようもない」

と思うかもしれません。実際の妊娠率はグラフ3を見てもわかるように、年齢を追うごとに低下し、40歳以上になると、1歳ごとに厳しくなっていきます。

確かに、年齢を取り返すことも、時間を巻き戻すこともできないことは事実で、グラフ1でもわかるように40歳以上の妊娠、出産数は大変厳しいことがわかります。

このように年齢によって厳しくなっていくことを十分に考え、後悔のないように治療計画を立てていきましょう。

治療計画を立ててみよう

まず、現時点の年齢での治療計画を立ててみましょう。治療周期を始め、妊娠判定が出る時期、順調に妊娠生活を送り出産となる年齢を大まかに書きましょう。

次に、何歳で子どもが生まれることを希望するかも考えて、出産したい年齢から治療周期を逆算して計画を立ててみましょう。

妊娠がわかってから子どもが生まれるまでには10カ月がかかることから、妊娠する時期、治療を開始する時期などを逆算していくと、今置かれている状況と治療方法で赤ちゃんを授かるには、どのように治療を選択していったらいいのかが見えてくるかと思います。例えば、人工授精に挑戦しているのであれば治療周期数はどれくらいを目安にするか、体外受精に挑戦中であればどのように治療方法を見直していくかが具体的に考えられるようになるかと思います。

女性の年齢は、妊娠に大きく影響します。それは、卵子の質や胚の質の低下が、女性の年齢と関係しているからです。このことに目をそらさず、また悲観的にならないよう、しっかりと受け止めながら治療を進めましょう。

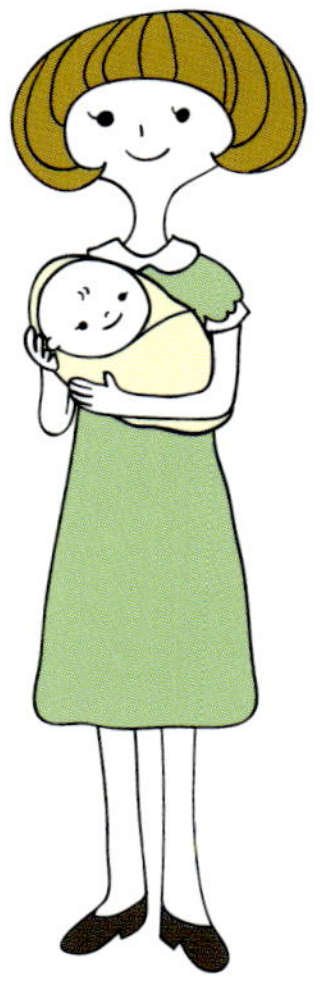

スタートする年齢から治療計画を立てた場合

40歳から治療をスタート！

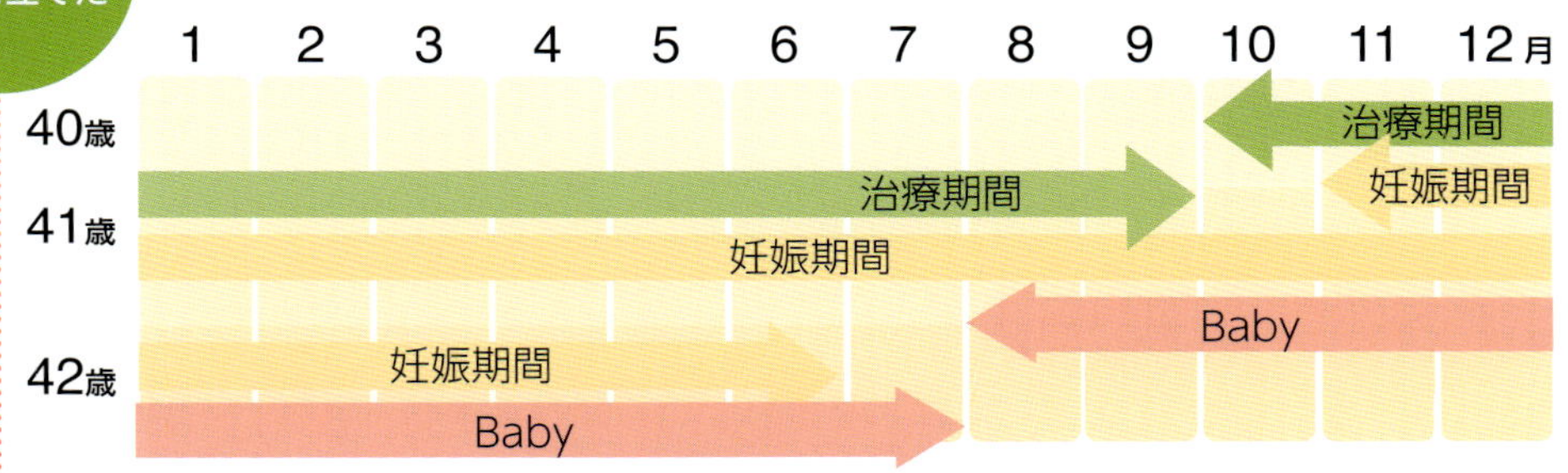

40歳の10月に治療をスタートさせると、最短で11月には妊娠がわかります。妊娠期間は約10カ月ですので、赤ちゃんは41歳の8月以降に誕生するでしょう。治療期間を41歳の3月頃までと目安した場合、41歳の3月で妊娠した場合には、41歳の12月頃に誕生するでしょう。ただし、治療が順調にいくとは限りません。余裕を持って考えた場合、治療期間を延ばして行く必要がありますが、おのずと出産年齢が上がり、厳しくなっていきます。

出産する年齢から治療計画を立てた場合

41歳のあいだに赤ちゃんを産みたい！

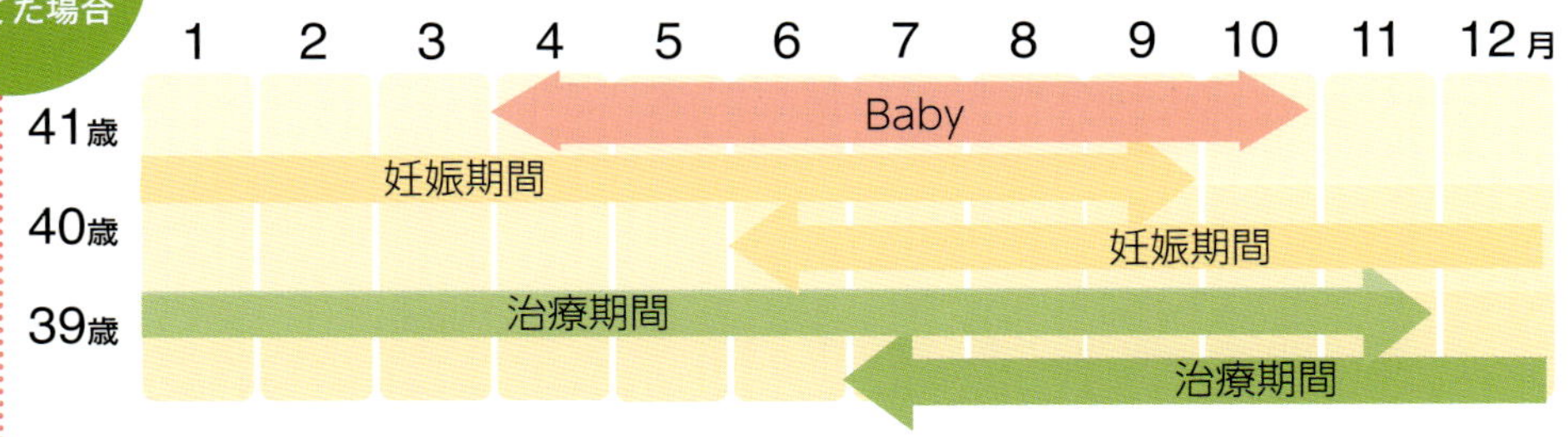

41歳の4～10月の間に赤ちゃんを産みたい場合、10月の出産であれば約9カ月前の40歳になる年の1月、または39歳の12月の妊娠成立を目指すことになります。
4月の出産であれば約9カ月前の39歳の7月、または6月の妊娠成立を目指すことになります。
これに照らして治療をいつからスタートすればいいか、また今の治療方法の見直しや検討をしましょう。

夫婦が悩む

治療のこと

治療することが妊娠へつながる

赤ちゃんを授かる方法は、夫婦ごとそれぞれです。性生活から妊娠へ結びつく夫婦、人工授精から妊娠へ結びつく夫婦、体外受精から妊娠へ結びつく夫婦と、妊娠する方法はいろいろあり、そこに優劣はありません。

そして、どのような方法で妊娠をしても、出産し赤ちゃんが生まれれば、それがどのような方法で生まれた子なのかを見分けることはできません。

生まれてくる子は、どの子もみんな大切な子です。ですから、「どうして私は、不妊治療をしなければならないの?」「なぜ、自然妊娠ができないの?」と比べて悩む必要はありません。

「治療をすることで、妊娠へつながれば、赤ちゃんを授かることができる」このことが、とても大切なのです。その方法として、自分たち夫婦にとって、何が適しているのかを考えましょう。

夫婦の希望を話し合おう

治療をはじめる前に、夫婦お互いの希望をよく話し合っておきましょう。

夫婦の間で、どこまでの治療を希望するか、今後どうしていくかという治療に対するズレが起こらないようにするためには、妊娠とは何か、不妊とはどういうことか、また自分たち夫婦は、どのような状態なのかを知っておくことが重要です。

最近では多くの治療施設で、不妊治療や体外受精に関する説明会や勉強会が開かれていますので、夫婦で参加することをおすすめします。

夫婦で参加をすることで、医学的な情報を共有することができ、今後、どのような展開になっていくかの見通しが立てられます。また同じ時間を過ごすことで、治療に対して、そして赤ちゃんを授かることに対して、お互いがどのように協力しあっていくかがわかると思います。

治療の主体は、女性になりますが、不妊原因によっては男性の治療も必要になります。

夫婦が協力し合うことで、治療にかかる精神的な負担を軽減することができ、よりよい環境で治療を受けることができるようになります。

治療の適応を考えよう

治療をはじめるときには、夫婦の希望をきちんと伝え、医師と十分に話し合いましょう。

医師は、夫婦の希望を考慮しながら、検査の結果やこれまでの妊活歴、治療歴などから判断して治療方法を提案します。

このときに、夫婦が悩むこととして多くあげられるのが「夫婦の希望」と「提案された治療」に隔たりがある場合です。「タイミング療法で授かりたい。そうでなければ人工授精まで」という夫婦の希望があっても、医師から「体外受精を」と勧められれば治療の選択に迷うことでしょう。

適応を超えて医療に頼るのはよくないことですが、赤ちゃんを授かるために適応しない方法で治療をしても、妊娠までに時間がかかり、赤ちゃんを授かるまでの道のりが遠のいてしまうこともあります。そうしたとき「夫婦の希望が大事」なのか、「赤ちゃんを授かるという目的が大事」なのかをよく考えましょう。

　それでも選択に迷う場合には、診察後に看護師やコーディネーターなどに相談をすれば、説明を補足してくれると思います。納得しないまま、治療をスタートせずに、提案された治療方法を理解し、納得してから治療をスタートさせることが大切です。

治療しても妊娠しない？

　何度治療をしても妊娠しないという場合、怒りや悲しみなど、あらゆる負の感情が押し寄せてくることがあります。

　一般的な病気の治療と違って、「薬を飲んだら、痛みがなくなった」「何度も通院して病気が完治した」ということはありません。希望を抱いて治療をはじめても、妊娠判定が陰性であったり、また流産したりと妊娠しなかったことが、赤ちゃんが授からなかったという喪失感へとつながることもあります。

　そうしたとき、誰しも悲しい、辛い思いをします。けれど、治療ができる間は、赤ちゃんが授かるという可能性が消えてしまったわけではありません。

　「声を上げて泣いてもいい」「塞ぎ込んでしまってもいい」「当たり散らしてもいい」そうした日々を送ったら、次の治療周期のことを少しずつ考えましょう。

　例えば、タイミング療法や人工授精の場合には、何回行うか、その目安を年齢やこれまでの妊活歴から決めておき、治療方法の変更のタイミングを検討しましょう。

　体外受精の場合には、排卵誘発方法の検討が治療の最初の山場となります。治療回数が増えると排卵誘発方法や薬の使い方などにも自分なりの考えもでてきて、それらが治療周期に反映されることもあります。そのため、医師任せにせず、治療によって得た知識や考えを医師に伝え、夫婦が納得した方法で治療を進めましょう。

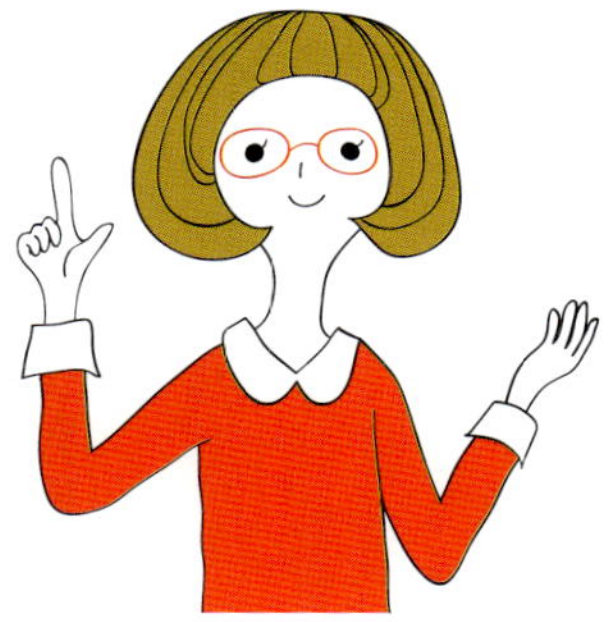

治療の適応のめやす

タイミング療法 ……… 一通りの検査で問題がなく、妊活歴が１年未満の夫婦／一般的には６周期を目安に行う

人工授精（AIH） …… 排卵や卵管の疎通性に問題はなく、精子の数や運動率に若干の問題がある夫婦／一般的に３～６周期を目安に行う

体外受精（IVF） …… 排卵や卵管の疎通性に問題がある、または精子の数や運動率に問題がある夫婦
これまで１～２年以上性生活を続けたが妊娠が成立していない夫婦（卵子と精子が出会っていない可能性）

▶ **通常媒精（C-IVF）** …… 卵子に精子を振りかけて受精を待つ方法で、体外受精における通常の媒精方法

▶ **顕微授精（ICSI）** ………通常媒精で受精が成立しなかった夫婦、または精子の数が極端に少ない夫婦

※ ICSIの適応は、C-IVFの適応の基本となる排卵の問題、卵管の通過性の問題などに加え、ICSIでなければ受精が起こらず、この方法以外では妊娠が望めない夫婦に適応する。

２周期目以降の治療の検討方法

① **１回目の治療周期を見直す** ……… **どのようなことを行ったか、どのようなことが起こったか**
▶ どこまで順調だった？ 何が問題になった？

② **治療の結果から考える** …………… **なぜ妊娠が成立しなかったか**
▶ 妊娠判定が陰性だった場合 → 今の治療方法でいいのか？
▶ 妊娠判定が陽性だった場合 → 生化学的妊娠では　多くは染色体異常で母体の問題ではない
臨床的妊娠では　妊娠10週以降の流産では不育症も視野に

③ **次の治療周期をどうするか** ……… **これまでの治療方法を続けるか、治療方法を変更するか**
e.g. タイミング療法から人工授精へ　体外受精の排卵誘発方法の変更
さらに詳しい検査を受ける
e.g. 腹腔鏡検査　ERA検査（体外受精で良好胚を２回以上移植しても妊娠しない場合）など

夫婦が悩む

家族や友達のこと

親や兄弟姉妹などの親族に治療していることを言う？ 言わない？

不妊治療をしていることを、家族や友達に告げたほうがいいのか、告げなくてもいいのかと悩む人もいるでしょう。

親に不妊治療を告げるかどうかの判断は、夫婦が何に困っているか、何に悩んでいるかによっても違ってきます。

例えば、「孫の顔が早く見たい」と会うたびごとに言われ、ストレスが重なってしまう場合、「私たちは、不妊治療をしてがんばっているから、赤ちゃんができるまではそっとしておいて。何も聞かないで」と、はっきり言えるようであれば告げてもいいでしょう。

ただし、告げたからと言って、聞かれなくなるとは限らず、「不妊治療」と聞いた途端に、別の心配をして「大丈夫なの？」となる場合もあります。そう言われたときにも「大丈夫。だから、黙っていてほしい」と毅然とした態度で応えられるように、告げる前に心構えしておくとよいでしょう。

また、お互いに自分の親に告げ、親がある程度納得できるように説明したら、これ以上のことは自分にも、またパートナーにも聞かないようにと釘を刺しておくことも大切です。

治療をしていると告げたことで、なんでも気さくに話ができ、また治療の悩みなどを聞いてくれるようになれば、赤ちゃんを授かった後の協力体制も期待ができます。

親に告げる際には、比較的近い距離に住んでいる場合なら、都合のいい日に実家に帰る時に話せばいいでしょう。遠方の場合には、そのためだけに行くとなれば「なんだろう？」と親も深刻に考えてしまい、重い話になってしまいがちになるので、実家へ帰省した時に話をするか、また電話やメールで伝えるもいいでしょう。

「赤ちゃんは？」と聞かれない場合には、特に告げる必要はないかもしれません。

兄弟姉妹などの親族については、特に話をしなくてもいいでしょう。仲が良い場合には話すにしても、義兄弟姉妹も関係してくることですので、子どもの有無なども鑑みながら話しましょう。

また、正月やお盆、慶弔などで親族が顔を合わせなければならない場合、さまざまな人から「子どもは、まだ？」と聞かれることもあるでしょう。それがストレスとなっているのであれば、極力行かずに済ませてしまうか、お互いの実家にそれぞれが行くようにするとよいでしょう。

友達には言う？ 言わない？

不妊で辛いという思いは、同じ悩みを抱えた人にしかわからないこともあり、近しい友達でも、不妊治療の経験がないとなかなか分かり合えない部分もあるでしょう。

「治療のことが辛くて、友達に話したい」というのであれば、話したいと考えている友達には告げればよいでしょう。

ただ、Aさんに言ったら、後になってBさんが、「私には話してくれなかったと怒ってる」というような煩わしいことが起こるようなら、誰にも告げなくてもいいかもしれません。そうしたことを考えると、いったいどこまでの関係の人に？と悩むこともあります。そして、知らない間に、周りの人がほぼ知っていたという事態になる可能性は否定できません。

言うか、言わないか。その根本を考える

家族にしても、友達にしても、不妊治療をしていることを告げるか、告げないかは、自分自身がどう考えているかにもよります。

「不妊治療をしていることを隠している」と思っているのなら、「隠している」ことはストレスにつながるかもしれませんが、「隠してはいないけど、自分からは言わない」と思っているのであれば、告げないことはストレスにはならないでしょう。

また、治療していることを「理解してほしい」と考えている相手か、「特に理解してもらわなくてもいい」と考えている相手なのかによっても違ってきます。

告げられた相手の立場になって考えることも必要かもしれませんが、それよりも告げられた相手の反応が予想でき、その反応が自分にとって好ましいのか、そうではないかで判断してもいいでしょう。

基本的には、好ましくないと予想できるのなら告げないという選択で十分です。

「自分からオープンにしたい」と思っているのであれば、それもいいでしょう。オープンにすることで、余計な詮索をされなくなるかもしれません。

自分の性格によっても、告げる相手との関係や性格によっても告げる、告げないは変わってくるかと思います。

まずは、自分自身が一番苦しくないこと、辛さを軽減することができるように考えましょう。

人は人、自分は自分

女性は、結婚前、結婚後、出産後では、人との関係や考え方などに変化が起こることが多くあります。特に結婚では、多くの人は苗字が変わり、大好きな人と言えどこれまで別の人生を歩んできた人との慣れない生活が始まります。

なかには、住み慣れた市町から離れたり、退職したり転職したりと生活に大きな変化をもたらします。

喜びの多い変化にもストレスはありますが、だんだんと生活に慣れることで薄らいでいきます。

しかし、不妊治療が必要になったりすると、大きなストレスを抱えることになります。

また兄弟姉妹や友達などの周りの人たちに赤ちゃんが授かり、その人たちの生活も変化してきます。そうなると顔を合わせた時に、子どもの話になったり、子どもの写真を見せ合ったりと、居たたまれない状況に悲しくなったという経験を持つ人も少なくありません。

人の妊娠を素直に喜べない、赤ちゃんが生まれたことを祝ってあげられないと、「なんて自分は弱いんだ」「どうして祝ってあげられないんだ」と自分を責めてしまうこともあるでしょう。

赤ちゃんがほしいと、日々、辛い不妊治療に立ち向かっているわけですから、決して弱いわけではありません。赤ちゃんに会いたいと思う気持ちと現実の歯車が合わない現状を辛く悲しく思うのは、当然のことです。

しかし、「私は、今、そういう思いでいるんだな」と、ありのまま受け入れて、その思いを否定したり、悲観したりすることなく、自分の心を労わりましょう。

折れない心を育てよう！

逆境力のことをレジリエンスといい、逆境に負けない、折れない心を持つ、またはそこからの回復力が高いことをいいます。元々、備わっている人もいますが、それを育てることもできます。今こそ、逆境力！レジリエンスを育てましょう！そのポイントは3つあります。

① 自分の殻に閉じこもらないこと

自分の殻に閉じこもっていると、人に会うことが億劫になりますよね。でも、会ってお話しすれば、暗い気持ちが飛んで行くことも！！

② 10時や3時に軽くおやつを摂ること

脳のエネルギー源となる糖を不足させない。お腹が空くとイライラしますよね。ちょっとずつを何度も食べることでもOK！
ただし、カロリーオーバーには気をつけて！ビタミンEを多く含むナッツ類がオススメ！

③ 運動をすること

一生懸命運動して、運動後に得られる達成感を満喫しましょう。「私、やればできるんだ！」という成功体験がレジリエンスを育てます。

女性が悩む

仕事のこと

治療と家事、そして 仕事

正社員、パート社員、アルバイト、自営業など、仕事を持ちながら治療をする女性は多くいます。

そうしたなか、治療方法によっては頻回の通院が必要になり、仕事と治療の両立に悩みを抱える人も少なくありません。

さらに、そうした仕事ばかりでなく、家事も加わってくると、日々の負担は相当の負担になってしまいます。

治療周期のスケジュールは、スタート時におおよそがわかります。月経周期のスタートとともに治療周期がスタートし、月経3日目に1回目の通院、月経8日目に2回目の通院など、予定が組まれていきます。

しかし、実際に治療周期をスタートさせると、月経8日目ではなく7日目になったり、3回目の通院は12日目の予定だったのが、その間の10日目にも通院になったりと、予定が狂うこともあります。

「あぁ、また休みをくださいって言えないな。どうしよう…」と気が重くなる人もいるでしょう。

仕事を持っていることが治療をすることへの足枷になっていると感じたり、これまでキャリアを積んできた仕事を手放したくないという思いから通院が負担になっていたりと悩みはさまざまです。

どうやって 両立したらいいの？

仕事と治療の両立の負担を少しでも軽くするためのポイントに

1、職場に理解を求めること

2、治療の特性を理解すること

の2つがあげられます。

ひとつ目の、職場に理解を求めるためには、治療をしていることを上司へ報告する必要があります。直属の上司に話し、休みが多くなること、また急な休みが必要になること、体調の変化があるかもしれないことなどを話し、通院のための休暇や雇用形態を変えるなどして治療がしやすい環境になるよう相談してみましょう。

また、治療は毎周期行うのではなく計画を立てながら、治療をする月（周期）、仕事が支障なくできる月とメリハリをつけて行うことが職場の理解とストレスの軽減につながることもあります。

ふたつ目は妊娠、出産の年齢的なリミットを考えること、そしてスケジュール通りにはいかないことを受け入れ、治療の特性を理解することが大切です。どれだけ計画を立てて、予定を組んでも、治療する周期に育つ卵胞次第、子宮内膜次第と、体の都合で変更を余儀なくされます。

排卵誘発剤やホルモン剤で管理をしていても、それに対して卵胞や内膜がどう反応するのかは、治療周期をはじめてみないとわからないこともあります。「その日は、会議が入っていて無理です」と、大事な仕事の都合があっても、卵胞や子宮内膜の成長は待ってはくれません。そうした体や治療の特性を理解しましょう。

赤ちゃんを授かるために、妊娠しようと治療へ臨んでいるわけですから、思い通りにならないことも受け入れながら、都合をつけながら通院をしなければなりません。

もし、排卵済みになってしまってタイミングを逸してしまったら、その周期は妊娠が叶わないことにつながってしまいます。

そうしたこともストレスに通じていきますが、「子どもは、思うようには育たない」というのは卵子の時からはじまっているんだと考え、できる限り自分の体に寄り添って治療を進められるようにしましょう。

どのくらいの人が治療と仕事を両立させてるの?

厚生労働省が2017年に企業と個々へ不妊治療と仕事の両立に関する調査（不妊治療と仕事の両立に係る諸問題についての総合的調査研究事業）をしています。

これによると、全回答者2060人中、不妊治療経験がある、または近い将来予定していると答えたのは298人で全体の14%にあたります。このうち5年以上の治療経験がある人が不妊治療経験者の6割以上を占め、長い期間治療していると、それだけ仕事との両立も難しくなると予想できます（グラフ4）。この298人の男女比は男性約3割、女性が約7割でした。

仕事と両立しているかどうかについては、不妊治療中、または近い将来治療を予定している女性のうち、「仕事を両立している」と回答した人は42%、「仕事を辞めた」と回答した人は23%、なかには「治療を辞めた」と回答した人も10%いましたが、雇用形態を変えてもらうなどの工夫をした人も合わせれば、半数は両立ができていると考えていいでしょう（グラフ5）。

次に、治療していることを職場に伝えているかどうかについてですが、伝えていないという人が半数近くいますが、誰かしらに伝えているとオープンにしている人を合わせると、伝えていない人と大きな差はありません（グラフ6）。

職場に伝えていないその理由として、「知られたくない」、「気遣いをして欲しくない」、「うまくいかなかったら居づらい」などがあげられています（グラフ7）。

オープンにするというのは、なかなか勇気のいることですが、みんなが知っていれば「あ、今日は通院の日かな?」と不要な勘ぐりをされずに済むというメリットもあります。

仕事はできるだけ続けたほうがいい

治療に専念したいと仕事を辞める人もいます。もちろん、その選択は間違いではありません。ただ、治療にかかるストレスは、仕事をして発散できることもあります。

「仕事がなくなり清々した!」と思っても、それが急に不安につながることもあります。また、人と接する機会が一気に減ってしまうことが、新たなストレスを呼ぶこともあります。退職をしても何かしら人と接する機会を作るようにしましょう。

グラフ4　不妊治療経験とその年数

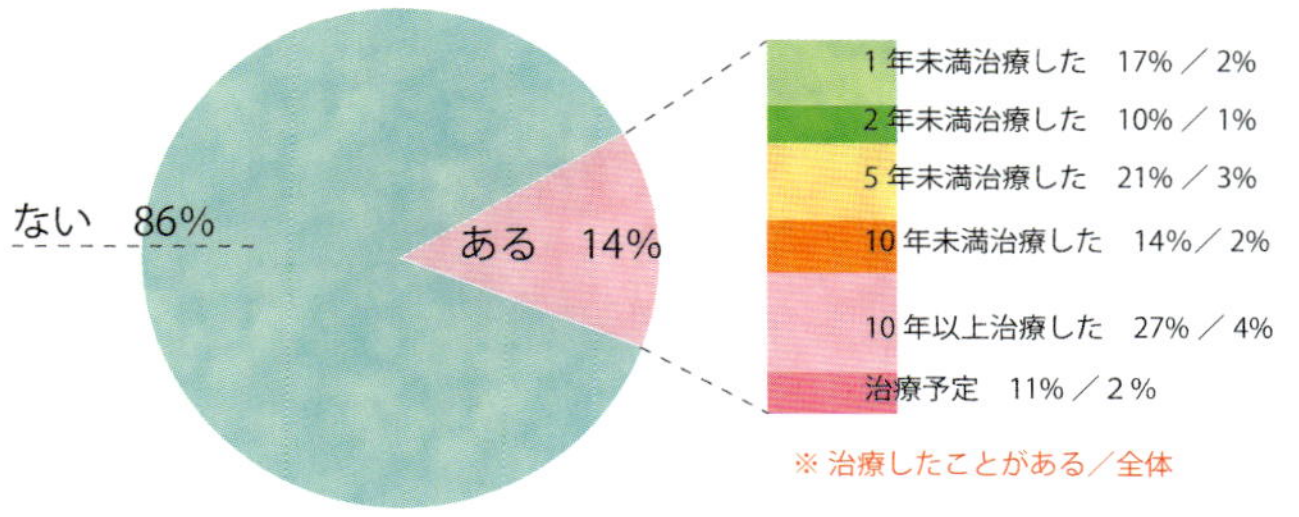

グラフ5　治療との両立は？

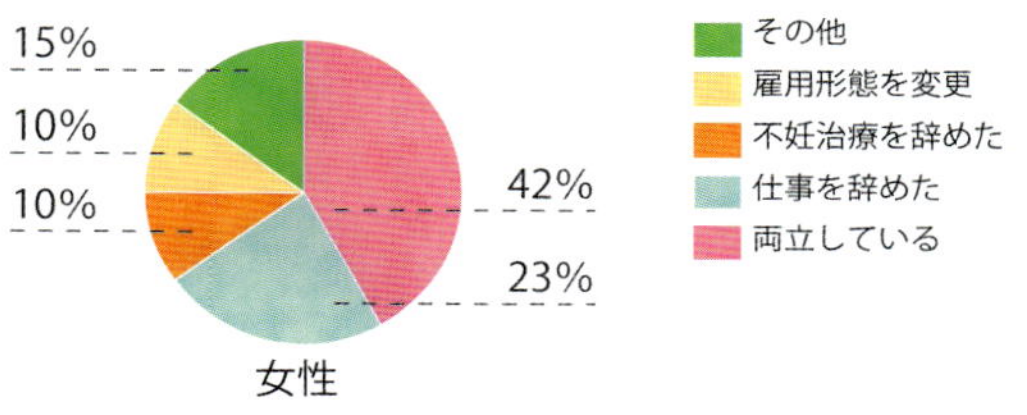

グラフ6　不妊治療をしていることを、職場で伝えていますか？

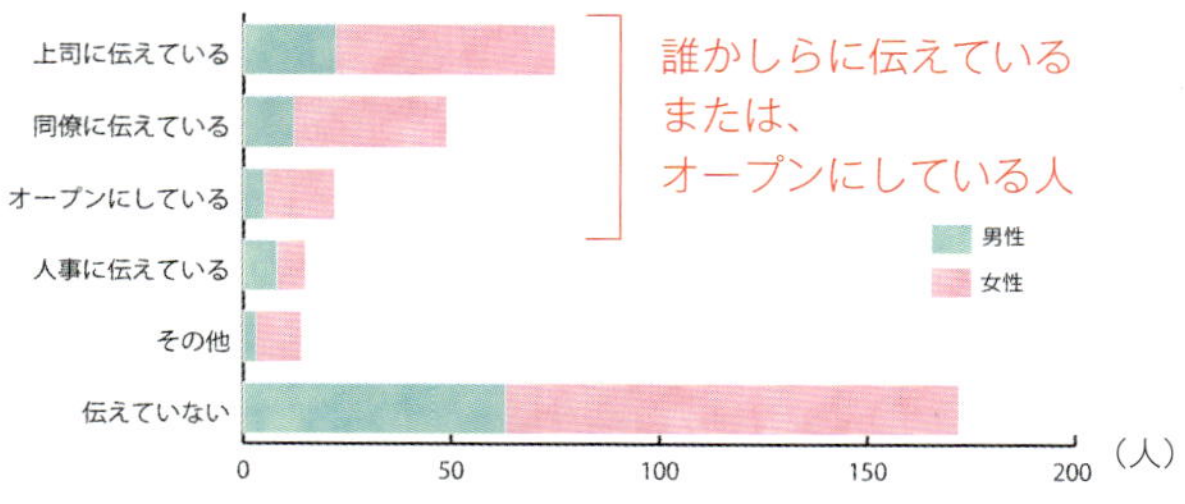

グラフ7　不妊治療をしていることを、職場へ伝えないのはなぜですか？（オープンにしていると回答した人以外）

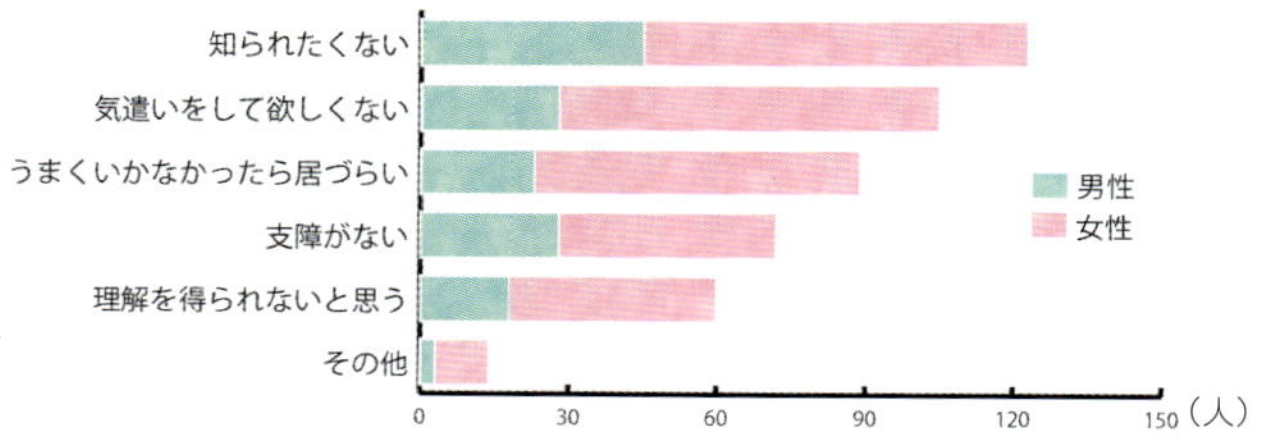

夫婦が悩む

お金のこと

高額な医療費をどうしたらいい？

タイミング療法は、多くの病院で保険が適用されますが、人工授精以上の治療周期は自由診療となり、全額自己負担となります。

病院によって、また周期によって使う薬の種類や量に違いがあり、医療費には差があります。

さらに、体外受精では治療費の設定や形態もさまざまで、成功報酬制度や減額制度を導入している病院もありますが、内容は病院ごとさまざまです。

最初に1回の治療周期でどれくらいのお金を使うのか計算してみましょう。

医療費については、病院で出される領収書でわかりますが、それと合わせて、通院にかかった交通費、飲食費、雑費などを家計簿などを使って書き出し、計算することで1回の治療周期で使った金額がわかります。

これらを基にして、次の治療周期に必要になりそうな金額の見当をつけましょう。

そして、次はそれを年間で考えてみましょう。

タイミング療法や人工授精の場合、毎周期治療を受けるという人もいますが、治療の目安は約6周期になることも考慮しましょう。

体外受精は、排卵誘発の方法や凍結胚を移植する周期の治療方法でかかる医療費の違いは大きく、毎周期受けるというわけにはいきません。

まず、年間で何周期治療を受けるかを計画しましょう。そのうえで1回の治療周期にかかったお金の合計と予定する治療周期回数をかければ、年間で治療に関わる費用が予想できます。

それを月数で割り、1カ月に治療にかけるお金と夫婦の月収と照らし合わせていきましょう。

生活費（食費や光熱費など）や交際費、お互いのお小遣いなどを鑑みながら、医療費の捻出方法や医療費としての積み立て金額を具体的に考えてみましょう。

治療にお金はかかりますが、妊娠すれば出産までにかかる費用、育児にかかる費用もまた高額なので、余裕を持った計画を立てましょう。ボーナスや預貯金については、できる限り省いて考えることも大切です。また、住宅ローンなどを抱えている人はとくに自分たちの生活の基盤を崩すことのないように考えましょう。

医療費の一部が戻ってくる

体外受精にかかる医療費は、特定治療支援事業を活用することで、その一部が戻ってきます。

また、検査費用や人工授精などの一般不妊治療の費用を助成する自治体もあるので、住んでいる自治体のホームページや広報誌などで確認をしてみましょう。

また確定申告をすることでも、医療費の一部が戻ってきます。その年の1月1日から12月31日までにかかった医療費が世帯で10万円を超えた場合、その一部が戻ってきます。医療費のほか、薬局などで買った薬や通院時の電車やバスなどの公共交通機関を利用した交通費も控除の対象となります。領収書がない場合には、日付、行き先の病院、区間、交通費を記載することで領収書の代わりとして認められるため、一覧にしておくと便利です。また、サプリメントは医療費控除の対象にはならないので注意しましょう。

　一度支払った医療費は、こうした助成制度や確定申告で、その一部が戻ってきますが、その医療費が捻出できなければ、治療を続けるのは難しくなります。

　なかには銀行でローンを組む人もいますが、返済に無理のないようにローンを組みましょう。

　また、親に借りる夫婦もいると思います。親子関係であっても、貸借の契約書がない状況で金品を受け取れば、金額によっては贈与税がかかります。しかし、治療費は生活費の一部とみなし贈与ではないということから、贈与税も非課税の対象になります。

　治療を続けるため、親に金銭的な援助を申し出ることも一つの方法だと思いますが、親の老後の問題も考え、きちんと返しましょう。

　お金は、生きていく上で、どうしても必要です。不妊治療にのめり込んで、使い過ぎてしまわないように、治療費の上限額を決めておきましょう。

無駄遣いを減らすために

　不妊治療は大きなお金が動くため、金銭感覚がずれてしまうこともあります。1回の治療周期中に使ったお金は、家計簿などに書き出し記録することで、使い方を客観的に知ることができ、無駄遣いを減らすことにもつながります。

　ただ、治療をしているとストレスもあるので、小さなご褒美は大切です。病院の帰りに美味しいスイーツを食べる、かわいい雑貨を買うなどは、必要経費としておおらかに考えましょう。

　最近では、カードで支払いができる病院も増えてきました。カードを賢く使ってポイントを貯めれば、そのポイントで好きなものを買うこともできますね。

　また、専業主婦の場合には、稼いでいないという負い目を感じる人もいるようですが、家事の一つひとつを職業に見立てて、清掃業、飲食業などと照らし合わせて換算していくと約20～30万円の月給換算になるそうです。日々、こなす家事も立派な仕事ですので、負い目を感じる必要はありません。

　これらのことも鑑みながら、1回の治療周期にかかる総額と治療費として使えるお金を比べて、余裕をもった計画を立てて治療に臨みましょう。

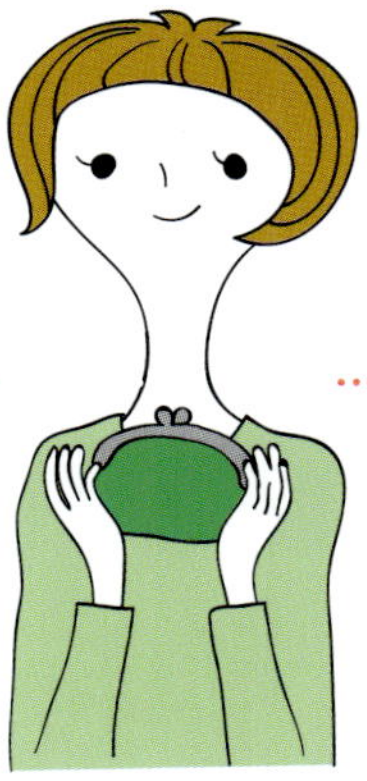

医療費の一例

初診料

クリニック	¥846（3割負担）
大学病院	¥846（3割負担）プラス　¥5,000（特定療養費／自費）

初診にかかる医療費

女性

初診	¥ 6,000～30,000 以上（行う検査によって違います）
卵胞期に行う検査	¥10,000～
排卵期に行う検査	¥ 6,000～
黄体期に行う検査	¥ 3,000～
月経周期に関係なく行える検査	¥30,000～

男性

初診	¥ 6,000～（精液検査や感染症検査など）

治療別医療費

タイミング療法	¥ 6,000～
人工授精	¥ 10,000～
体外受精	
★通常媒精	¥200,000～(初期胚培養まで)
★顕微授精	¥300,000～(初期胚培養まで) ※採卵個数などによって変わります
＊胚盤胞培養	¥ 30,000～(上記受精方法に追加)
＊胚凍結	¥ 50,000～(上記受精方法に追加) ※凍結胚数などによって変わります
凍結保存の更新	¥ 10,000～
凍結融解胚移植	¥100,000～
精巣内精子回収術	
TESE	¥150,000～
MD-TESE	¥300,000～

※このほかに、治療周期中のホルモン検査や胚移植後の黄体管理、アシステッドハッチング、融解胚再凍結などに別途料金がかかります。

男性が悩む

妻のこと

男性が婦人科に行くということ

妊娠や出産のための専門は婦人科になり、不妊治療も同じように婦人科が専門になります。

婦人科と聞いただけで、男性は尻込みをしてしまうかもしれません。行くのが気恥ずかしいと思ったり、女性ばかりのところに足を踏み入れるのには勇気も要るでしょう。

妊娠も出産も、不妊治療も主に女性が受診しますが、男性にとっても人ごとではありません。なぜなら、妊娠も不妊治療も、その責任の半分は男性にもあるからです。

卵子と精子の両方があって妊娠は成立します。どちらが欠けても赤ちゃんは授からないのです。

ですから、診療科がどこであるかよりも、ふたりの間に授かる赤ちゃんのための治療だということを念頭に置きましょう。

妻の気持ちがいまひとつわからない

男性の多くは、妊娠や出産を自分のこととして考えるのは難しいかもしれません。実際に月経や妊娠も自分の身に起こることではないので、妊娠をしないと悩む妻をみて「辛いこと」「悲しいこと」と捉えることはできても、なかなか自分のこととして考えることができないのでしょう。そのため、不妊治療に対しても「そこまでやらなくても大丈夫じゃない？」「もう少し、様子を見てみたら？」といってみたり、なかには不妊治療の話をすると怒り出したり、月経がきて悲しむ妻を、はじめは慰めていても、だんだんとうっとうしいという態度をとるようになったりするのでしょう。

このように、不妊治療を望む妻への理解不足は、妊娠や出産に関する男性の知識不足も大きな要因です。それが不妊治療のスタートを遅らせたり、思うように治療ができなかったりすることになり、さらには、妻の気持ちがよくわからなくなってしまうことにもつながってしまいます。

結婚したら、赤ちゃんが授かると考えているのは、女性だけでなく男性も同じでしょう。

でも、なかなか授からずに妻が辛く、悲しい気持ちになっている時には、目をそらさずに、まず妊娠や出産に関する知識を得て、なぜ赤ちゃんが授からないのか、その原因が何かに目を向けましょう。

赤ちゃんが授からなかった要因の一つが夫である自分の理解不足だったということになれば、夫婦関係としても大問題になりかねません。あなたの大事な女性を悲しませないためにも、まずは知識を身につけましょう。

知識を得るために説明会を活用する

最近では多くの病院で不妊治療説明会や体外受精勉強会などを開いているので、夫婦で一緒に出席してみましょう。専門家である医師や培養士などから直接話を聞くことで、妊娠のこと、不妊のこと、そしてそこに女性の年齢が深く関わっていること、不妊原因の約半分は男性にもあることなどを知ることができます。

またそうした知識を得ることで、今後、どのようにしていけばいいのか、そして妻の気持ちにも寄り添えるようになってくるのではないかと思います。

治療は支え合うこと

治療に臨むには、夫婦がお互い支え合うことが大切です。

普段の診察は女性が中心になりますが、診察のあった日には「どうだった？」「先生は、なんて話してた？」と男性側から聞くように心がけ、時間の都合がつく診察日には夫婦で行き、診察室へも一緒に入ることをおすすめします。

そして、妻が泣いてしまっているような日には、逃げたり見て見ぬ振りをせずに「どうした？」「話ができる？」「大丈夫？」と聞いてみることも大切です。

そうした時に、「大丈夫なわけないでしょ！」と妻が怒り出すこともあるかもしれません。ただ、治療を続けていると、少なからず心のアップダウンを味わい、いつもなら何でもないような些細なことでも、怒ったり泣いたりと不安定さをみせることもあります。妻がそうした様子の時には話を聞き、次の診察日には、なんとか都合をつけて一緒に行くことも必要かもしれません。

一緒に通院できる日をつくりましょう

人工授精の当日や体外受精では採卵手術日、胚移植日、また治療方法を問わず妊娠判定日はできるだけふたりで診察に行きましょう。

治療周期が始まったら、スケジュールを確かめて、ふたりで情報を共有できるようにカレンダーに書き込んでおくのもいいでしょう。

スケジュールを確認しておけば、診察日もわかり、妻へ診察の様子を聞きやすくなります。また妻が仕事を持っている場合、通院日には休みを取ることも必要になります。自分と置き換えて考えてみれば、それがどれだけストレスになり、どれだけ大変なことかもわかるでしょう。

無関心でいることはよくありません。一緒に治療に臨んでいる、支えあっているという妻の安心感は、治療のストレスを軽減させることにもつながります。

人生をともに過ごそうと決めた人と子どもを授かりたいと臨む治療です。妻の立場になって考え、妊娠や不妊、出産に関する知識を身につけ、一歩ずつ進みましょう。

不妊治療に臨む夫がやるべき２つのこと

① 妊娠や出産、不妊に関する知識を持つ

まずは、知識を持つこと。

知識を持つことで、子どもを授かるために、夫婦で、何をどうしたらいいかが見えてきます。

病院で開かれている説明会や勉強会に夫婦で出席してみましょう。

② 治療スケジュールを確認する

治療スケジュールを確認して、診察のあった日には妻と話をしましょう。

また、一緒に診察に行ける日を見つけましょう。

以上の２つで「妻の気持ちが、いまひとつわからない」ということが少なくなるでしょう。

夫とズレないために妻がやるべき２つのこと

① 妊娠や出産、不妊に関する意識差があると理解する

赤ちゃんを授かりたいという意識や熱量は、夫との間に差があるのは「当たり前」と捉えましょう。そのうえで、どう話し合ったり、治療を進めたりすればよいかを考えましょう。

② 治療に関する情報は、共有する

通院日には、診察や検査などの様子を報告して、次回の通院予定日を知らせましょう。言葉での報告や説明が難しいときはメールなどでもOKです。

また都合がつく時には、夫と一緒に通院をし、診察室にも夫婦で入りましょう。

以上の２つで「夫との間のズレ」が少なくなるでしょう。情報を共有することは大事なことです。そして、その情報発信を常に妻がやるべきことと考えず、勉強会に一緒に出席する、または一緒に通院して、医師や看護師、培養士などの専門家から直接話を聞く機会をつくりましょう。

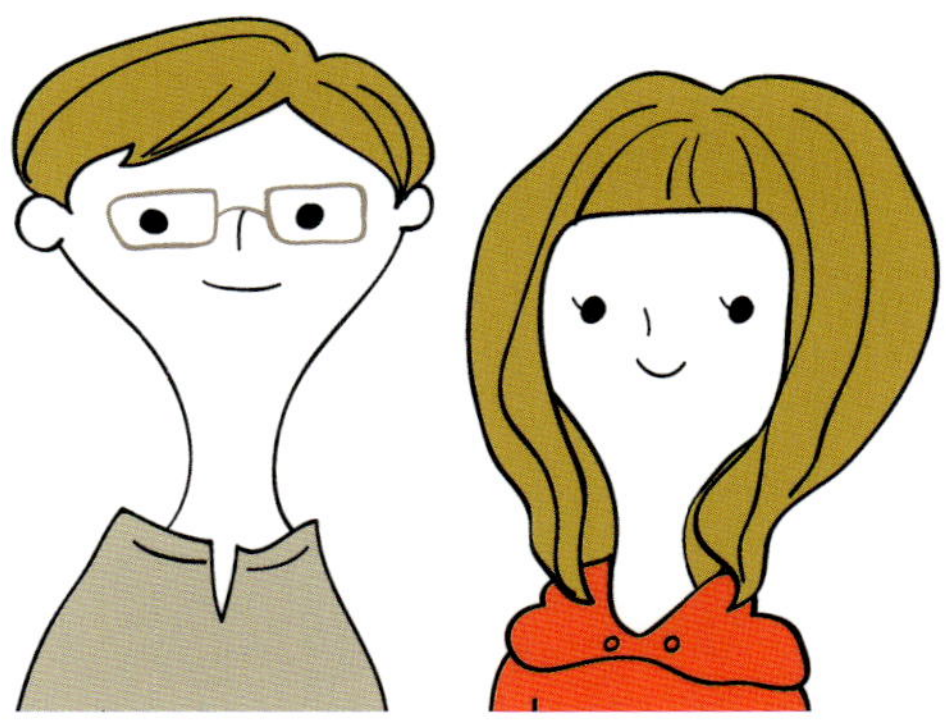

男性が悩む

精子のこと

赤ちゃんを授かる道と男のプライドどっちが大事？

不妊治療は夫婦で共に臨むことが基本ですが、「自分も治療の対象になる」ということが、なかなか受け入れられない男性もいます。

とくに精液検査が必要という話をした途端、はっきりとした拒否反応を示し、それ以降、話を逸らしたり、怒り出したりしてしまうという男性もいます。

「夫の精液検査の拒否」に、妻がどうしようと思いを巡らせても、堂々巡り、八方塞がりに感じてしまうこともあるでしょう。

精液所見の下限基準値と精液性状に関する表現

表 1 精液所見の下限基準値

精液量	1.5ml 以上
総精子数	3,900 万個以上
pH	7.2 以上
精子濃度	1ml 中に 1,500 万個以上
精子運動率	運動精子が 40％以上、 前進運動精子が 32％以上
正常形態精子	4％以上
生存率	58％以上
白血球	1ml 中に 100 万個未満

表 2 精液性状に関する表現

正常精液	表 1 の基準を満たすもの
乏精子症	総精子数が 3,900 万個未満
精子無力症	精子運動率が 32％未満
正常形態精子	4％以上
奇形精子症	形態正常精子が 4％未満
無精子症	射精液中に精子が無い

WHO 2010年

精液検査などの不妊検査を拒否する男性の多くは、婦人科へ受診することへの抵抗や精子が少ないと診断されるかもしれないことへの不安などがあり、その結果によってはプライドが傷つけられたと感じるのでしょう。

そうなると、治療は前に進みません。妻だけ検査を済ませても、原因を探るために、また治療を進めるためには夫の協力は不可欠です。そうしたとき前ページで話したように、不妊治療説明会や体外受精勉強会などに、ふたりで出席して知識を得ることで意識が変わってくる男性は、実は少なくありません。

けれど、それさえも出席したくないと拒む男性もいます。

時間はかかるかもしれませんが、夫婦で話し合いを持って、夫の理解を得ることが大切です。

そして、男性は、話を逸らしたり、怒り出す前によく考えてみましょう。

あなたの妻も、あなたと同じように不安を抱えています。あなたが拒否することで、あなたの妻の不安材料は増え、検査や治療の結果によっては、女性としては欠陥があるとまで考える人もいます。

それでも治療に臨むのは、赤ちゃんを授かりたいという気持ちから始まっています。

そして、その赤ちゃんは、あなたとの間に生まれる赤ちゃんです。

あなたが検査や治療を拒否したために、赤ちゃんが授からないとしたら、あなたはどうしますか？

あなたのプライドを守ることは、ふたりの赤ちゃんを授かること以上に大事なことでしょうか？

精液検査はいち早く受ける！

男性の検査は、主に精液検査になります。女性の検査は、月経周期に沿って進められるため、一通りの検査が終わるまで1カ月から2カ月かかりますが、精液検査をする時期は、いつでも大丈夫で、その日のうちに結果がわかります。場合によっては、病院に行かなくても、妻が自宅へ持ち帰る専用の容器へ射出し、妻が病院へ持っていくことで、検査を受けることもできます。

仕事などで忙しく、病院へ行くのは難しい男性でも検査を受けることができ、その結果も妻から検査結果票を見せてもらい、説明をしてもらえばわかります。検査は、WHOの精液所見の下限基準値（表1）を用いることが多く、またその結果から乏精子症、精子無力症など（表2）がわかります。

精液検査の結果によっては、妻の検査結果によらず不妊治療の方法が決まることもある大事な検査です。なるべく早く、また妻の検査よりもいち早く受けてほしい検査でもあります。

精液検査の変動の参考

34 歳男性　精液検査結果 喫煙なし

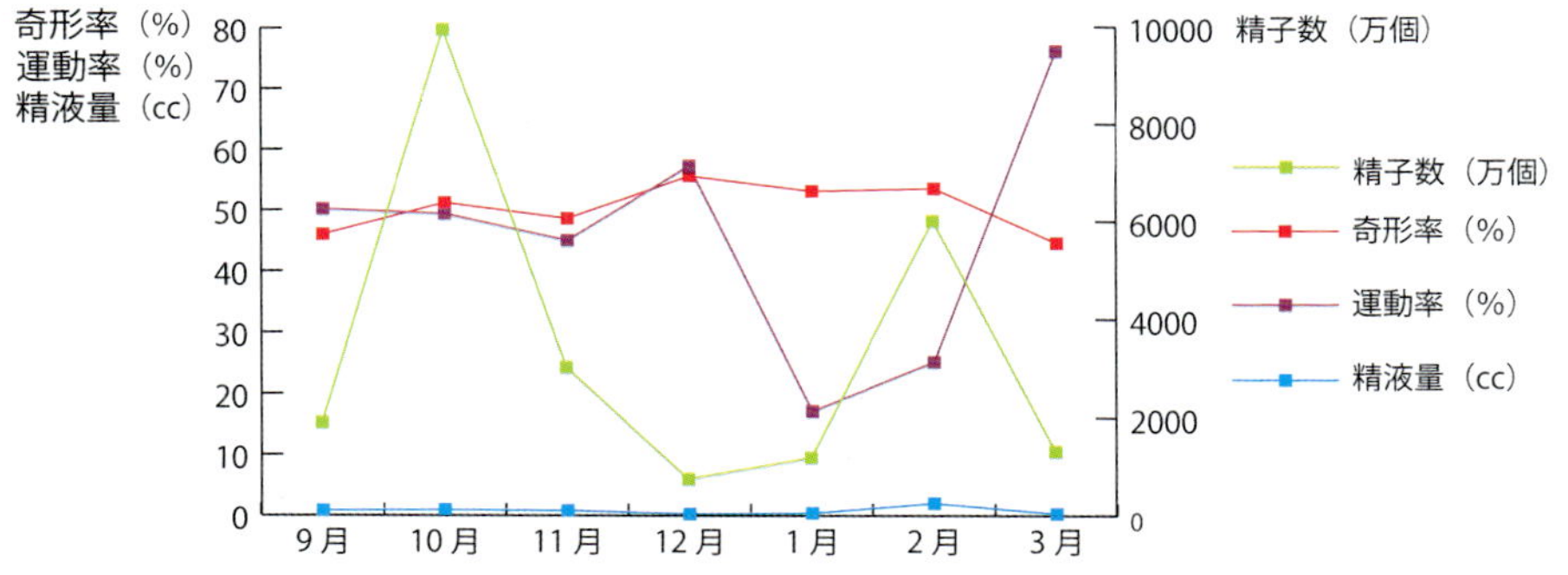

実際に治療経験のあるご夫婦の精液検査の結果をご紹介します。このご夫婦は、人工授精に挑戦することになり、9月から翌年３月までの７回、毎周期ごとに行った精液検査の結果です。

これを見ると、精子数、運動率の変動が大きいことがわかります。また、精子数が少なくても運動率がよいこともありますし、精子数も運動率も低いこともあります。奇形率については、あまり変動がないようです。

この男性は喫煙していませんので、喫煙の影響ではなく、体調やストレス、寝不足などから変動が起こるのではないかと考えられます。

精液量などはWHOの正常精液所見から比べると若干低い数値ですが、精子数や運動率、奇形率には問題はありません。男性のなかには、性生活で妊娠させた経験のある男性でも、正常精液所見に満たない人もいます。

精子が少ないどうして？

検査の結果、精液量や精子数、運動精子数などが少なかった場合、間を空けて数回の検査をしてみましょう。

なぜなら、精液量や精子数、運動精子数などにはバラツキがあり、その差は2～4倍以上になることも珍しくないため、精液検査は、一度の結果で判断せず、2、3回検査を行った平均値や中央値で判断をします。

複数回検査を行った結果、同じように数値が低かった場合には、男性不妊を専門とする泌尿器科への受診を考えましょう。

妻の通院する病院に、男性不妊の専門外来があれば、そこで詳しい診察や検査を受け、治療することも可能です。専門外来がない場合には、提携する、または紹介される男性不妊を診察できる泌尿器科へ受診することになるでしょう。

その結果、精子数が少ない、運動精子数が少ない原因がわかれば、治療することで改善することが期待できます。改善することができ、ほかに妊娠を妨げている問題が見つからなければ、不妊治療をしなくても子どもを授かることができるようになる夫婦もいます。そうなれば、辛い不妊治療から妻を解放することができるかもしれません。

ただ、精子が少ない原因が見つからない人も少なくありません。原因が見つからない場合には、精子数、運動精子数などによって治療の方法が決まることもあります。

治療方法が決まり、治療周期が始まったら、精子が少ないとか多いなどに一喜一憂せず、治療を受けるようにしましょう。

Q 不妊治療をはじめる前に避妊しない性生活を１年送っても大丈夫？

A 女性が20代の夫婦

まずは、夫婦で妊娠へトライ！ 月経の出血が治ってから、２、３日に一度の性生活を持てば80%のご夫婦が妊娠するでしょう。１年経っても妊娠しなければ、何か問題があると考え、病院で検査を受けましょう。

A 女性が30代の夫婦

30代前半なら、１年くらいは夫婦で、妊娠にトライしてみましょう。30代後半、特に38歳以上の女性は、排卵のタイミングばかり気にせず、半年経っても妊娠しなかったら検査を受ける準備を始めましょう。

A 女性が40代の夫婦

１年も夫婦でトライをしていたら、妊娠できるチャンスを逃してしまうこともあります。まずは、病院で検査をして、夫婦でトライできる状態かどうかを確認することからはじめるのもいいでしょう。

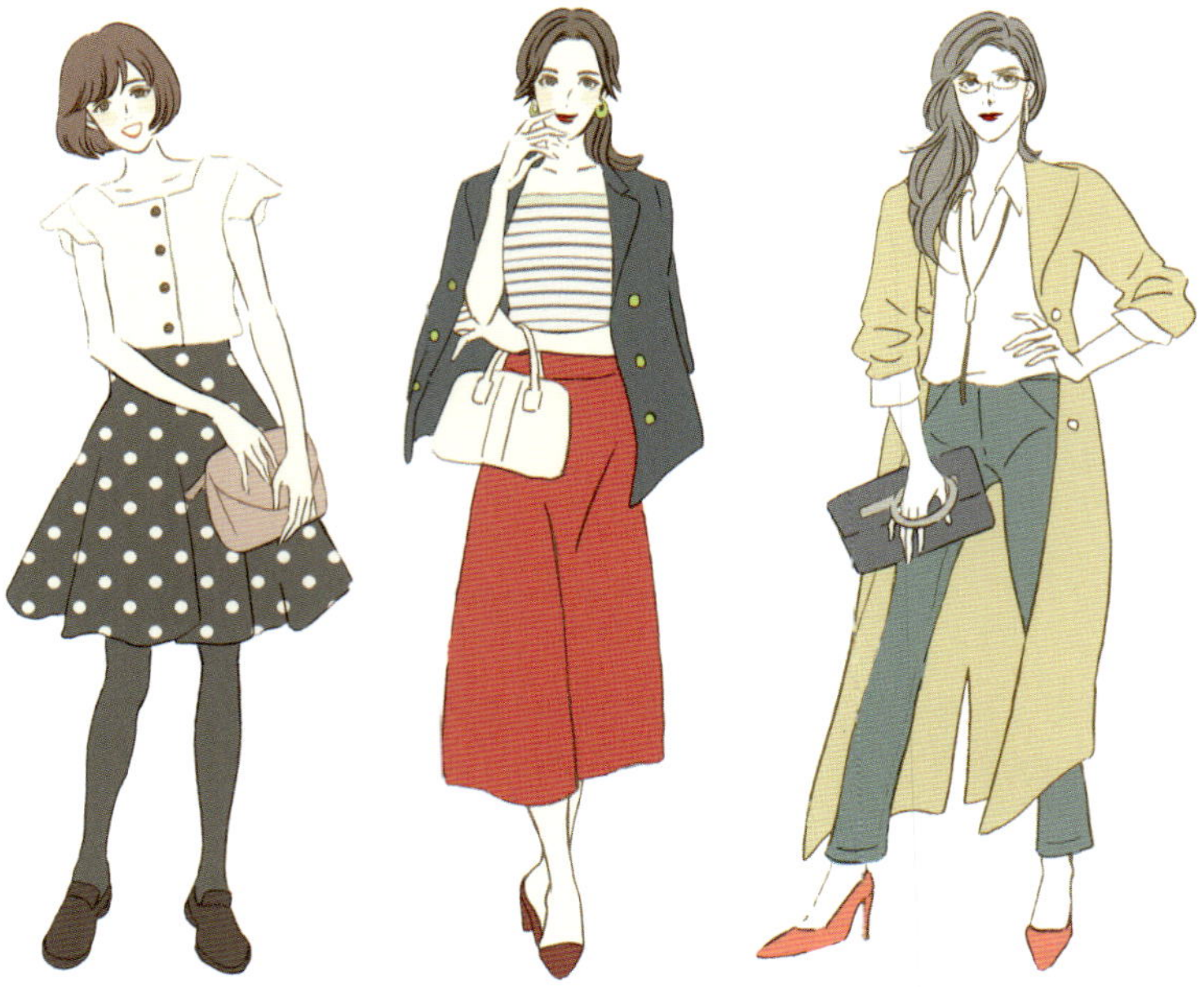

不妊治療への取り組み方
20代・30代・40代

「赤ちゃんがほしい！」と妊娠に臨む女性は、20代から40代と幅広くいます。「妊娠するためには〜」といろいろいわれますが、実際には年代ごと、どう取り組んだらよいのかには違いがあります。

その違いについてお話しましょう。

※i-wish ママになりたい「20代・30代・40代の不妊治療」参照

女性が20代の夫婦

若いから、妊娠しやすいはず だからこそ、適応する治療を！

妻が20代である夫婦は、妊娠を妨げる原因や要因をしっかり調べてみましょう。

その際、女性だけが検査をするのではなく、男性の検査もしましょう。むしろ、男性の検査を先にしたほうがいいかもしれません。というのも、男性の精液検査の結果で、不妊治療の方向性が決まることがあるからです。女性の検査でも、妊娠を妨げる原因や要因が比較的クリアカットに出てきます。そして、それに応じた適切な治療を受けることによって多くの夫婦が妊娠し、子どもを授かることができています。その理由として、20代女性の卵子の質が十分に保たれていることがあげられます。

しかし、それが逆に妊娠を遠ざける結果になることもあります。「まだ若いから大丈夫」と、自然妊娠を望むあまりに、適応しない方法で何度も妊娠にトライをして、妊娠しやすい時期を通り過ごしてしまう夫婦もいます。「若いから大丈夫」ではなく、若いのに妊娠できていないことが問題なのです。

まずはその原因や要因を明らかにしていきましょう。その第一歩が、専門医へ受診する、専門医のもとで検査を受けることなのです。

20代夫婦に多い不妊原因は？

排卵の問題

20代で、もっとも多いのは排卵の問題。排卵の問題には、脳の視床下部や下垂体に原因がある場合と卵巣機能に原因がある場合などがあります。

卵管の問題

次に多かったのが卵管の問題。卵管に極端に細くなっている箇所や、詰まっている箇所があると精子と卵子が出会えなかったり、胚が子宮へと運ばれなくなったりします。

精子の問題

３番目に多かったのが精子の問題。精子の数が少なかったり、運動率がよくなかったりすると性生活での妊娠は難しいかもしれません。奥さんが20代という若いうちに、ご主人は積極的に治療に取り組みましょう！

女性が30代の夫婦

節目になる35歳からは卵子の質に目を向けて！

妻が30代前半であれば、卵子の質が保たれていると考えられることから、しっかりと不妊原因を調べて、それに適応した治療を進めましょう。30代後半からは、卵子の質に個人差が出るようになってくるので、卵子の質を十分に理解して治療を進めることが大切になってきます。

卵子の質が、ゆっくり低下していく人、年齢に応じた低下をしていく人、また駆け足で低下していく人など、だんだんとその差がでてくるようになるといわれています。卵子の質については、どれくらい低下しているのかを検査することはできませんが、体外受精をすることでわかることもあります。たとえば、受精しても胚が成長しないこと、着床しても流産しやすいことなどから推測します。

そして、男性も35歳くらいから精子の質が低下する人もいるといわれています。特に妻よりも夫が年上の場合は、早めに精液検査をしましょう。男性不妊の治療が必要となれば、時間がかかり、その間に妻の年齢が進んでしまうことは深刻な問題につながりかねません。

35歳を目安に、どのように不妊治療を進めていったらいいかを夫婦でよく話し合いましょう。

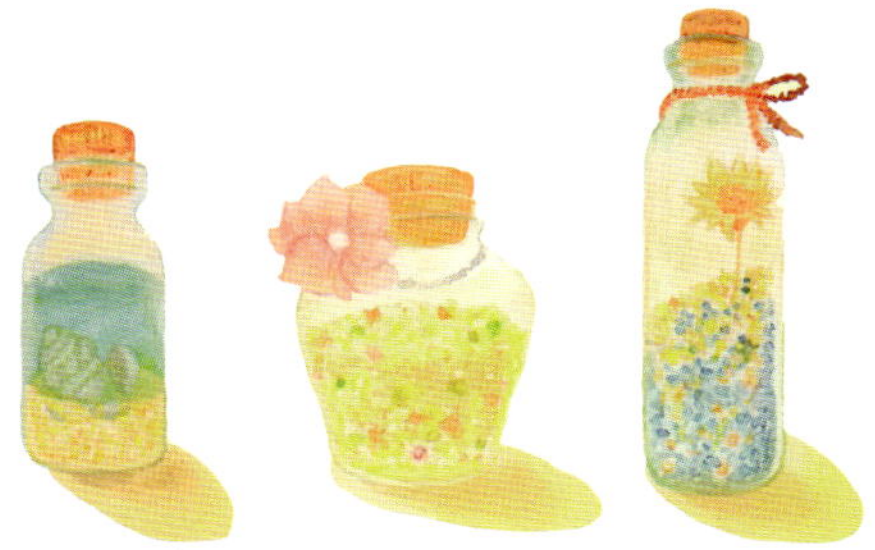

女性が40代の夫婦

できる限り、なるべく多くの周期妊娠にチャレンジしましょう！

妻が40代の夫婦は、避妊しない性生活を半年送っても妊娠しないようであれば、なるべく早く検査を受けましょう。不妊原因が見つかった場合は、すぐに治療に取り掛かることができます。もし、不妊原因が見つからない場合には、妊娠を希望してきた期間や年齢、そして夫婦の現在の希望から、妊娠へのチャレンジ方法を選択しましょう。そのためには、妊娠の仕組みや、卵子の質と年齢の関係、卵胞の残存数などの基礎的な知識も役立ちます。

40代の妊娠は、最近では珍しくないと思いがちですが、体外受精でも妊娠率は低く、そのうち出産までとなると、さらに低くなります。治療周期数に対しての妊娠率は15％前後となり、赤ちゃんが授かるのは7％程度で、1歳追うごとに下がってきます。

そのため、40歳以降の妊娠・出産は非常に厳しく、簡単に「妊娠できるから大丈夫」とは言えません。ただ、確率は確率でしかなく、一人ひとりが同じ確率というわけではありません。

確かに卵子の質は、30代後半くらいから個人差が目立つようになり、それは40歳以上になるとさらに広がりを見せます。

それに対応するためには、できる限り妊娠にチャレンジすること、しかもなるべく多くの周期で妊娠にチャレンジすることが、40代の不妊治療には大切になってきます。

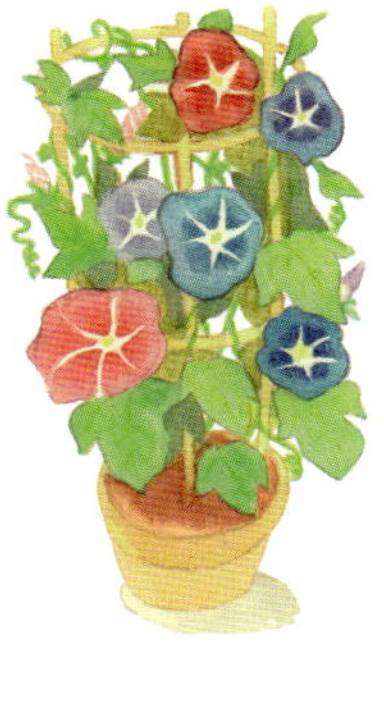

30代夫婦に多い不妊原因は？

排卵の問題

30代で、もっとも多いのは排卵の問題です。月経不順がある、基礎体温がガタガタしている、月経痛がひどいなどの自覚症状がある人は、一度検査をしましょう。

原因不明

次に多かったのは原因がわからないことです。一通りの検査をして、特に問題がないにもかかわらず性生活では妊娠していないという夫婦。問題が見つからないのが問題です。

精子の問題

３番目に多かったのが精子の問題。精子の数が少ない、運動率がよくないなどがあげられています。30代後半になれば、男女ともに妊娠が難しくなる夫婦もいます。なるべく早い時期に妊娠できるように考えましょう！

40代夫婦に多い不妊原因は？

年齢の問題

40代の問題で一番多いのは年齢の問題でした。誰でも重ねる年齢が妊娠の一番の大敵になるということです。

卵子の問題

卵子は、染色体異常の起こりやすい細胞で排卵した卵子は約25%の確率で染色体異常があるといわれています。この確率が年齢とともに上昇することが卵子の問題につながります。

胚の問題

卵子と精子が受精したその後に、胚が成長する過程でも染色体異常が起こることもあります。卵子や胚に問題があると成長を止めてしまったり、着床しても流産することが多くあります。

迷っても、悩まずに
まずは、体外受精講習会へお越しください

患者さんが治療を続けるために医療でできることは、なんでもやるという杉山産婦人科をたずねて…

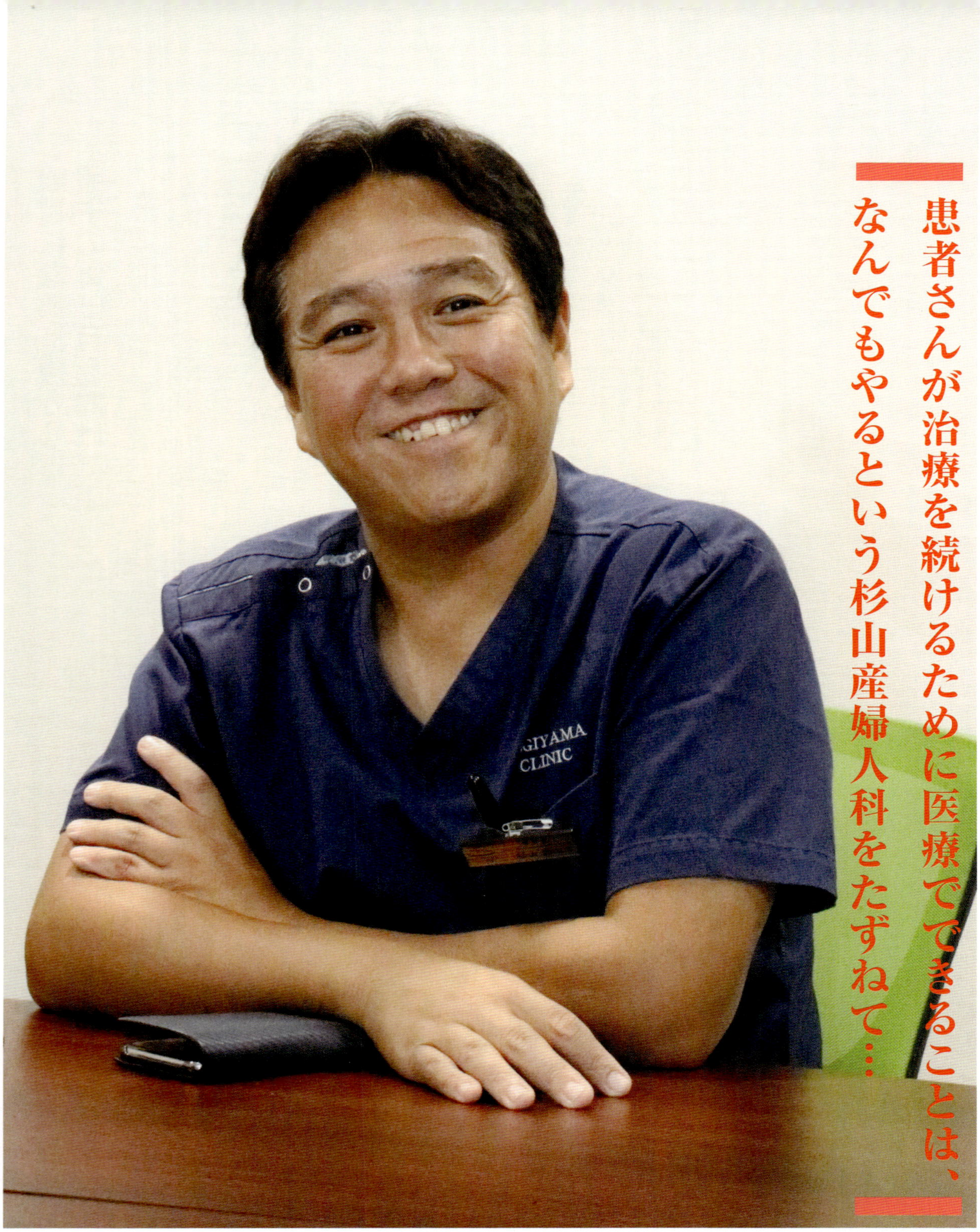

東京都・新宿区

杉山産婦人科 新宿

理事長　杉山 力一 医師

パパ＆ママになるためには妊娠しなければなりません。
赤ちゃんへと通じる治療ですから、大事なことを体外受精講習会でお話しています。

前号「i-wish ママになりたい ステップアップ治療はあり？ なし？」に引き続き、杉山産婦人科・新宿を取材しました。前回は院長の中川浩次先生に「ステップアップ治療はありですか？ なしですか？」とストレートな質問をして、「そもそも治療にステップはありません。あるのは患者さんに適した方法で、それをどう選択するかが大事なのです」とお返事をいただきました。また、「通院するご夫婦は、その治療の選択に迷うことや悩むことはないのか」との質問には、「私たち、杉山産婦人科に通院される患者ご夫婦は、不妊原因がよくわかっていないで治療をしている人はいないと思いますよ」と話されていました。

さて、それはどういうことなのでしょう？ 今回の理事長（杉山力一先生）の長年にわたり続けられている講習会を聴講し、その後、お話をうかがいました。

体外受精講習会

ご夫婦が悩まれているのは、子どもが授からないことです。ですからご夫婦が、「迷っても悩まないために」体外受精講習会を設けています。ここ十年、年間50回ほど開催していますから、もう500回は数えているでしょう。

ご夫婦は、子どもを授かるためには何が必要かを考え、解決するための方法として不妊治療の情報を集めて自分たちに適した治療を模索します。そのために私たちは、わかりやすく、妊娠や不妊症のこと、不妊治療や体外受精のことをお伝えすることが重要な使命だと考えています。

この体外受精講習会に出席することで、不妊症や不妊治療のこと、その歴史や方法、不妊原因や治療に関する一通りのことを知ることができますから、ぜひご夫婦で参加して、情報を共有して治療に望んでほしいと思います。

体外受精の歴史からスケジュールまで

講習会では、体外受精の歴史から話をはじめます。歴史を話し、現状をお伝えすることで、安心していただけることがあると考えるからです。

体外受精は、すでに40年以上の歴史があり、この治療によって世界で初めて生まれた赤ちゃんも、40歳を過ぎ、母親になっています。

体外受精によって生まれ、無事に育ち、28歳で自然妊娠をされ、自然分娩で赤ちゃんを授かっています。このことは、これから治療を受けられるご夫婦の赤ちゃんにも通じる安心できる大事な話です。

ですが、現在でも体外受精をすれば、必ず赤ちゃんが授かるとは言えない現状もあります。

そこに関係してくるのが不妊のさまざまな原因であり、ご夫婦の状況です。それらを見極めて治療に臨むためのお話も講習会ではしています。主に検査や治療のことで、続いてそれらの適応や選択とスケジュールの話をします。

また、杉山産婦人科のとくちょうの話もします。中でも腹腔鏡手術はその大きな一つです。

子宮内膜症やクラミジア感染症、卵管水腫などで卵管が周りの臓器などと癒着を起こしていれば、排卵された卵子が卵管に取り込まれないキャッチアップ障害を起こし、妊娠が難しくなります。この状態は子宮卵管造影検査で確認することができませんから、これまでの性生活や人工授精、場合によっては体外受精をした経験がある夫婦でも、キャッチアップ障害が疑われるときには腹腔鏡手術を行うことで、自然妊娠が期待できます。

この腹腔鏡手術後の妊娠率は、半年の累計で約45％です。ただ、女性の年齢が35歳くらいまでが適応と考えています。

女性の年齢は、不妊治療の大事な要素

治療の選択をしていくときに、女性の年齢が妊娠を叶えるための大事な要素となってきます。

それは、女性の年齢が卵子の質に

杉山産婦人科のとくちょう

- 提供できることはなんでもやる！
- 仕事を休まず治療ができる！
- 最新の治療が受けられる！
- 排卵誘発方法に決まりがない！
- 多くの医師がいるので院内セカンドオピニオンも可能！

大切なことは、患者さん夫婦が妊娠でき、赤ちゃんが授かること。

そのための努力と体制づくりは惜しみません。

けれど、治療を受ける上で必要なことは患者さんご夫婦が理解していることも大事です。だから、体外受精講習会を活用してください。忙しくて受けられないご夫婦のためには動画も用意しています。心配いりません！

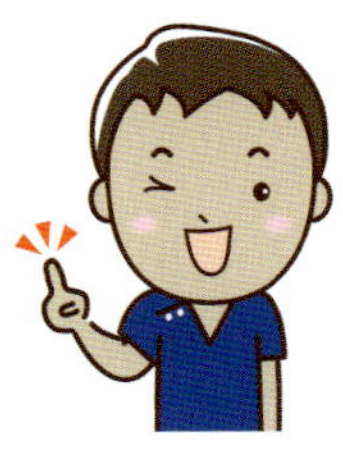

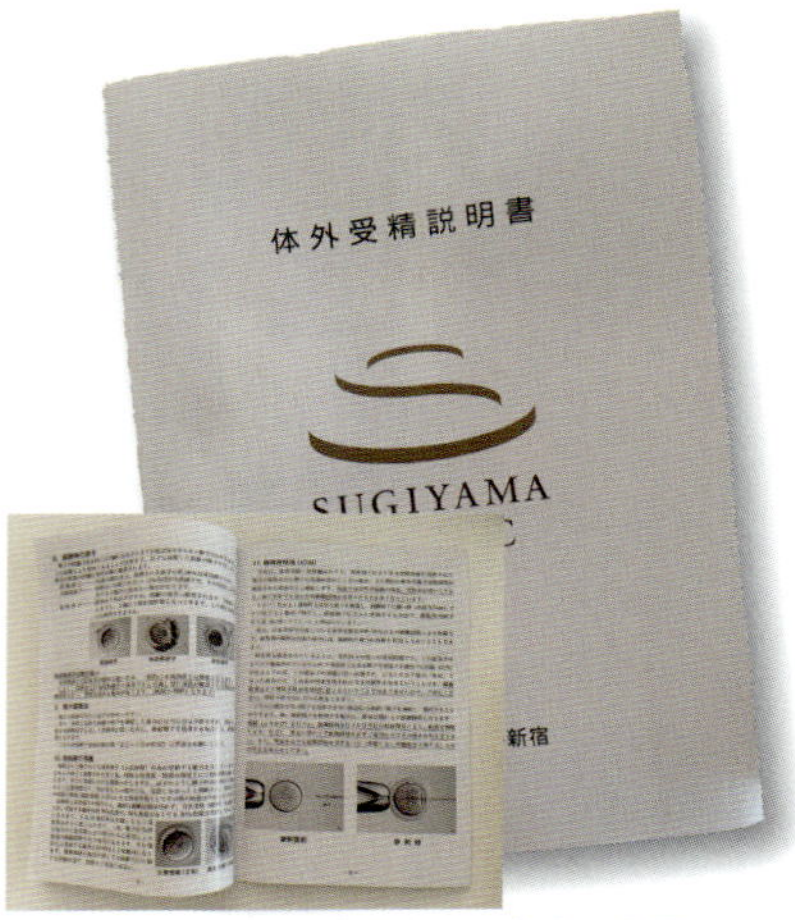

講習会で配られる冊子

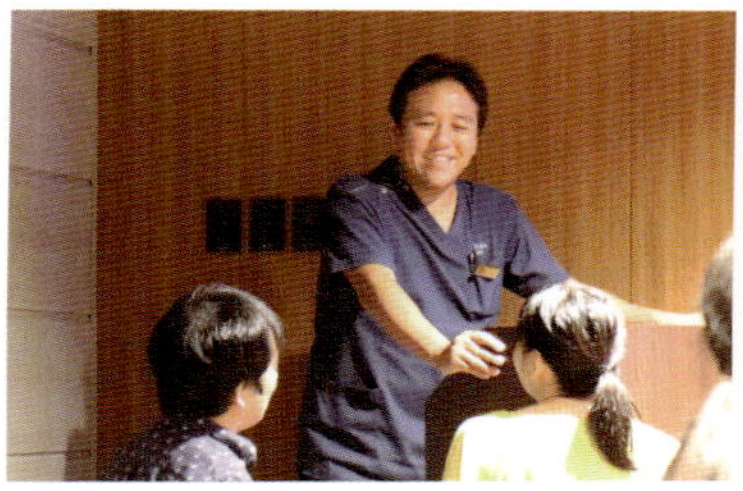

講習会終了後の個別質問

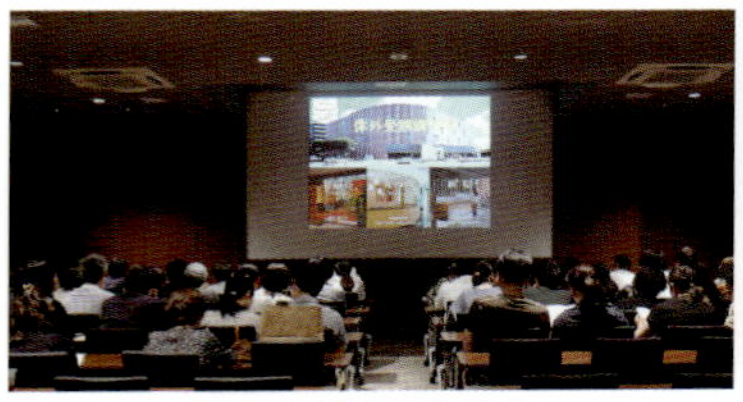

講習会がはじまる！

講習会の様子

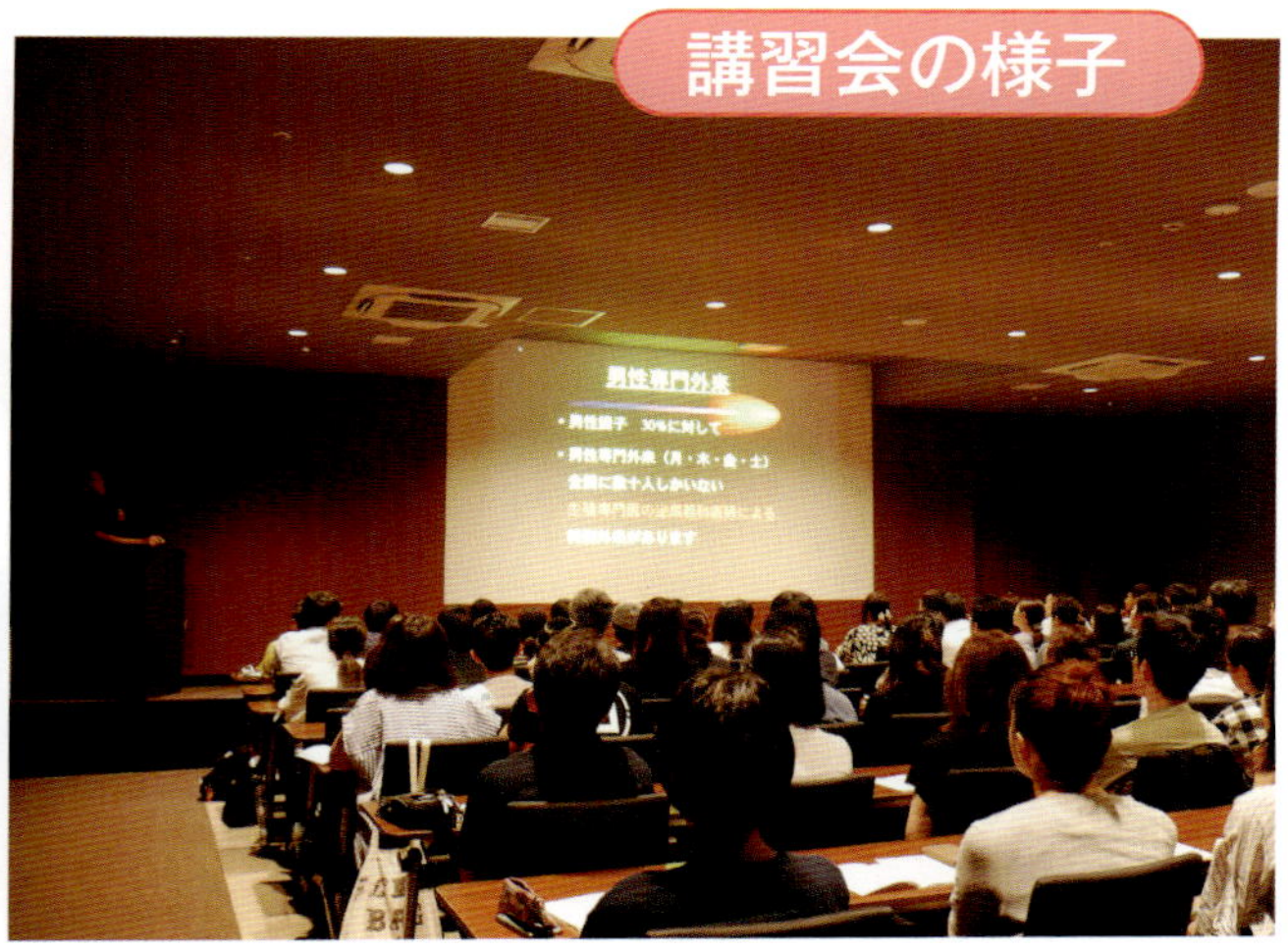

体外受精講習会

関係しているからです。

卵子の質は、一般的には年齢相当と考えてよいのですが、35歳を過ぎると急激に低下をしてくる人もいます。そのため、これまでの性生活で1年以上妊娠に至らない35歳以上のご夫婦の治療の選択肢として、早めの体外受精をお勧めしています。

採卵することで卵子の質を確認することができ、1回目の体外受精で妊娠されるご夫婦も多くいます。また、受精した胚が複数個あれば、未移植胚を凍結しておくことで、複数回の移植、妊娠を期待することもできます。1人授かって、何年後かに凍結しておいた胚を移植して、2人目を授かるということも期待できるわけです。

私たち杉山産婦人科は、世田谷医院で分娩も扱っています。不妊治療は、妊娠して終わりではありません。

女性は、治療だけでなく、妊娠生活、出産、育児とその後も大きな仕事が次々と待っています。その時々にトラブルも少なく、スムースに育児もはじめられる治療のあり方を考え、日々の診療に努めています。

できることは何でも！

ご夫婦は、検査やこれまでの治療歴から自分たちに適した治療を選択して妊娠を目指します。その適応として体外受精が必要となった場合には、少しでも早いうちに治療周期をはじめられた方がいいでしょう。先ほどの年齢と卵子の質の話からも心配されることです。

また杉山産婦人科では、できることは何でも行って、個々の治療に活かしています。

例えば、難治性着床不全専門外来やERA検査をしての胚移植です。

これにより、何度も良好胚を移植しているのに妊娠が成立しない場合

体外受精講習会での 話題のコラム

● 卵子は、見ただけじゃわからない

採卵できた成熟卵子を見ても質についてはわかりません。
でも、卵子の質は、年齢が高くなると低下します。

● アメリカや中国は、ほぼ顕微授精（ICSI）

日本では、卵子に精子を振りかける通常媒精が行われています。
夫婦の力で…というのは大事なことです。

● アメリカなどよりも妊娠率が低い？

アメリカは、40歳以上の多くはドナーeggです。若い女性から卵子の提供を受けて行った体外受精と日本の体外受精を比べて妊娠率が低いとは言えません。

● 排卵を抑制しない低刺激周期での排卵誘発が主流

低刺激周期だと採卵数が少ないと思っている人が多くいますが、平均５～８個の卵子が採れます。
高刺激周期では起こりやすい卵巣が腫れてお腹が痛くなるというリスクは、ほとんどありません。

● 採卵日に夫に出張予定が入ってしまった…

事前にわかっていれば採精して精子を凍結すれば大丈夫です。
この場合は、ICSIになります。

● 杉山産婦人科は医師のチョイスができる

杉山産婦人科では多くの医師が診療に当たっています。相性の良い先生を選んで治療を受けることもできます。

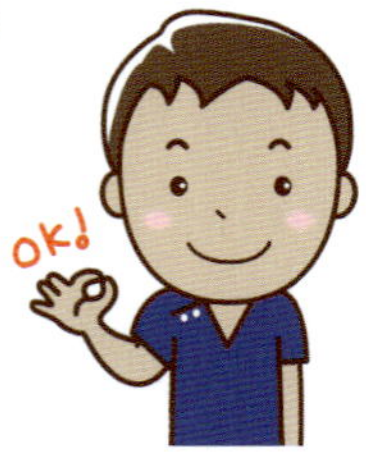

でも、検査をして治療をする、また胚移植の時期をより特定することで、多くの赤ちゃんが授かっています。

そのほか、厚生労働省「再生医療等委員会」より施設認定を受けて行っているPRP療法があります。多血小板血漿（platelet-rich plasma：PRP）療法といって、これは、患者さま自身の血液から抽出した高濃度の血小板を子宮内に注入することで子宮内膜が活性化され、胚が着床しやすい環境になると考えられている新しい治療法です。

そして、卵子の質に関しては、卵子エイジングケア外来で、卵子のミトコンドリア機能改善にむけた栄養療法を指導しています。

卵子のエイジングケアについては、説明会を行っていますので、ぜひ参加して内容を確かめてみてください。

充実した治療環境づくり

このように治療への取り組みを充実させることは言うまでもなく重要なことですが、治療を受ける環境を充実させることもとても大事なことだと考えています。

治療を受けるご夫婦の多くは共働きで、フルタイムで働いている人も少なくありません。

体外受精の治療周期中は、何かと制約も多く、仕事と治療の両立の負担は大きくなっています。そこで、多くの路線が乗り入れている新宿駅から近いこと、朝は8時半から診療を開始し、月、水、金は夜7時まで診療受付をすることで、仕事を休まずに体外受精を受けられるような体制を整えました。

いろいろな事情から、ご夫婦が悩まずに治療をするということは、確かに難しいことかもしれませんが、その悩みは赤ちゃんが授からないことから起こっています。

その解決のためにも、私たちは、1日でも早く赤ちゃんが授かるように、できる限りの治療を提供することを日々考え、努めています。

詳しくはホームページに掲載していますので、合わせてご覧ください。

杉山産婦人科 新宿で行っている 講習会＆説明会のご案内

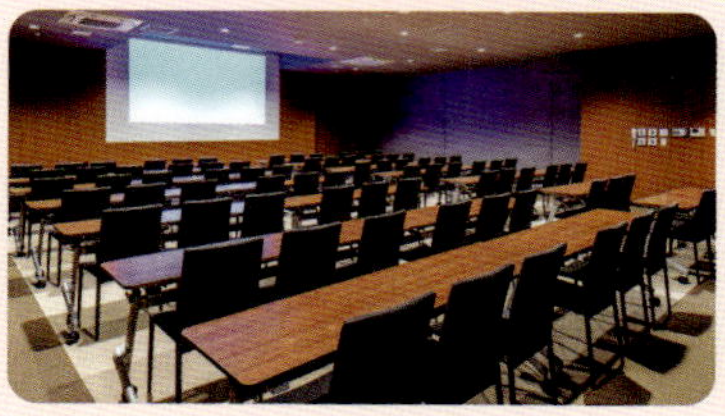

★ 体外受精講習会

開催日時：毎月２回 土曜日 13:00〜

開催場所：杉山産婦人科新宿　地下セミナーホール

体外受精、内視鏡手術の必要性から体外受精治療法に関することをわかりやすくお話しています。ご夫婦での参加が多いです。

★ 卵子エイジングケア説明会

開催日時：週末に開催　日程はホームページでご確認ください

開催場所：杉山産婦人科新宿　地下セミナーホール

ミトコンドリア機能を上げることが卵子の質を上げ、妊娠率アップにつながると考えられています。そのための栄養療法（食生活や生活習慣、サプリメントなどで病気予防、治癒させる治療法）に関することをお話しています。

※講習会も説明会も、杉山産婦人科へ通院されていない方の参加もできます。

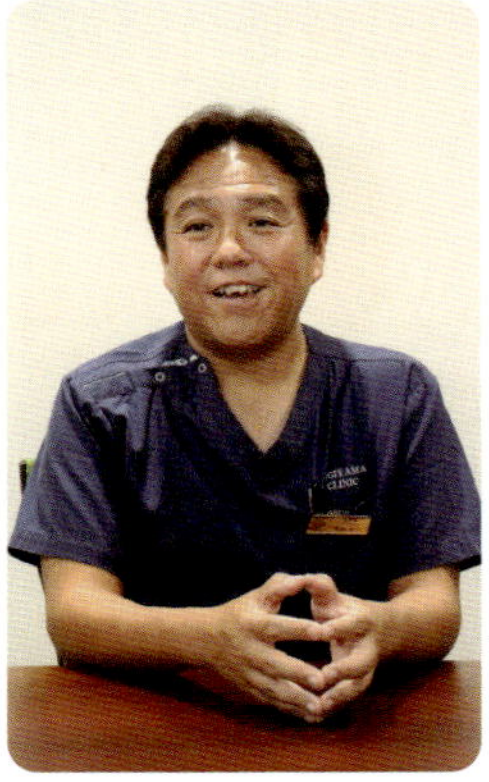

Dr.Sugiyama Rikikazu Profile

杉山産婦人科 新宿

杉山 力一 理事長

● 経歴

1994年東京医大を卒業。

当時より生殖医療に従事し、1999年北九州セントマザーに国内留学し体外受精の基礎を学ぶ。実家の分娩施設、杉山産婦人科に併設し、2001年に不妊治療専門の杉山レディスクリニック開院、2007年に分娩、生殖医療、内視鏡手術を行う総合施設、杉山産婦人科世田谷を開院。

2011年、杉山産婦人科丸の内 開院。

2018年、杉山産婦人科新宿 開院。

● 専門医

日本産科婦人科学会認定医　生殖医療専門医

産婦人科内視鏡技術認定医

杉山産婦人科 新宿

● 杉山産婦人科 新宿では、働く女性にも通院しやすいよう診療時間および胚移植時間を延長し、仕事を休まずに体外受精を治療を無理なく続けられる体制を整えています。

電話番号　03-5381-3000

診療科目／生殖医療科

診療時間／	月	火	水	木	金	土	日・祝日
午前　8:30〜12:00	●	●	●	●	●	●	●
午後❶ 14:00〜16:00	－	●	－	●	－	●	－
午後❷ 15:00〜19:00	●	－	●	－	●	－	－

変更情報等、HPでの確認をお願いします。

https://www.sugiyama.or.jp/shinjuku/

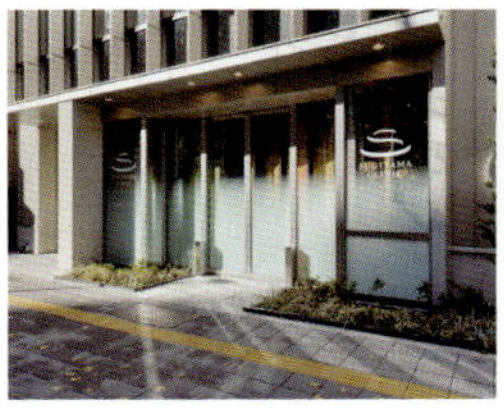

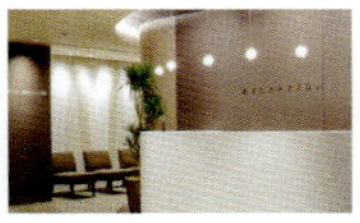

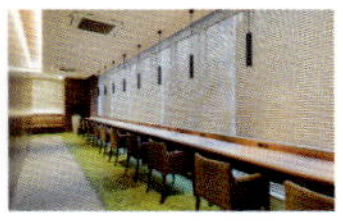

● 〒160-0023 東京都新宿区西新宿1-19-6 山手新宿ビル

京王新線・都営新宿線・都営大江戸線 新宿駅地上出口7より徒歩約３分

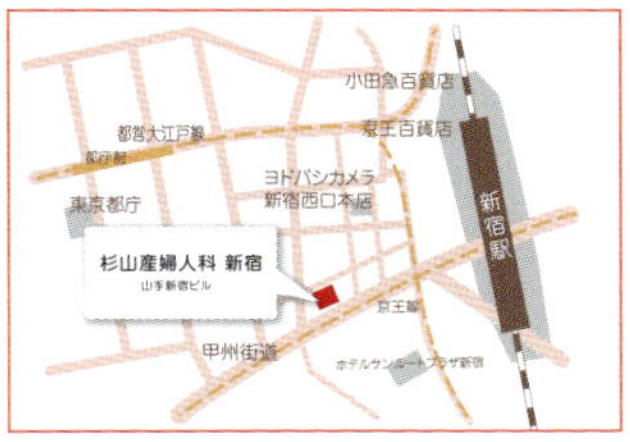

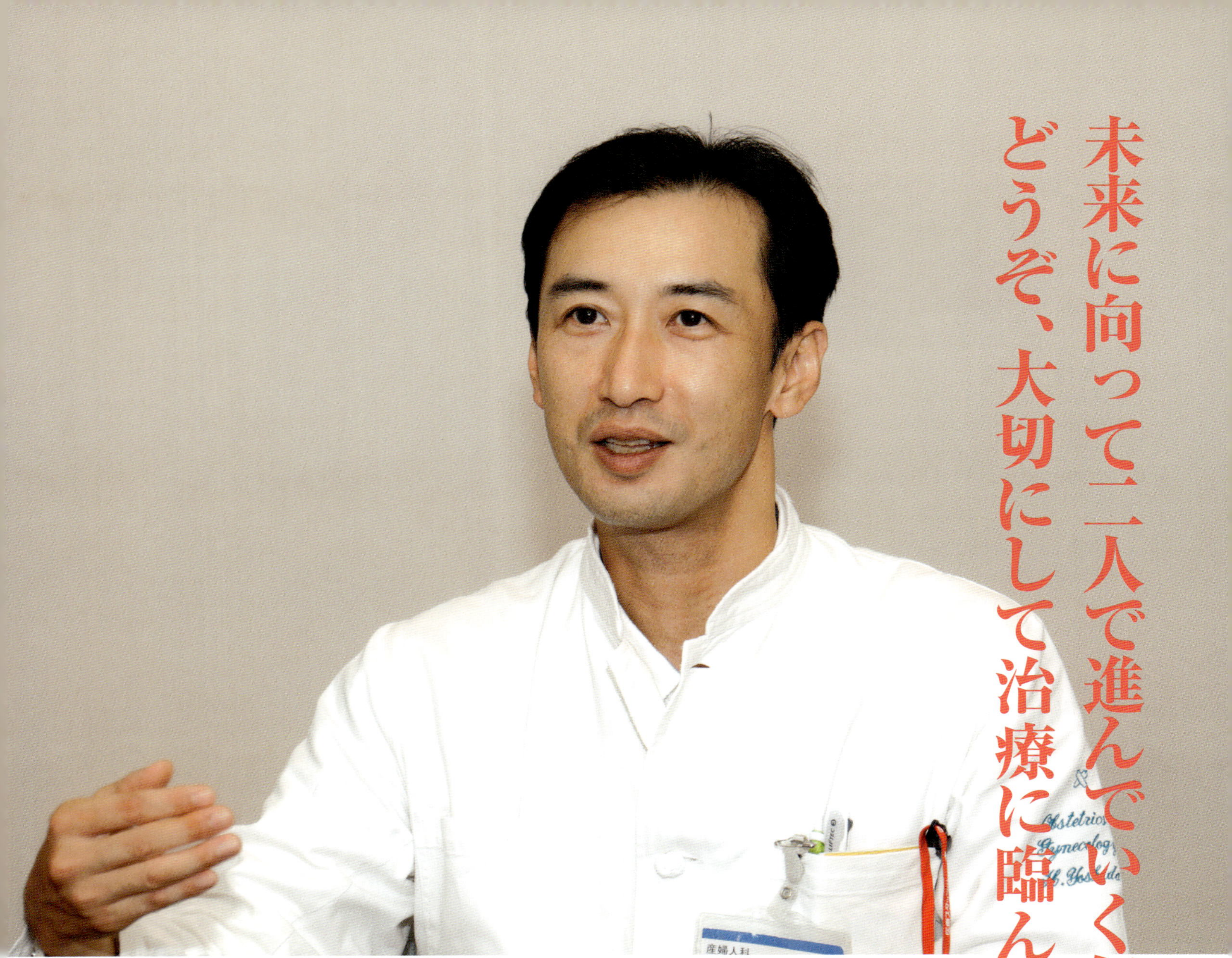

未来に向って二人で進んでいく気持ちを
どうぞ、大切にして治療に臨んでください

東京都・杉並区

荻窪病院・虹クリニック

吉田 宏之 産婦人科部長

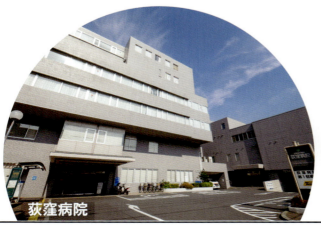

荻窪病院

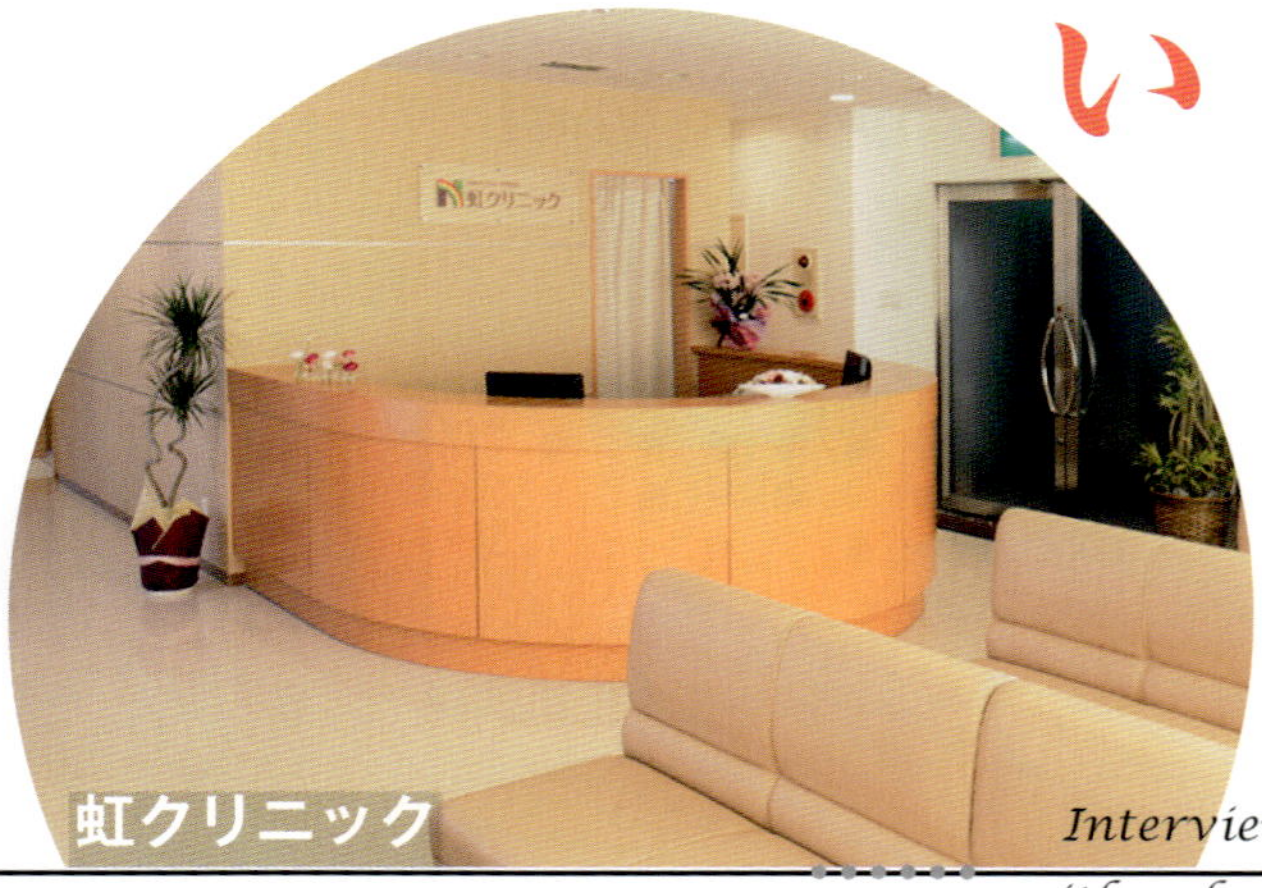

虹クリニック

不妊原因によっては、さらに詳しい検査や治療、手術が必要なご夫婦もいます。その際に継続的に最適な治療を提供できるよう荻窪病院産婦人科や泌尿器科と連携を図りながら、医師がそれぞれのスペシャリティを活かした診療を行っています。

虹クリニックは、生殖医療を専門に行う荻窪病院のサテライトクリニックとして2008年に開院しました。妊婦さんなどに混じることなく、専門的な治療が気兼ねなく受けられること、そして、男性不妊や婦人科のより詳しい検査や治療、手術が必要な場合でも、継続的に本院の荻窪病院で受けられることなどが大きな特徴です。そのため、産婦人科と泌尿器科が連携した手厚い診療が受けられ、治療で妊娠が成立した後にも、妊婦健診から出産まで荻窪病院へ通うこともでき、不妊治療から出産まで安心してかかることができます。

今回は、虹クリニックの吉田宏之先生を訪ね、通院されるご夫婦の悩みへの対応などについてお話をうかがってきました。

ご夫婦の絆が深まる治療であるように

医師として、患者さんと向き合うときにメンタル的な悩み、夫婦関係などの対応はなかなか難しい面があります。ご夫婦が治療をはじめるときには、小さなズレだったことが治療を続ける間に、さらに広がったり、深くなったりすることもあります。

不妊治療をすることで、仲の良かった夫婦仲がギクシャクしたり、仲が悪くなってしまったのでは、治療が夫婦の邪魔をしたことになってしまいます。

その思いもあり、初診時にはなるべくご夫婦で来ていただいて、検査や治療の説明をお二人にするとともに、心配や不安、悩みなどのさまざまなお話もうかがうようにしています。

そうすることで、夫婦が今後の治療を支え合っていけるように、また、普段の診察は女性中心になりますから「今日の診察はどうだった？」「検査結果は、どうだった？」など、ご主人も積極的に治療に関われるようになって欲しいと考えています。

治療の結果は、必ずしもいい時ばかりとは限りません。そのような時にも、「ふたりでがんばったよね」「次の治療周期も、ふたりで乗り切ろうね」と治療がふたりの絆を深められるものであるようにと願ってご夫婦を迎えています。

医師以外にも看護師、培養士、受付スタッフなど多くの親身なスタッフがいます。治療中の患者さんのメンタルサポートはもちろんのこと、治療前の方に対しても「妊活なんでも看護師相談」という看護師による相談日を設けています。ご夫婦で妊活を始めるにあたっての悩みや不安をお聞きすることができますので、ぜひお気軽に声をかけてください（「妊活なんでも看護師相談」は土曜午後・無料で行っています。くわしくはホームページをご覧ください）。

夫婦が悩まないために治療を理解すること

普段の治療は、女性が中心となります。治療や妊娠に関しては、女性と男性とでは機能や役割の違いもあり、比重の違いはあるかもしれません。しかし、今は男性不妊も増えており、不妊の原因の割合も、男女約半々にあることから、ご夫婦そろって、できれば早めに検査を受けていただきたいと思います。

実際の治療では、検査やこれまでの治療歴、そしてご夫婦の希望から考えられる治療方法をご提案します。その際はリスクも含めた丁寧な説明を行い、ご夫婦に十分ご理解を頂いています。

タイミング療法、人工授精、体外受精の、どの治療方法を選択したとしても、選択した治療方法でどのように治療周期を進めていくのか、また、排卵誘発などの薬の使い方などの細かなことの選択も必要になってきます。そのときに、治療方法や薬などの正しい知識と理解ができれば、ご夫婦が治療に対して抱いた不安や心配は少なくなるかと思います。

悩みや不安、心配が広がってしまわないように、診察の時には医師へ気兼ねなく質問してください。看護師などのスタッフにご相談いただいても大丈夫です。患者さんの不安をなくし、治療に対する理解を深めることがとても大事だと考えています。

荻窪病院・虹クリニックの特徴

- 安心できる治療
- 患者さまを第一に考えた最先端不妊治療
- 子宮鏡・腹腔鏡を用いて妊娠に適した状態への改善
- 胚移植の改善
- 男性不妊専門医による治療
- 生殖医療分野の学会への積極的な発表・参加・研修

私たち虹クリニックは、こどもを授かりたいみなさまの「虹の架け橋」になれるよう、すべてにおいてベストを尽くします。

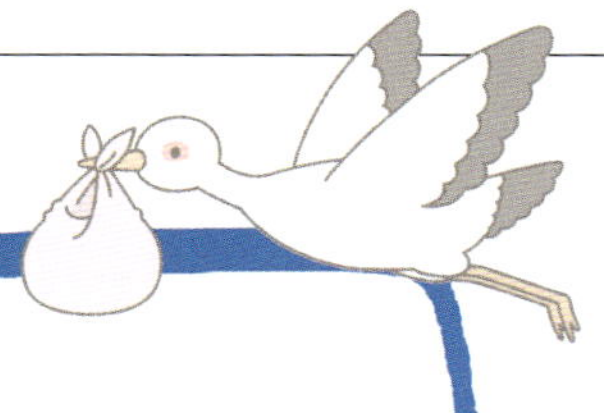

虹クリニックと荻窪病院の連携

不妊治療を行う際には、タイミング療法や人工授精である一般不妊治療と、体外受精や顕微授精などの生殖補助医療（ART）に、簡単には振り分けられないこともあります。

子宮や卵管の問題、排卵障害、精子の数や運動率の問題、卵子の質や精子の質、着床の問題など不妊原因はさまざまで、また1つとは限らず、いくつかが複雑に絡み合っていることもあります。

たとえば、子宮粘膜下筋腫や子宮内膜ポリープがあった場合、荻窪病院で子宮鏡下手術を行い切除することが可能です。また、卵管の疎通性に問題があるけれどタイミング療法や人工授精で妊娠を目指した場合には、卵管鏡下卵管形成術を行うこともできます。そのほか、多嚢胞性卵巣症候群による排卵障害では、卵巣表面に複数の穴をあけることで排卵しやすくするという腹腔鏡下卵巣多孔術や、子宮筋腫の核出術を腹腔鏡下で行ったりしています。

男性側の問題では、荻窪病院の泌尿器科医で生殖医療専門医の大橋医師が担当します。勃起不全の治療や精索静脈瘤の手術、逆行性射精に対する膀胱内精子採取、無精子症に対する精巣内精子採取術（TESE）などの専門的な検査や治療を受けることができます。

虹クリニックでも、荻窪病院産婦人科でも同じ医師が診療を担当しているので、安心して診察を受けていただけると思います。

個々のカルテも、タイムラグがなく虹クリニックと荻窪病院の産婦人科、泌尿器科で共有して見ることができるため、診療もスムースです。

私たち医師やスタッフも意見を出し合いながら、さまざまな角度から診療できることを大きなメリットとし、それが治療の結果にもつながっていくことだと思っています。

赤ちゃんができないことが悩み。でも、そのことから、不安や心配までがストレスとならないように、荻窪病院・虹クリニックは、治療態勢を十分に整え、医師をはじめとする、培養士、看護師らのスペシャリストが専門の診療科にて、ご夫婦をサポートしています。

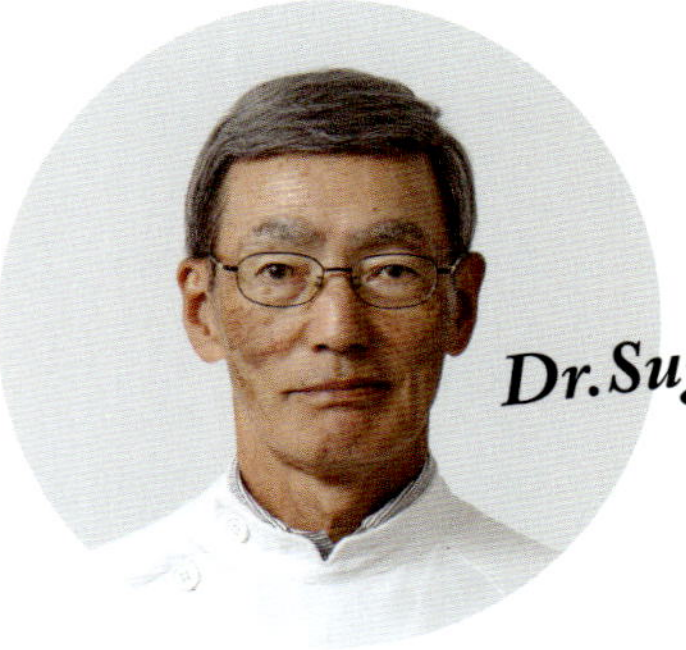

Dr.Sugiyama Takeshi

杉山 武　医師
虹クリニック院長
●日本産科婦人科学会産婦人科専門医

不妊治療をしっかり診る、虹クリニック

患者さんのためにスタッフ全員が力を発揮できるよう、しっかり束ねるのも私の役目です。一般不妊治療から生殖補助医療まで、治療環境は進んできていますので、どうぞ安心して医療に頼ってください。虹クリニックは患者さんの気持ちに寄りそうことを大切にしています。

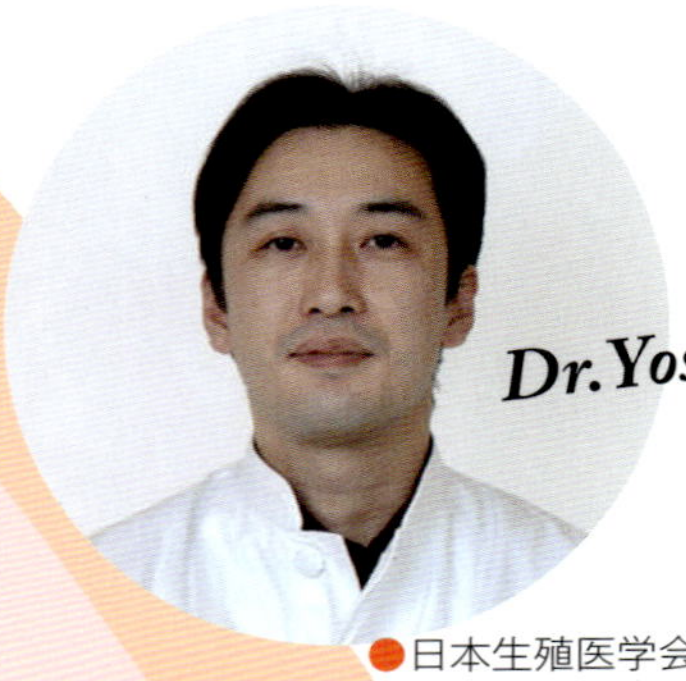

Dr.Yoshida Hiroyuki

吉田 宏之　医師
荻窪病院　産婦人科部長
●日本生殖医学会生殖医療専門医
●日本産科婦人科学会産婦人科専門医・指導医

スペシャリストが院内連携して 治療に臨みます。

今回、わたしが皆さまへの案内役をさせていただきました。

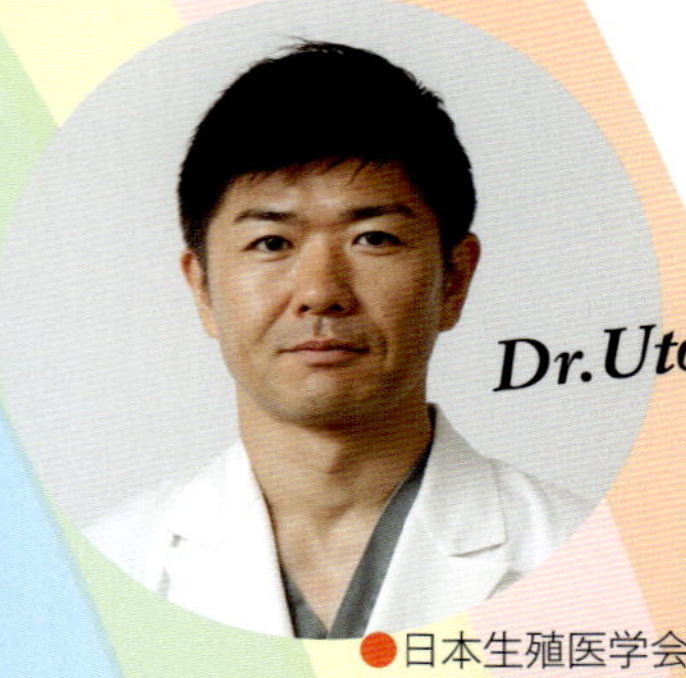

Dr.Uto Hirofumi

宇都 博文　医師
荻窪病院　産婦人科医長
●日本生殖医学会生殖医療専門医
●日本産科婦人科学会産婦人科専門医・指導医

一緒に進んでいきましょう

患者さんに何でも話していただける外来を心掛けています。
婦人科手術が必要な場合も、本院で担当します。心に不安を抱えることなく、一緒に前向きに治療を進めていきましょう。

私たちが診ています

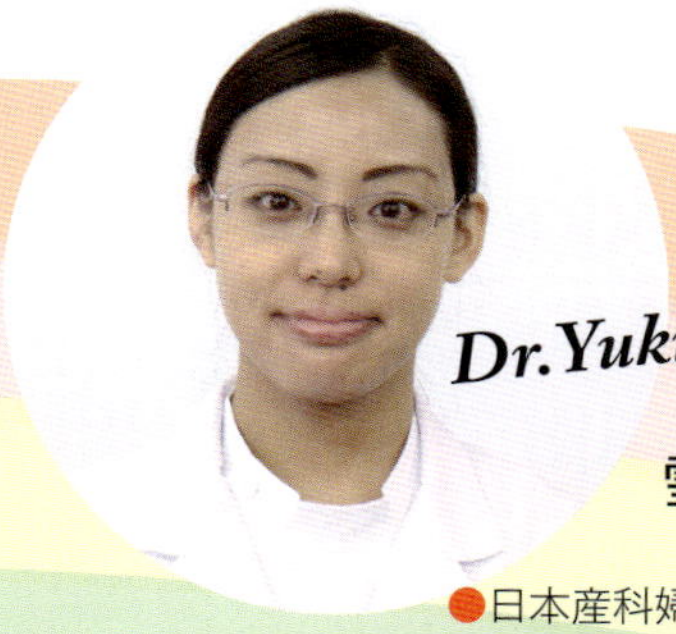

Dr.Yukimoto Megumi

雪本 めぐみ　医師

- 日本産科婦人科学会産婦人科専門医
- 日本周産期・新生児医学会新生児蘇生法普及事業　Aコース認定

不妊治療から出産まで、女性ならではの医療提供を

女性ならではの視点で患者さんに向き合いたいと思っています。虹クリニックのよいところは、本院と連携し、婦人科手術や男性不妊、そしてお産まで、患者さんを診られるところです。なんでもご相談ください。

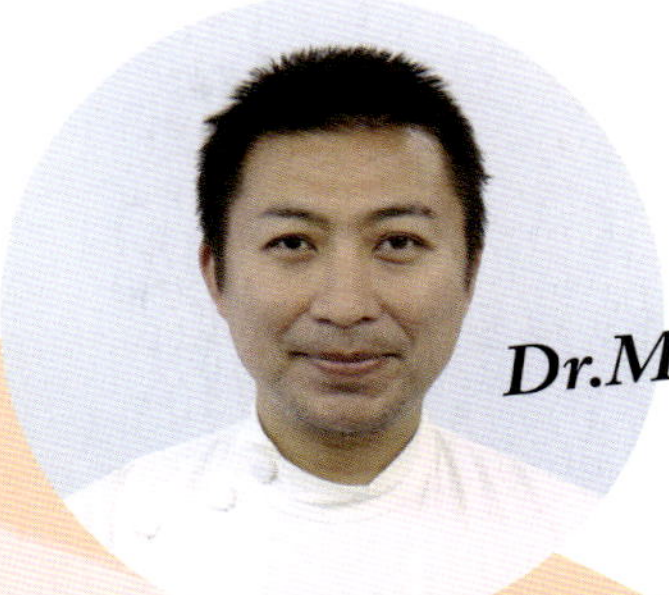

Dr.Miyazaki Kaoru

宮﨑 薫　医師

- 日本産科婦人科学会産婦人科専門医
- 日本生殖医学会生殖医療専門医

エビデンスをもとに最適な治療をご提案します

患者さんとの対話を大切に、また確固たる医学的エビデンスをもとに、最適な治療をご提案したいと思っています。米国医師国家試験（USMLE step 1～3）に合格しており、英語での診療にも対応します。English available. Feel free to visit!

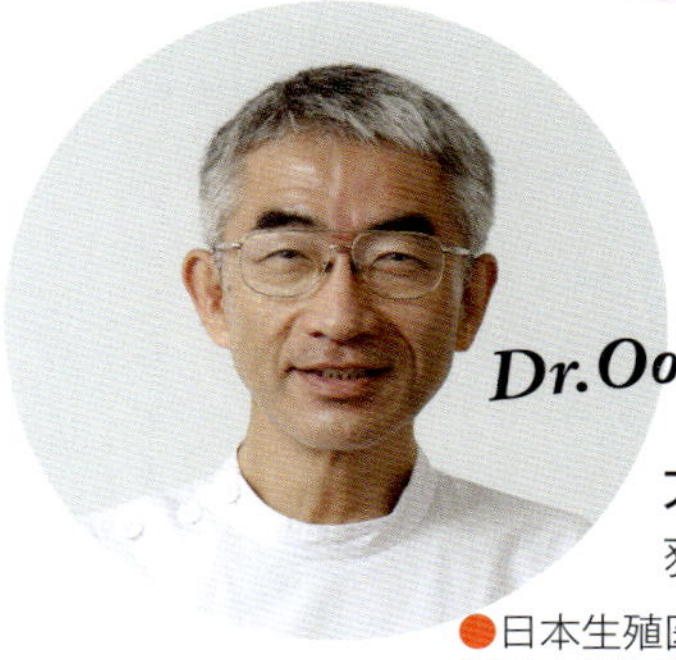

Dr.Oohashi Masakazu

大橋 正和　医師

荻窪病院　泌尿器科部長

- 日本生殖医学会生殖医療専門医
- 日本泌尿器科学会専門医・指導医
- 日本腎臓学会認定専門医

男性不妊の専門医です。ぜひご相談ください。

荻窪病院で男性不妊を専門としています。旦那さんが逆行性射精や無精子症の場合でも、精子を採取し、人工授精や顕微授精が可能になりますので、ぜひご相談ください。

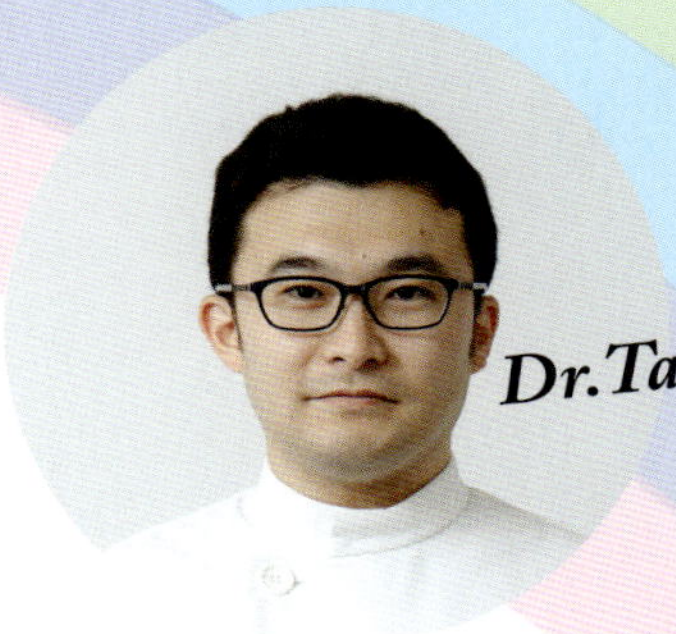

Dr.Takemoto Takashi

竹本 崇史　医師

- 日本産科婦人科学会産婦人科専門医

お気軽にご相談ください！

不妊で悩まれている方、なんでもお気軽にご相談ください。
解決できるよう努力いたします。
なかでも卵管鏡下卵管形成術（FT）を得意としています。

医療法人財団 荻窪病院生殖医療サテライト
虹クリニック

●私たち虹クリニックは、日本で４番目の体外受精児出産例を持ち、内視鏡手術でも実績のある荻窪病院のサテライトで、生殖医療を専門に行うクリニックです。私たちは、こどもを授かりたい皆さまの「虹の架け橋」になれるよう、全てにおいてベストを尽くします。

電話番号. 03-5335-6577

診療科目／『高度生殖医療』『一般不妊治療』
診療時間／（月～金）9:00～12:00　13:30～17:00
（　土　）9:00～12:00
休　診　日／日・祝日 変更情報等は、HPで確認をお願いします。

https://www.ogikubo-ivf.jp/

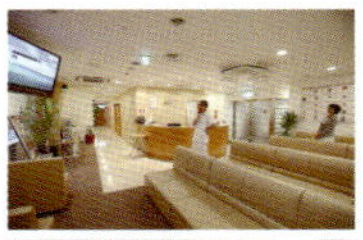

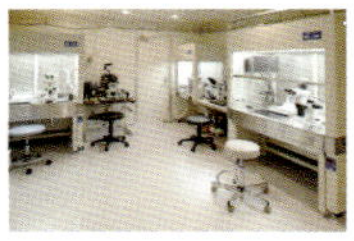

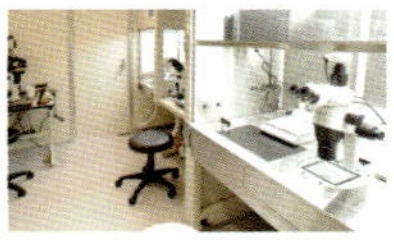

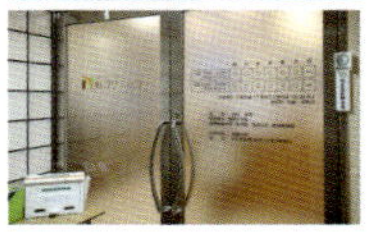

●〒167-0051　東京都杉並区荻窪4-32-2
東洋時計ビル8階/9階

JR　中央線荻窪駅　南口より徒歩5分
地下鉄　丸の内線荻窪駅　南口より徒歩5分

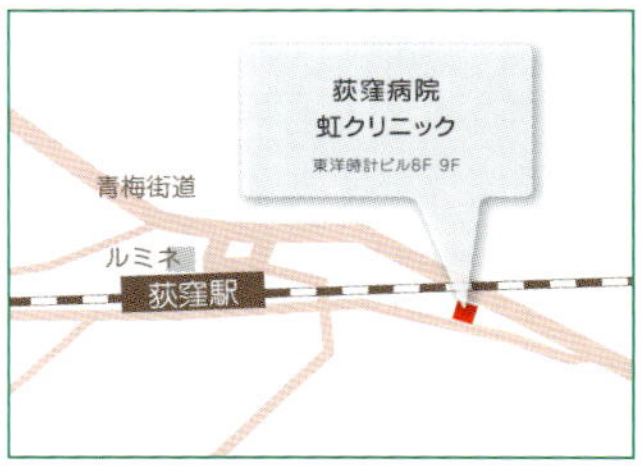

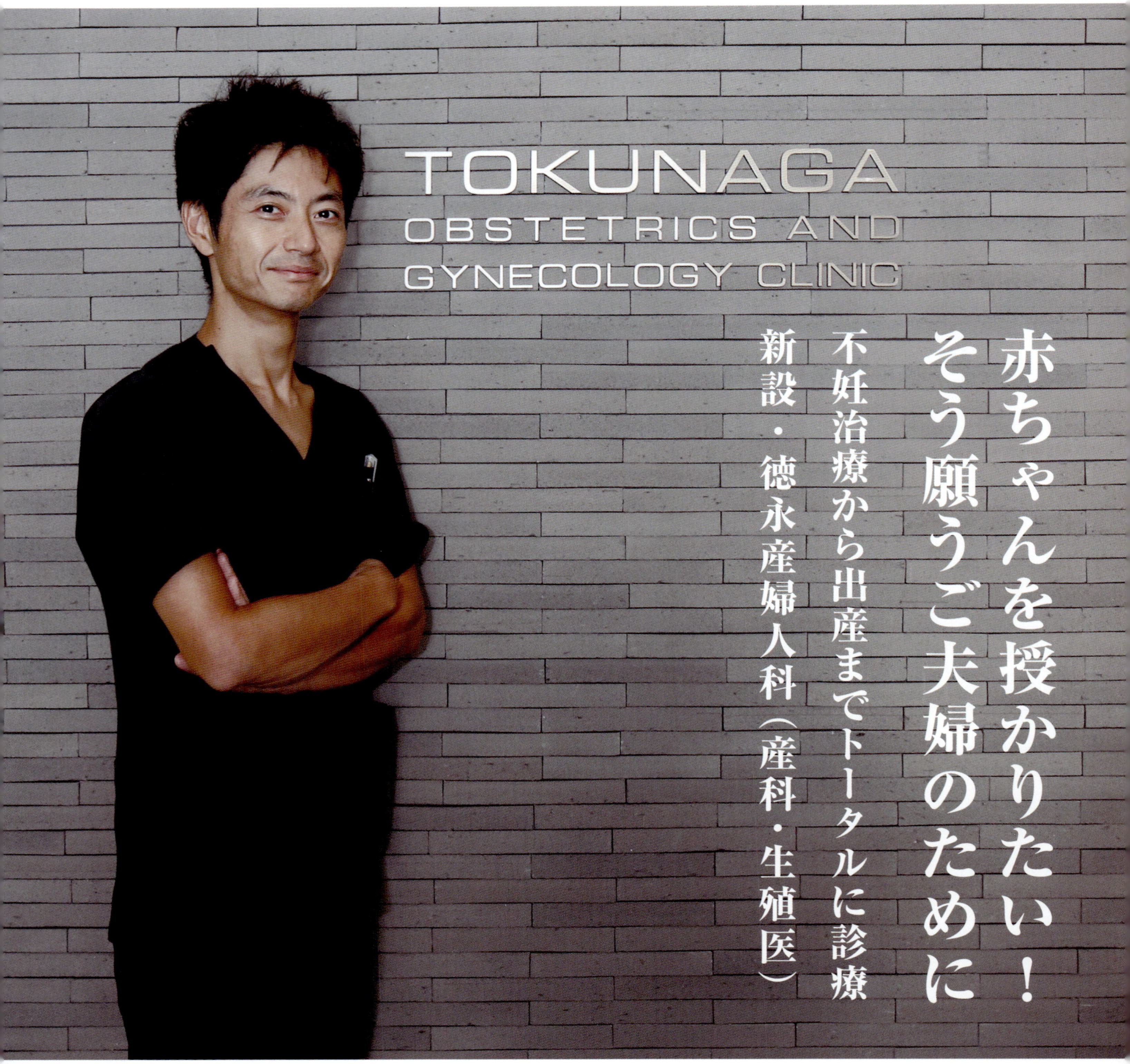

赤ちゃんを授かりたい！そう願うご夫婦のために

不妊治療から出産までトータルに診療

新設・徳永産婦人科（産科・生殖医）

鹿児島県・鹿児島市

徳永産婦人科

院長　徳永 誠 医師

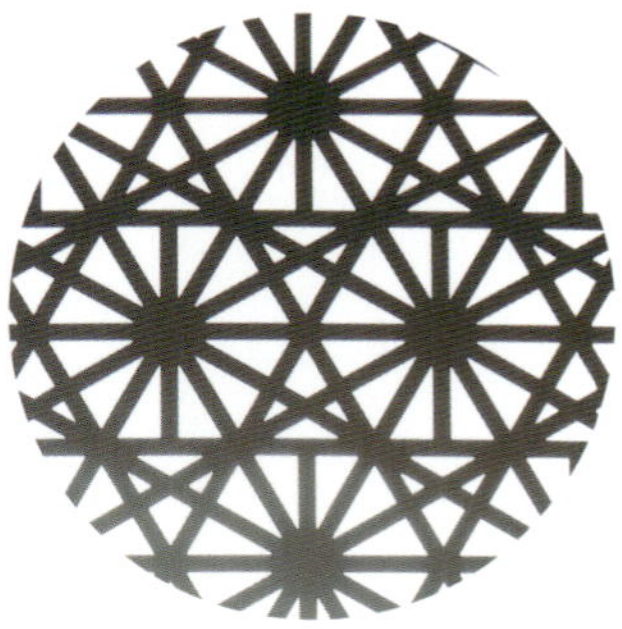

薩摩切子（菊つなぎ）の模様

私の原点は産婦人科医。だから、不妊治療だけを行うのではなく、出産まで診ていくことが務めだと考えています。

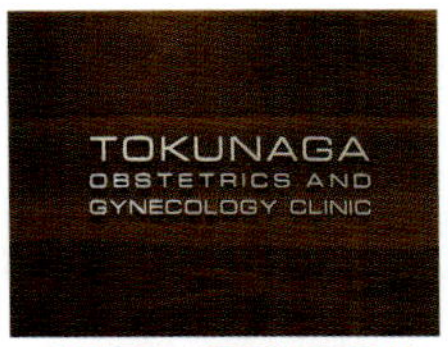

生殖医療／不妊治療 受付

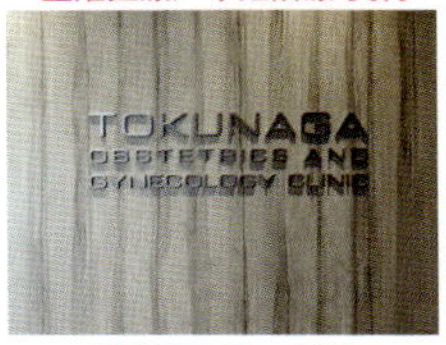

産科婦人科　受付

鹿児島県鹿児島市に徳永産婦人科が誕生しました。

鹿児島で有名な薩摩切子の模様の中でもひときわ縁起のよい菊つなぎをあしらった外観が特徴的です。そして、エントランスから右の入口が生殖医療を行う施設、左の入口が産科施設とセパレートになった設計にこころづかいを感じます。

立地的には、多くの人が住む住宅街の一角にあり、駐車スペースを広く準備している点からも、この施設が車での通院患者さん向けであることや、地元をはじめ近隣地域の産婦人科医療を支える担い手として躍動して行くだろうことがうかがえます。

院長の徳永誠先生は、これまで産科婦人科に勤め、地元、鹿児島の病院や東京、大阪で不妊治療を手がけ、生殖医療の研鑽を積んできました。先生が鹿児島を離れる以前に不妊治療から出産に至るまで診療を受けてきた女性たちからは、「先生が帰ってきた！」と、喜びの声がネット上でも多く上がっていました。その様子からも、地元での期待が高まっていることがうかがえます。

早速、病院を訪ね、お話をうかがいました。

不妊治療から出産まで安心して通える産婦人科を開院しました

私は産婦人科医として、これまで多くの出産に携わってきました。赤ちゃんが生まれることはとても嬉しいこと、そして喜ばしいことです。それは、医師である私にとっても同じ思いなのです。

その一方で赤ちゃんができずに悩んでいるご夫婦もたくさん診てきました。

ですから、ご夫婦が妊娠され、出産のためにお越しいただくのと同様に、不妊で悩まれているご夫婦には赤ちゃんが授かるよう、不妊治療をしっかり行い、不妊の方が妊娠されても安心して出産まで通えるような病院を作りたかったのです。

その構想がやっと実を結びました。産科のほうは、10月より分娩も開始しております。

それに先駆け、不妊治療は9月2日にオープンし、今月（9月）中に体外受精での採卵やICSI、移植の結果も出始めます。

安心して通えるということに関しては、ひと言でいうのは簡単ですが、それなりに準備が必要です。まずは技術の問題。そのために、私自身さまざまな病院、クリニックで研鑽することが大切な務めだと考え、一度、鹿児島を離れ経験を積み重ねました。そして、検査から一般不妊治療、生殖補助医療だけでなく、腹腔鏡検査や手術、卵管鏡下卵管形成術（FT）などを習得し、それら検査や治療を必要とする人が、転院することなく診療が受けられるようにして、鹿児島へ帰ってきました。

この経験を積んだことで、ご夫婦への不妊治療を行うときにも、何がいい方法で、どのような方法が最適なのかを選択していくための多くの引き出しを持つことができたと思います。

開院したばかりですが、不妊治療から妊婦健診、出産、出産後の1カ月検診までを行っていきますので、安心して通っていただけることと思います。

いい医療を提供すること そして、いい環境で治療ができること

開院してこの地で診療を進める上で、私たちは「いい医療を提供すること」、そして「いい環境で治療ができること」を念頭においていました。それは、医療としては当たり前のことなのですが、安心して通っていただくためには大きなことで大切なことです。

院内の様子（生殖医療）

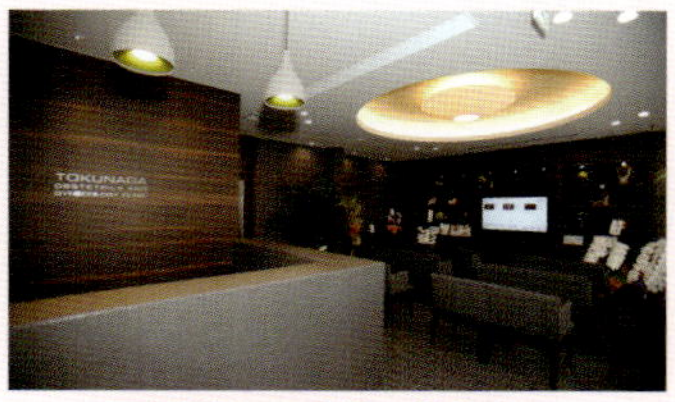

不妊外来の受付・待合室

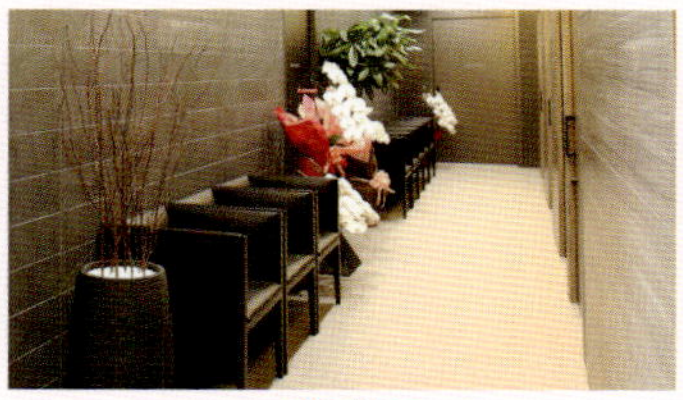
中待合室

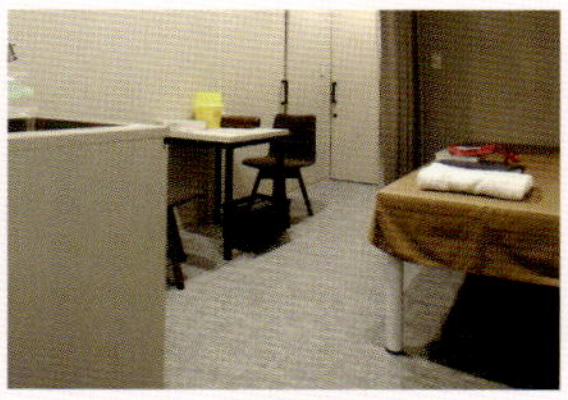
処置室

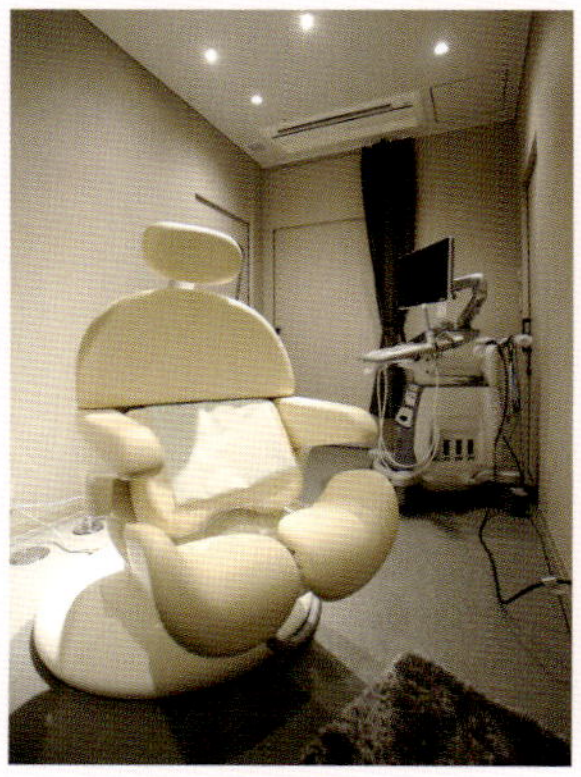
内診室

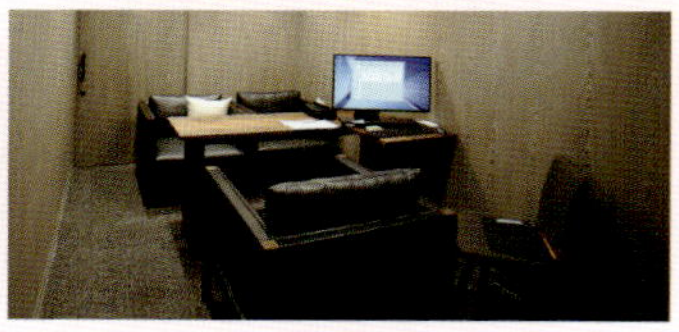
診察室

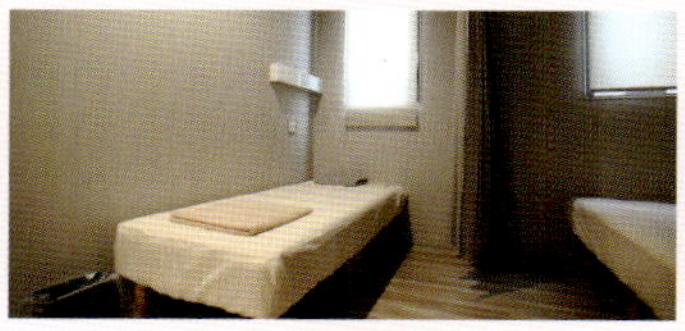
回復室

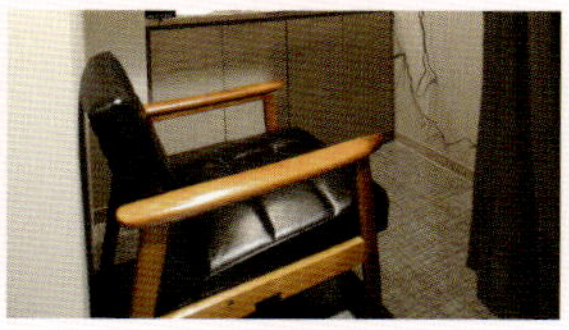
採精室

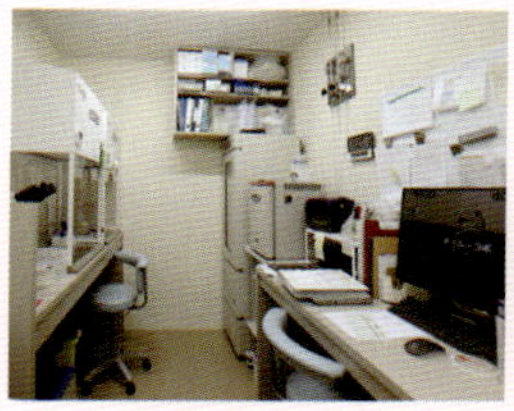
培養前室／検査室

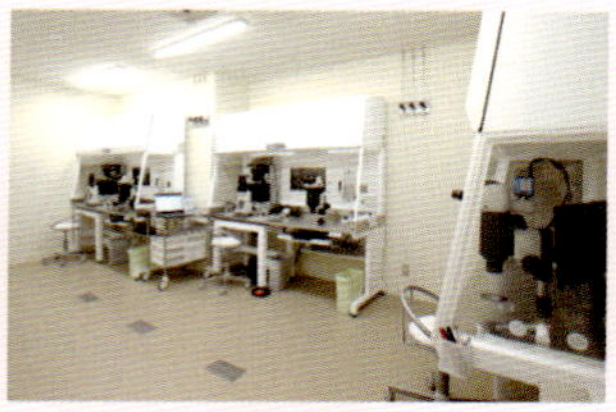
培養室

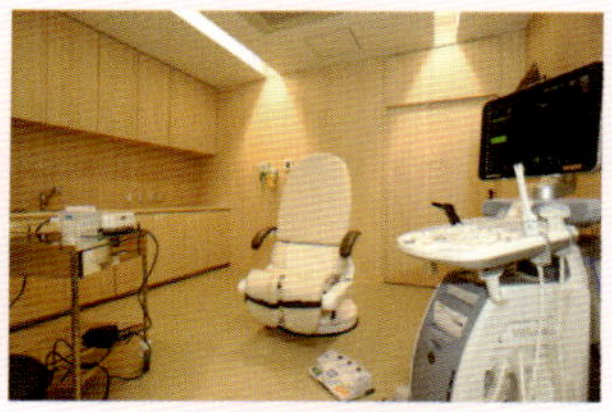
採卵手術・胚移植室

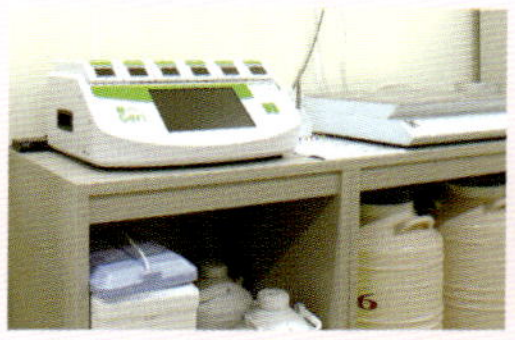
タイムラプス型などの
インキュベーターと凍結タンク

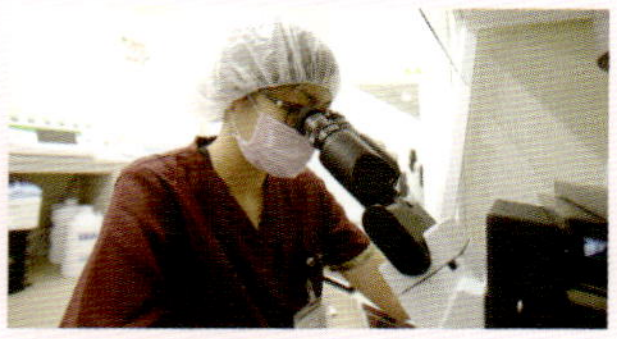
顕微鏡を覗く培養士

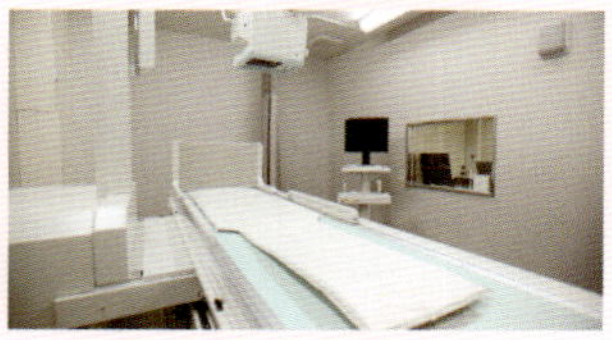
レントゲン室

　その実現には、医師の技術に加え、十分な設備とスタッフが必要です。産科に先駆け診療を開始した生殖医療・不妊治療では、ＡＲＴの要となる培養室に最新の機材を整え、優秀な培養士を中心にスタッフを組みました。看護師と事務スタッフは患者さんへの気遣いの気持ちやおもてなしの心も大切に、診療の流れの中で患者さんへのベストな対応方法を考え、日々細やかな練習を重ね、それぞれが具体的にどのように診療での担当役割を果たし、患者さんを誘導していくかなどを、デモビデオを撮りながらみなで話し合い、打合せにも力を注いできました。その努力は今後も続きます。

　いい医療を提供するためには、さきほども話したように診療での多くの引き出しを持っていることが必要です。それら引き出しの一つひとつをスタッフが情報共有して知っていることも大切なことです。このような当たり前の下地の一つひとつが整っていることがいい医療の提供に結びつくものと考えます。

　薩摩切子の模様が織りなす規則正しくきれいでどこか遮りながらも透き通った小気味よい雰囲気。それと同じように、私たちの診療が、いい医療の提供に向けて、さらにいい環境で治療ができるよう、細やかにそれぞれが織りなして行くようにと思いも馳せます。

多くの引き出しで診療を行い、安心して退院までを診ます

　診療では、ご夫婦に最適な治療をするために、問診をはじめ検査から丁寧にそれぞれの患者さんを診ていくことを大切にしていきます。

　例えば、不妊治療の方法や選択にも結びつく重要な検査のひとつとして卵管造影検査があります。これも当院で対応できるようレントゲン室を完備し、他院へ検査をお願いすることはありません。したがって治療方法も体外受精がメインとするのではなく、一般不妊治療のタイミング療法、人工授精もしっかり行っていくよう引き出しは用意しています。もしも検査で卵管や卵巣、子宮などに問題があれば、腹腔鏡手術や卵管鏡下卵管形成術（ＦＴ）を行うことでタイミング療法での妊娠に臨む選択もできるよう準備を整えています。

　そして、体外受精が必要になった時には、完全自然周期から低刺激、調節卵巣刺激など、さまざまな排卵誘発法の中から最適な方法を提案し、高い技術を持った胚培養士が培養にあたります。フカフカの心地よい手術台のある真新しいオペ室に連なった培養室には、３台のクリーンベンチを設置し、胚を個別培養できるインキュベーターとタイムラプス型インキュベーターなどの最新機器を導入して培養環境を整えました。

　腹腔鏡検査、手術や卵管鏡下卵管形成術（ＦＴ）が必要になった時にも、転院することなく日帰りで受けられ、術後に不安なことやトラブルがあったり、安静を望まれる際には入院していただくこともできるよう快適な個室設備も整えています。

　ただ、男性不妊に関しては、連携している泌尿器科の専門医で受診していただくことになります。例えば、無精子症で手術が必要な場合には、泌尿器科で手術を行い、その際に当院の胚培養士が出向いて組織を持ち帰り、顕微授精を行うという流れになっています。

　また、看護師や助産師も日々の診察から検査、手術の度に、ご夫婦にいかに寄り添っていくか、日々、さまざまなことに気を配っています。

通院しやすい環境

　不妊治療をしていると、妊婦さんや赤ちゃんには会いたくないなとか、同席するのは辛いなと感じる人も少なくありません。当院では、妊婦健診と分娩、そして赤ちゃんまでを診ていますから、妊婦さんも赤ちゃんも受診します。

　ですので、その点に配慮をして受付と待合室を分けました。正面玄関を入って、右側が不妊治療に通うご夫婦の受付と待合室で、左側が産科になります。

　ふたり目不妊で通う人は、産科と同じ左の受付と待合室を使っていただき、お子さんを遊ばせるスペースも準備しました。診察中はスタッフがお子さんに付き添いますので安心してふたり目に取り組んでいただけると思います。

　また、夫婦共働きのご家庭も少な

くありません。そこで、仕事が終わってからでも無理なく通えるように火曜日、木曜日は19時まで、そして、ご夫婦一緒に通院していただけるように土曜日の午前中も診察をしています。治療にかかるストレスを少しでも軽減し、ご夫婦の希望に沿えるよう待合室や診療時間も工夫し、駐車場も35台が無料で置けますので、安心していらしてください。

はじめての人には より丁寧な説明を

開院して日は浅いのですが、通院される方は徐々に増えています。

はじめて不妊治療をされる方もいれば、ほかで治療をされていた方、県外からきている方もいます。

治療を始めるご夫婦には説明に重きを置き、体外受精が必要なときには、看護師や胚培養士がご夫婦のスケジュールに合わせて個別で説明を行います。個別に説明することで、よりご夫婦の思いや考えを知ることもでき、気兼ねなく話をすることもできると思います。

取材の終わりに

女性が健康に過ごすためには、産科婦人科医療の役割は大きく、とくに出産時期は、女性のライフステージのなかでも喜びや心配の入り混じる時期でもあり、体の変化もさることながら、心にも大きな変化をもたらします。それは、何も問題なく赤ちゃんを授かった女性にとっても、不妊治療を必要とする女性にとっても同じことです。

ただ、不妊治療では、赤ちゃんが授からないことから起こるさまざまなストレスがあり、乗り越えて妊娠に向います。このとき、産科のないクリニックでは、胎嚢、胎児心拍の確認や出産のために、産科のある施設への転院が必要となり、不妊治療からの妊娠や出産に、心配や不安を抱く女性は少なくありません。

徳永医師は、自分が治療をしたご夫婦の赤ちゃんを取り上げることまでが不妊治療と考え、不妊治療から妊婦健診、出産、そして産後1カ月健診までを行える産科をつくり、そして小児科医の協力も得てトータルに診療ができるよう産婦人科を開院しました。

そして、この産婦人科で一組でも多くのご夫婦が妊娠され、喜びの多い出産へと向かっていけるよう、お手伝いをしたいと考えています。

また、生涯を通して女性が健康であることが大切だとし、不妊治療後や出産後も通っていただける、地域に根ざした産婦人科でありたいと話されていました。

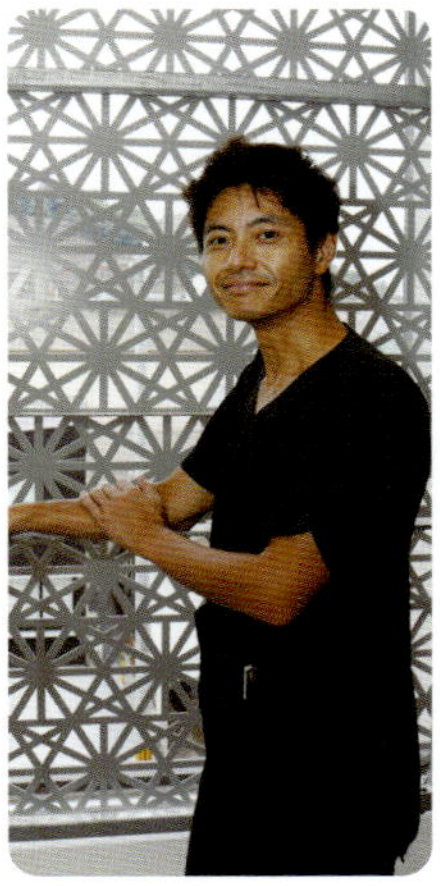

Dr.Tokunaga Makoto Plofile

徳永産婦人科
徳永 誠 院長

● 経歴

1976年　鹿児島市内にて出生
2001年～　産業医科大学卒業
鹿児島大学産婦人科学教室　入局
関連病院勤務
2008年　自治医科大学産婦人科学教室
2010年～　四谷メディカルキューブ（腹腔鏡専門病院）勤務
木場公園クリニック（不妊専門病院）非常勤
2012年～　鹿児島市内勤務
2018年　IVF大阪クリニック　勤務
2019年　徳永産婦人科開院

● 所属学会
日本産科婦人科学会

徳永産婦人科の診療

● 産科
●妊婦健診　●分娩
●産後１カ月健診

▶さまざまな部屋があります。和室やLDR室（出産時に陣痛室から分娩室へとお部屋の移動することなく、陣痛･分娩･回復までを同じ部屋で行うことができる部屋）、ご主人も一緒に泊まることができる部屋もあります。

● 婦人科
●ガン検診など

● 不妊治療
●一般不妊治療（タイミング療法、人工授精）
●体外受精　●腹腔鏡検査・手術　●卵管鏡下卵管形成術（FT）

▶検査はすべて当院で行うことができる。▶一般不妊治療から体外受精まで、必要な手術も含めてご夫婦にあった治療を提供。▶排卵誘発方法は、完全自然周期法、低刺激周期法、アンタゴニスト周期法、ショート法、ロング法など個々の患者さんにあった方法で行っている。▶最新の設備で胚培養を行います。（タイムラプス型インキュベーターや個別インキュベーター）
▶火曜日、木曜日は19時まで。土曜日も診察し、仕事と治療が両立しやすいようにしています。▶産科と受付、待合室を分けました。

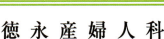

徳永産婦人科

● 不妊は病気ではありません。また、不妊治療 = 体外受精ではありません。一般不妊治療から生殖補助医療、そして出産と赤ちゃんを授かる日までトータルに診療し、緊張せず、自然体で受診ができるようスタッフが寄り添います。

電話番号. 099-202-0007

診療科目／生殖医療科

診療時間／

		月	火	水	木	金	土	日・祝日
午前	8:30～12:00	●	●	●	●	●	●	−
午後	15:00～19:00	●	◉	−	◉	●	−	−

※月、金曜日は18時まで。
火、木曜日は19時まで。18時以降は完全予約制となります。

変更情報等、HPでの確認をお願いします。
https://tokunaga-lc.jp

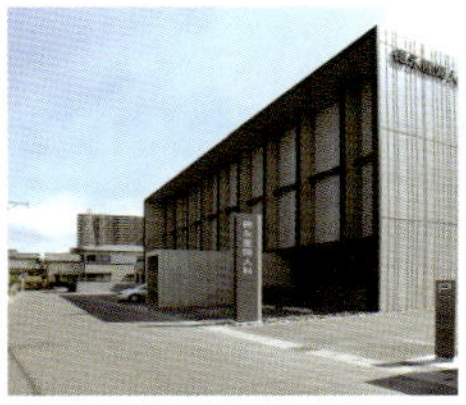

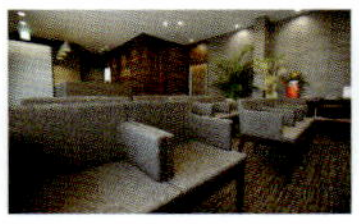

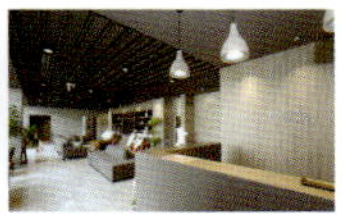

●〒890-0034　鹿児島県鹿児島市田上2-27-17

鹿児島ICより車で7分
無料駐車場完備（35台）

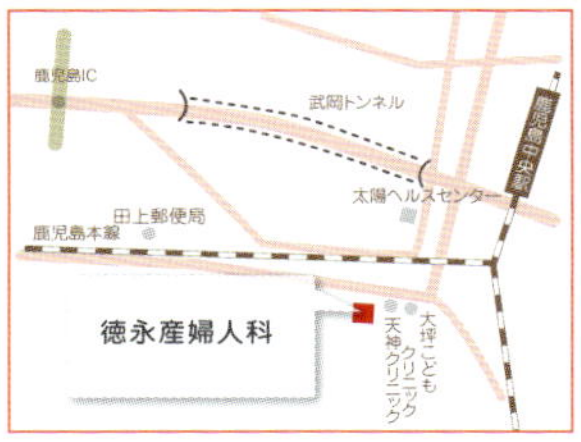

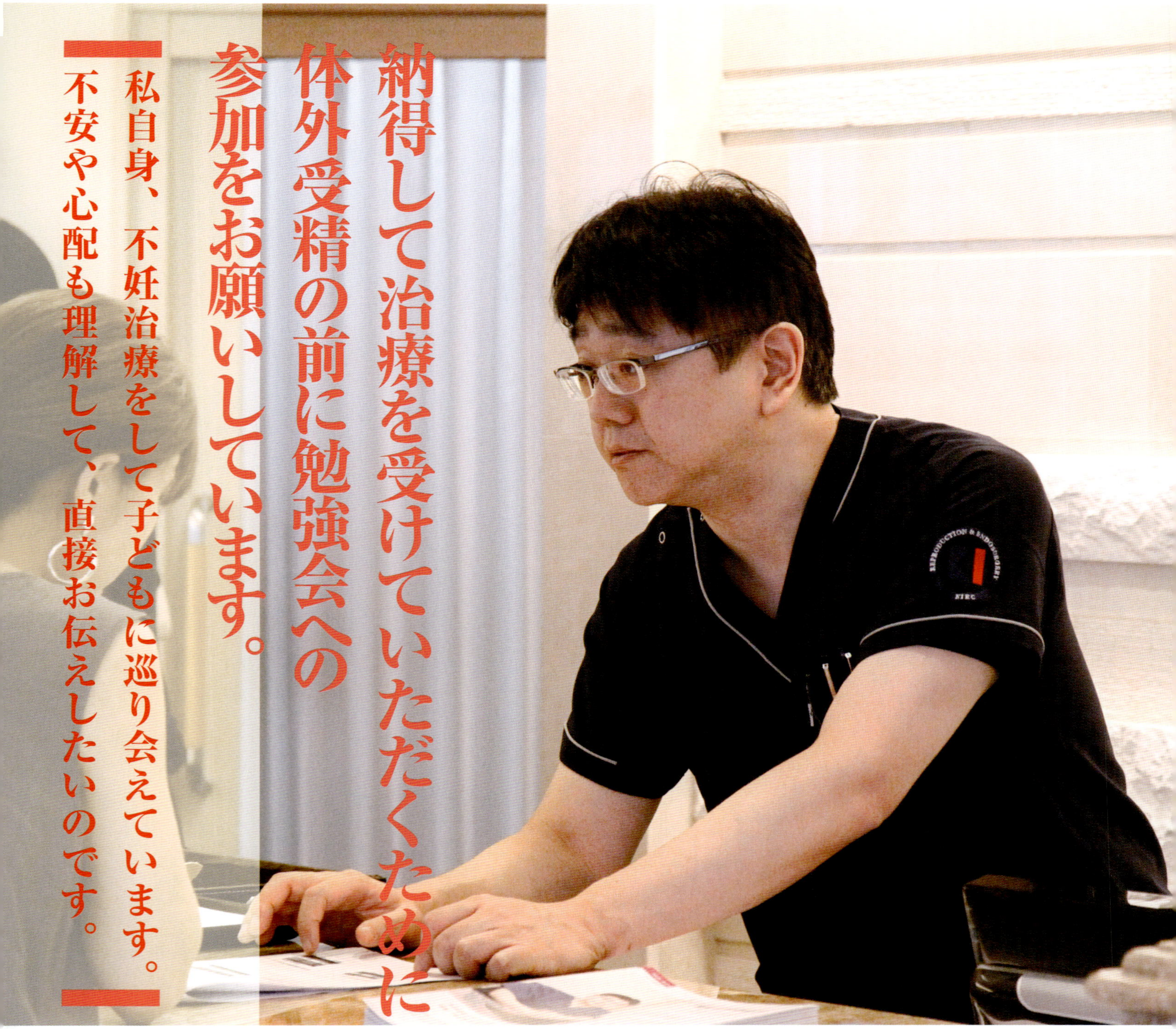

納得して治療を受けていただくために体外受精の前に勉強会への参加をお願いしています。

私自身、不妊治療をして子どもに巡り会えています。不安や心配も理解して、直接お伝えしたいのです。

埼玉県・和光市

恵愛生殖医療医院

院長　林 博 医師

パパ＆ママになるためには妊娠しなければなりません。
赤ちゃんへと通じる治療ですから、大事なことを体外受精講習会でお話しています。

和光市駅の駅前にある恵愛生殖医療医院。複数の路線が乗りいれるターミナル駅の間近にあるため、通いやすさが魅力です。また、AIで胚の分割の様子やグレードを判定可能な最新機器を導入するなど設備も整っており、埼玉県のみならず北関東地域から訪れる方も多いといいます。今回は恵愛生殖医療医院で定期的に開催している体外受精についての勉強会を取材しました。

2〜3週に1度 土曜日の午後に実施

勉強会に参加される方はまだ体外受精を受けていない方、これから体外受精を受けようと思っている方になります。当院では体外受精を受ける前にこの勉強会に参加するようお願いしています。

これまで当院でタイミングや人工授精をしていて体外受精へのステップアップを考えている方が多いですが、他院で治療をしていて体外受精を希望して転院してくる方もいらっしゃいます。

開催頻度は2〜3週間に1回、土曜日の午後で、所要時間は1時間半程度です。毎回25組程度のご参加があります。

できればご夫婦おふたりで参加していただけるようお伝えしていますが、難しい場合は、おひとりでの参加でもOKです。また、ご夫婦共にどうしても参加できないということであれば体外受精についてまとめたパンフレットをお渡ししています。

診療時に個別に説明するのは難しい

勉強会を開催しているのは、診療時間内に時間をとって体外受精について説明することが難しいからです。説明会で概要を説明するだけでも1時間以上かかりますから、それを診療時に個別にするのは、まず不可能です。

やはり、体外受精をする方には治療について理解し、納得したうえで受けていただくことが大切だと思いますから、治療前には参加してほしいですね。

いざ治療が始まると通院するのは女性が主で男性はほとんど来られないので、勉強会にはご夫婦おふたりで参加していただければと思います。

体外受精を受ける時に知っておいてほしいこと

勉強会では体外受精の方法や仕組み、治療スケジュールなどに時間を割いてお伝えしていますが、1回説明を聞いただけですべてを理解するのは難しいと思います。ですから、まずは、「体外受精が高額な治療であること」「タイミングや人工授精と比べると、通院回数が多くなること」「場合によっては卵巣の腫れや出血、多胎といった副作用もある治療であること」をご理解いただきたいですね。この3点が体外受精を受けるうえで最低限理解してほしいことになります。

35歳を過ぎると妊娠率は低下し、流産率が高くなる

当院に通院している患者様は埼玉県全域はもちろんですが、北関東から通ってくる方も多いです。体外受精に限っていえば、以前より患者様の年齢は少し下がってきました。勉強会でも女性の年齢と妊娠の関係についてお話していますが、女性の年齢が上がるにつれて妊娠率は低下し、流産率は上昇します。この傾向は35歳を過ぎると顕著にみられるようになります。

国の助成金にも年齢制限がありますし、やはり、早く治療をスタートすることが大切だと少しずつ浸透しているのかもしれません。勉強会で女性の年齢についてお話しているのは、女性よりむしろ男性、ご主人に向けて話している部分があります。

当院では体外受精だけでなく人工授精も行っていますが、人工授精は多くて6回程度を目安にしています。ただし、女性の年齢によっては3回程度で体外受精にステップアップす

恵愛生殖医療医院のとくちょう

- 不妊治療・生殖医療、不育治療に対応
- タイミング療法から体外受精まで可能
- 最新の機器導入が進んでいる
- 通院するのに駅からすぐの好立地
- 車での通院でも近くに駐車場が多い
- 説明会の定期開催が充実

通院しやすい場所にあり、幅広い治療を実施している恵愛生殖医院。AI機能を搭載したインキュベータや全自動胚凍結機、精子自動解析装置など最先端の機器を複数導入して治療の精度を高め、短期間での妊娠を目指している。

説明のための動画などにも力を入れているため、理解するのにも分かりやすさがある施設がとてもキレイである。

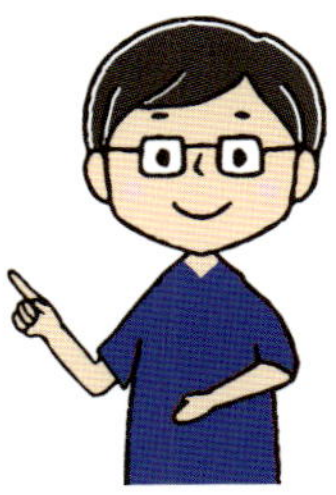

セミナーの様子

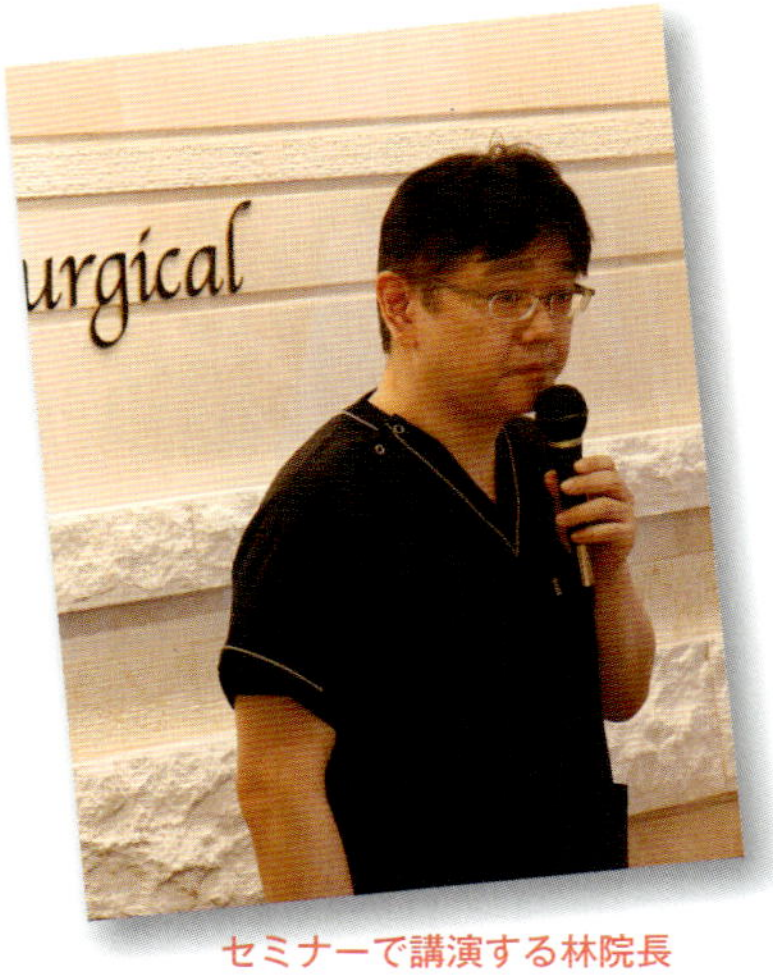

セミナーで講演する林院長

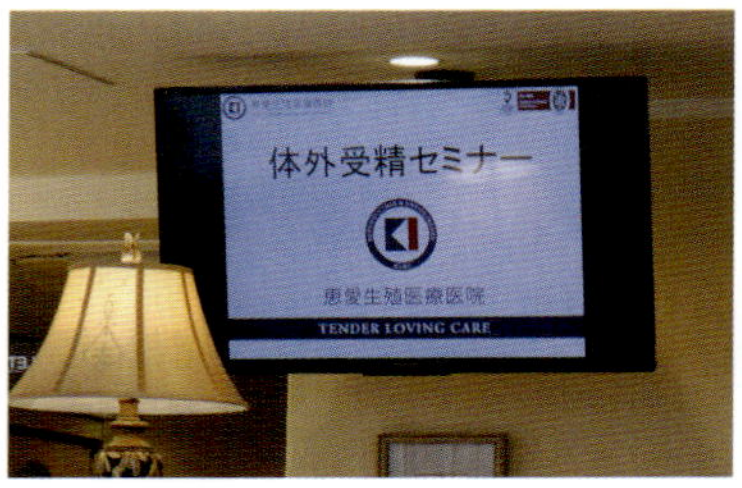

２台の大型モニターが活躍

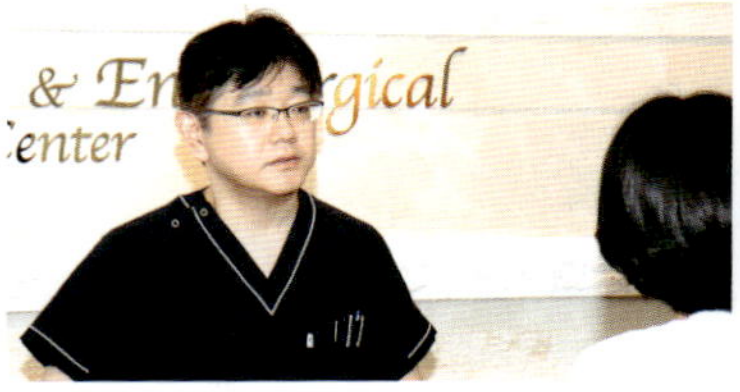

セミナーでの質問

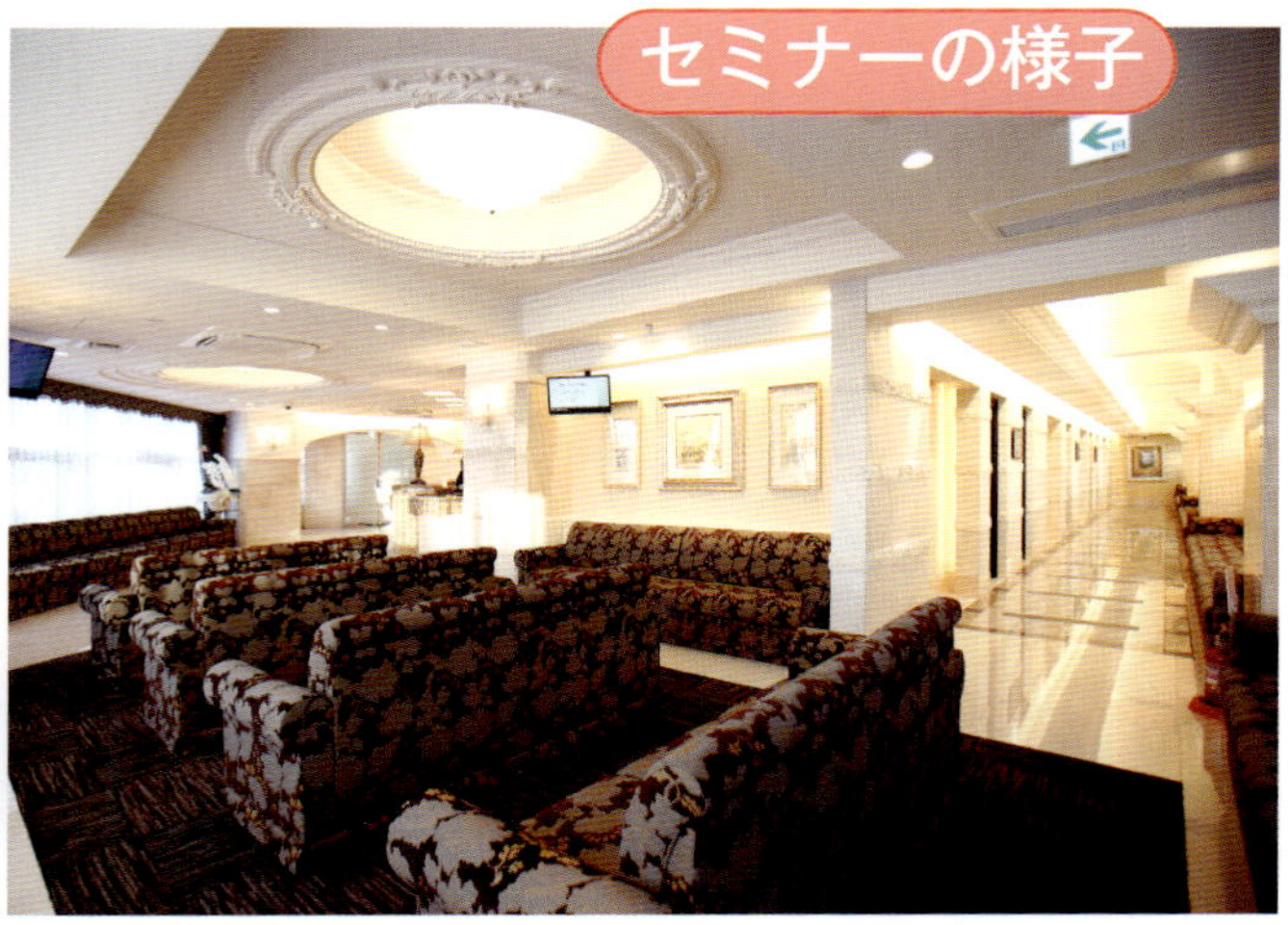

体外受精セミナー会場となる待合室

ることもあります。体外受精をすると、この方法で妊娠が可能な方のほとんどが４回目以内に妊娠することができます。

成功報酬制を採用 個別の質問も可能

勉強会の終了後に個別に質問を受けているのですが、圧倒的に多いのが料金についてです。勉強会では当院の料金体制についてご説明していますが、自分たちが治療した場合、一体いくらかかるのか気になっている方が多いのでしょう。成功報酬制になっているので、理解しにくいのかもしれませんね。ご夫婦が受けたい治療は決まっていて、この場合の料金は…という感じで質問されます。

なるべく早めに 治療をスタートすることが大事

なるべく若いうちに治療をスタートしたほうが妊娠の確率は上がります。もし、不妊治療を受けようか迷っているなら、まずはクリニックに足を運んでみてください。そして治療を受けると決めたら、なるべく早いうちに治療をスタートしてください。これが妊娠への近道です。

体外受精講習会での 話題のコラム

● 体外受精で生まれる赤ちゃんは5%以上

2016年の資料になりますが、日本で生まれた赤ちゃんのうち、体外受精で生まれた赤ちゃんは5.54%です。この数字をみると、それほどめずらしいことではないとご理解いただけるでしょう。

体外受精の方法でいうと、採卵した周期に胚移植をする新鮮胚移植よりも、採卵した卵を凍結して次週期以降に移植する凍結胚移植のほうが妊娠率は高い傾向があります。これは凍結保存に耐えうる卵である、それだけ質の良い卵であるから結果的に妊娠率が高くなるというわけです。

● 体外受精を受けるならリスクも理解して！

体外受精は基本的に安全な治療法ですが、リスクや副作用もあります。

まず採卵は卵巣等に針を刺すので、人によっては出血することがあります。使用するのは細い針なのでほとんどの場合、自然に血は止まりますが、まれに、なかなか血が止まらない方がいて、場合によっては入院が必要なこともあります。また、これも数は少ないですが、卵巣や腹腔内に細菌が入って感染することがあります。

副作用として知っておいてほしいのは、卵巣過剰刺激症候群（OHSS）です。これは体外受精の副作用というより、排卵誘発の注射による副作用です。注射の刺激によって卵巣が腫れるくらい多数の卵胞が育ってしまうもので、この状態で妊娠すると非常に危険です。

ただし、現在はOHSSの傾向がみられた場合には、採卵した卵はすべて凍結保存して次週期以降に移植します。そのため、OHSSが重症化することはまずないといっていいでしょう。

多胎妊娠も体外受精のリスクといえます。ただし、現在は移植する胚の数は原則1個となっているので、多胎は減っています。ちなみに女性の年齢が35歳以上で2回以上つづけて胚移植しても妊娠しなかった場合には胚を2つ移植してもいいとなっています。ですから、これから体外受精をする方は、原則1個の胚移植になります。

このほかに、卵胞が育たない、卵胞のなかに卵が入っていない、受精しない、胚の発育が止まってしまう、流産、子宮外妊娠というリスクもあります。初期流産の確率は約20%なので高いと思われるかもしれませんが、その原因はほとんどが染色体異常のため、仕方のないことといえます。

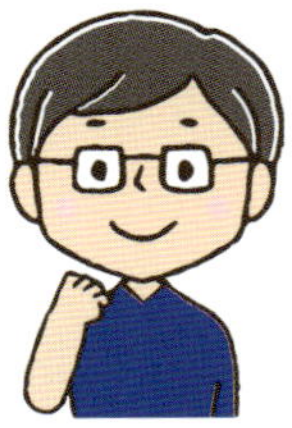

恵愛生殖医療医院で行っている説明会のご案内

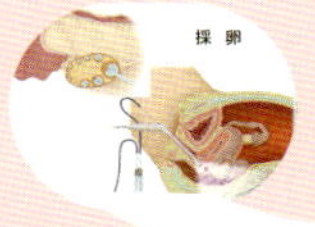

充実した資料で分かりやすいセミナーです

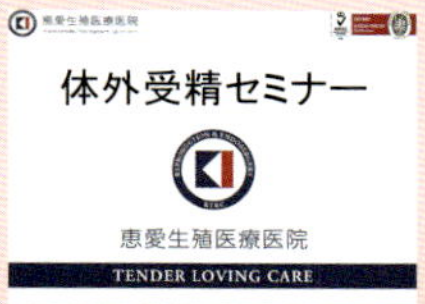

★ 体外受精セミナー
開催日時：隔週の土曜日　15：30～
開催場所：クリニック待合室

世の中には不妊症や不育症に関しては情報があふれていますが、なかには誤った情報もあります。正しい知識をより深めてもらうため動画なども使い、分かりやすく体外受精セミナーを行っています。
体外受精セミナーは予約制となっており、ご夫婦での参加が多いです。

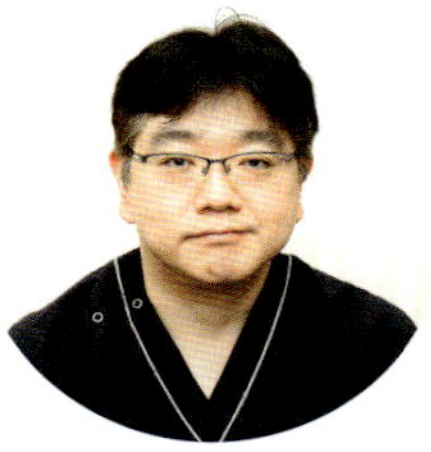

Dr.Hayashi Hiroshi Profile
恵愛生殖医療医院
林 博 院長

● 経歴
東京慈恵会医科大学付属病院生殖内分泌外来チーフを経て
平成23年4月　恵愛病院生殖医療センター開設
同年 センター長就任平成28年1月　恵愛生殖医療クリニック志木 開設
同年 院長就任
平成30年1月　恵愛生殖医療医院開設
同年 院長就任

● 専門医・資格等
・日本産科婦人科学会 産婦人科専門医
・日本生殖医学会 生殖医療専門医
・日本産科婦人科内視鏡学会 技術認定医
・日本内視鏡外科学会 技術認定医
・日本不妊カウンセリング学会 認定不妊カウンセラー
・日本周産期 新生児医学会 周産期（母体・胎児）専門医
・医学博士

勉強会の流れ

- 妊娠の仕組み（動画）
- 不妊症の原因
- 体外受精の適応
- 卵子について（動画）
- 体外受精における年齢別妊娠率と流産率
- 人工授精とは？
- 妊娠までの人工授精の回数
- 体外受精の概要（動画）
- 採卵の方法
- 採卵時の麻酔
- 胚移植について
- 排卵誘発について（動画）
- 治療法別出生時数および累積出生時数
- 年齢別の妊娠率
- 恵愛生殖医療医院の成績
- 凍結胚移植のほうが妊娠率が高い理由
- 顕微授精について（動画）
- 体外受精の副作用
- 特定不妊治療費助成事業
- 恵愛生殖医療医院の料金体制
- 体外受精を受けるために理解しておきたい3点
- 1周期あたりの通院回数の目安
- 通院時の注意点
- 採卵日・胚移植日のタイムスケジュール

恵愛生殖医療医院
www.tenderlovingcare.jp

●恵愛生殖医療医院は最新のEBM（Evidence-Based Medicine：根拠に基づいた医療）に基づき、患者さまの個々にあった最善の治療法を選択していきます。

電話番号. 048-485-1185

診療科目／　不妊治療・体外受精・不育治療
診療受付／（月～土）AM／ 8:30-12:00
（月～金）PM／15:30-18:00
休 診 日／日曜日・祝日/年末年始
変更情報等、HPでの確認をお願いします。

https://www.tenderlovingcare.jp/

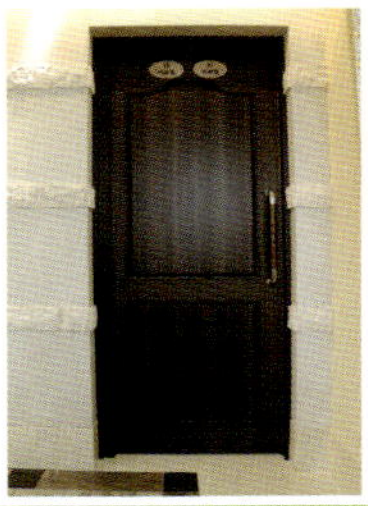

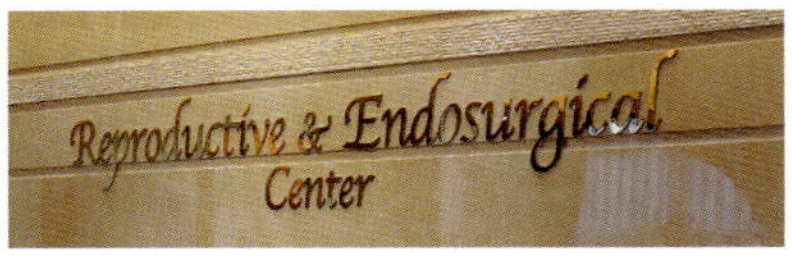

●〒351-0114　埼玉県和光市本町3-13
タウンコートエクセル3F
東武東上線／東京メトロ有楽町線／副都心線・和光市駅南口駅前40秒

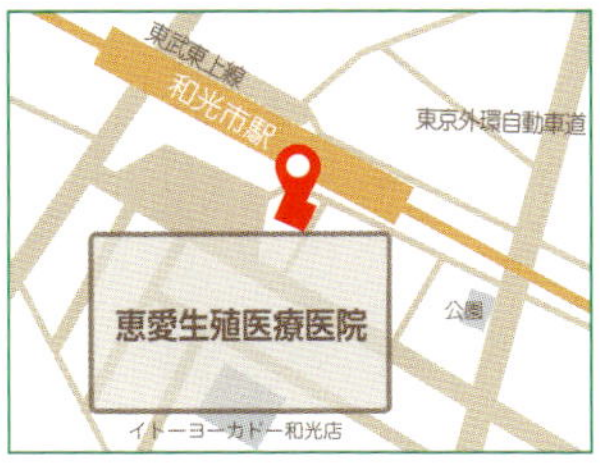

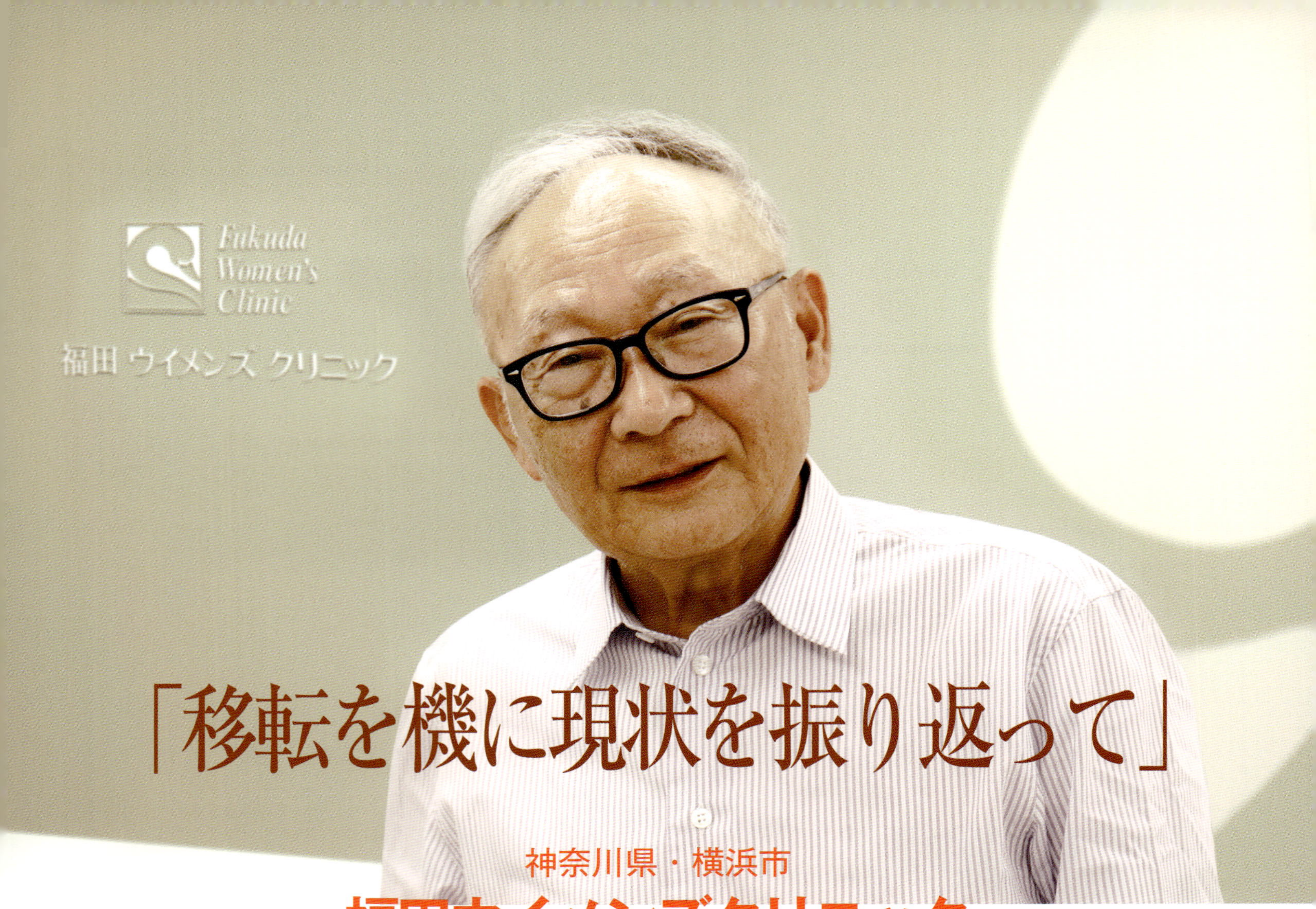

「移転を機に現状を振り返って」

神奈川県・横浜市

福田ウイメンズクリニック

院長　福田 勝 医師

開業のとき

僕が大学（順天堂大学医学部）から独立して開業する時、多くのOBはビル診療で成功するのかと危惧していました。僕自身は、小回りの利く診療は個人クリニックでしかできないと考えていて、率直なところ、大学で扱う不妊治療はまだまだ遅れていると感じていました。どうしても制限が出てきてしまうのです。もちろん、大学ではその診療ばかりをやっているわけではありませんから、外来としてもむずかしいことなのです。その点、クリニックは小回りが利き、患者さんの細かなニーズにも合わせた診療ができます。

幸い、開業するのにも採卵できる手術室があり、麻酔を使うのでリカバリールームは必要で、培養室と凍結の設備があれば、体外受精・顕微授精までの診療ができます。実際に、僕は顕微受精を神奈川県で初めてやりましたし、TESE-ICSIも初めてやりました。TESE（精巣内精子回収術）は泌尿器科の専門家に頼み、そこに胚培養士のスタッフを送り、持ち帰って顕微授精をするのですが、そういう診療もクリニックでできる独特の小回りの利いた診療です。ただ、診療には副作用などのリスクが必ずありますから、バックアップしてくれる大きな病院を連携先に持つことも大事なことでした。

僕の場合、開業するのにも始めから規模をそれほど大きく考えたわけでもなく、自分ですべてやろうと考えていたので、主治医イコール院長でした。そのポリシーは今も変わっていませんが、ここに来て移転し、施設は大きく変わりました。

その経緯も、たまたま近くにあった培養関連の企業から移転の話があり、広いスペースが空くということで運良くここに移転したのです。ここなら患者さんもリラックスして待てますし、リカバリールームも余裕を持って過ごせます。おかげでスタッフも働きやすくなりました。

人との出会いから実現があったのです。考えてみれば、僕が生殖医療をはじめたのも、人との出会いからで、元々は外科医でしたが、婦人科医になり、ある医師との出会いで、アメリカに渡り生殖医療を学びました。それが僕の生殖医療のスタートだったのです。

昔と今の環境の違い

診療をスタートしたものの、僕が始めた頃は本当に自分でやることが多くて苦労をしました。ところが、今は診療するのにも技術的なことを含め、環境面でいろいろなことが整っています。顕微授精にしても、胚培養士の専門職の人がおこないます。僕の時代はそんな環境ではなかったので、診療の合間とかに自分でやっていました。それに、今はピペット一つにしても、インジェクションピペットにしても全部メーカーが納入してくれます。それも僕の頃は、自分たちで作っていました。とにかく、全然違う環境なのですね。

今は、そういう意味では器具や培養液の質も安定して良くなっていますし、僕らがやるよりも、胚培養士のスペシャリストがやれば、結果も良いものがでています。以前から比べれば明らかなことです。

ただ、それらのことを自分でやってきて色々なことを知った上でこの仕事をするのと、まったく知らなくてスタッフに任せて開業するのとでは、ポリシーはだいぶ違ってくると思います。自分がやってきて学んだ分、僕は培養の重要性も分かりますから、胚培養士をとてもリスペクトしています。

とくに顕微授精は技術によるところが大きいので、どこでも誰でもやればいい成績がでるということではありません。胚培養士でも医師でも技術には差があり、それに資質というものがあります。看護師もそうです。その辺は時代の流れの中でも絶えず考えさせられていますね。かといって、できる一人に依存していては負担が大きいですから、スタッフにはいろいろなことを教えないといけないというジレンマもあれば、成績も出さないといけないという現実があるのも事実です。そこに、今の時代に新しく開業された医師たちとの違いがあるかもしれません。

また、薬剤によるOHSSの発症や、採卵するのにもリスクがあります。リスクに対しては、例えばOHSSが起きないよう、採卵数を縮小したり、いろいろなことができるのが今の流れです。低・中刺激周期採卵もそうですし、それは僕も取り入れていますが、開業するにあたっては、リスク面からも連携先の病院を持つことは大切です。

一般不妊治療と体外受精の治療選択

また、何でもかんでも体外受精というのは、あんまり好きじゃないですね。病院側にとってはお金になるかもしれませんが、決してすべてが体外受精の適応ではありませんからそれは疑問に感じます。

一方で、体外受精ができるということは、その知識や技術があれば、一般不妊治療をするのにも有利になるのも確かです。結果がすべてですし、時間との勝負や年齢との勝負を考えれば、体外受精の妊娠率は全然違いますから、その辺の判断をどうしていくかです。バランスが必要ですね。

診療を受ける患者さんにしても、子どもはできるだけ自然にできたほうがいいと考えます。体外受精には、いくら助成金が出ると言っても、お金がかかり、経済的負担は大きいです。1回で妊娠すればよいのですが、そうなるかどうかは分かりません。中にはステップダウンも必要になるケースもあるでしょうし、やはり個々のバランスを考えていくことが大切です。

とくに一般不妊治療をどこまでやったら体外受精に進む、一般不妊治療をやらなければ体外受精もやりませんということはないので、それはある程度ニーズに応える形で、それぞれのクリニックの持てる技術や考えで進むしかありません。

そのほか、技術の類いが違いますが、PGD、PGTAやPGSといった着床前診断やスクリーニングがあります。これは移植胚の遺伝子診断をして、問題のない移植胚を選択していくものですから妊娠の確率は上がります。

ただ、10個の移植胚があったとします。その中で移植した場合に4個の胚が妊娠する胚とします。そうであれば、スクリーニングしても移植しても、行程は違っても結果は同じとする見方もできます。ただ問題のない胚を選択することで、治療期間の短縮、経済的負担の軽減、結果が得られないことの患者さんのストレスを、少なくすることができます。

また、診断やスクリーニングをするのにも、遺伝子分野のプロフェッショナルが必要ですから、それをどうするかの課題もあるでしょう。管轄する日本産科婦人科学会からも、正式な通知は出ておりませんし、現状でそれらが整っているとも聞いておりません。

ERA検査のように、着床のタイミングを見ていくのはありでしょう。スペインに送っても意外と早く結果が届きます。評価の高い胚での移植をしても不成功が続く場合には必要と考えます。

最後に

最後に大切なこととして、すべてに納得が必要ということです。検査を受けるのにも診療を受けるのにも、患者さんはすべてに納得が必要です。医療サイドにも患者さんにも言えることで、医療サイド内であればお互いのスタッフの中で必要でしょうし、患者さんでしたら夫婦の中でも必要なこと。そして行政による動向の中にも、社会的な納得が必要なことかと思っています。

Dr.Masaru Fukuda profile

福田ウイメンズクリニック
福田 勝　院長プロフィール

● 略歴
- 昭和51年　順天堂大学医学部卒業
- 順天堂大学医学部大学院卒業
- 米国カリフォルニア大学産婦人科学教室留学
- 順天堂大学医学部産婦人科学教室講師

● 所属ほか
- 日本産科婦人科学会専門医
- 日本生殖医学会　生殖医療専門医
- 順天堂大学医学部産婦人科非常勤講師
- 東邦大学医学部産婦人科非常勤講師

● 著書：「あせらずいそいで不妊治療」
（発行／海苑社）

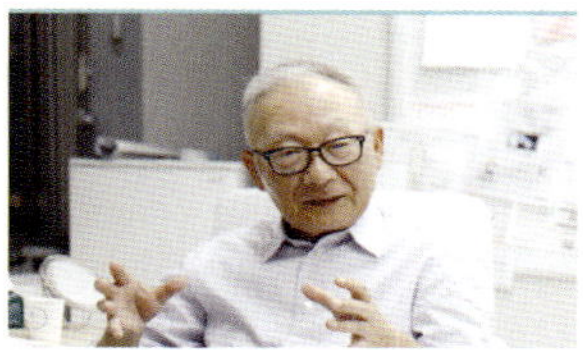

福田ウイメンズクリニック
FUKUDA WOMEN'S CLINIC

電話番号. 045-825-5525

診療科目／『婦人科（一般不妊治療・高度不妊治療）』
診療受付／（月～土）AM／ 9：30～12：30
（月、火、水、金）PM／ 15：00～18：00
休 診 日／日曜日/祝日
卵巣刺激のための注射は日曜日・祝日も行います。

変更情報等、HPでの確認をお願いします。
http://www.fukuda-wclinic.com/

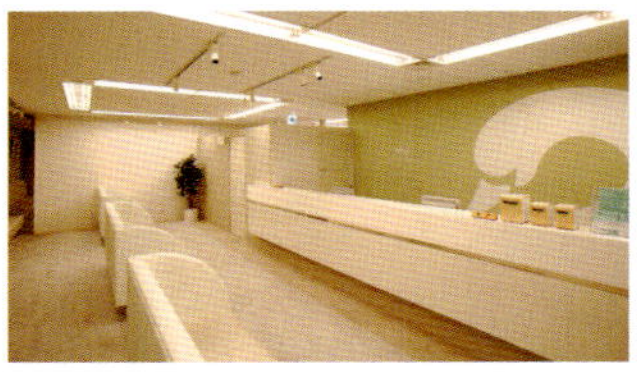

所在地／横浜市戸塚区信濃町549-2
三宅ビル7F
アクセス／JR東戸塚駅東口より徒歩2分

編集部チェック！

コウノトリを呼ぼう！

ほんとうに助かる！夫婦のための妊活グッズ

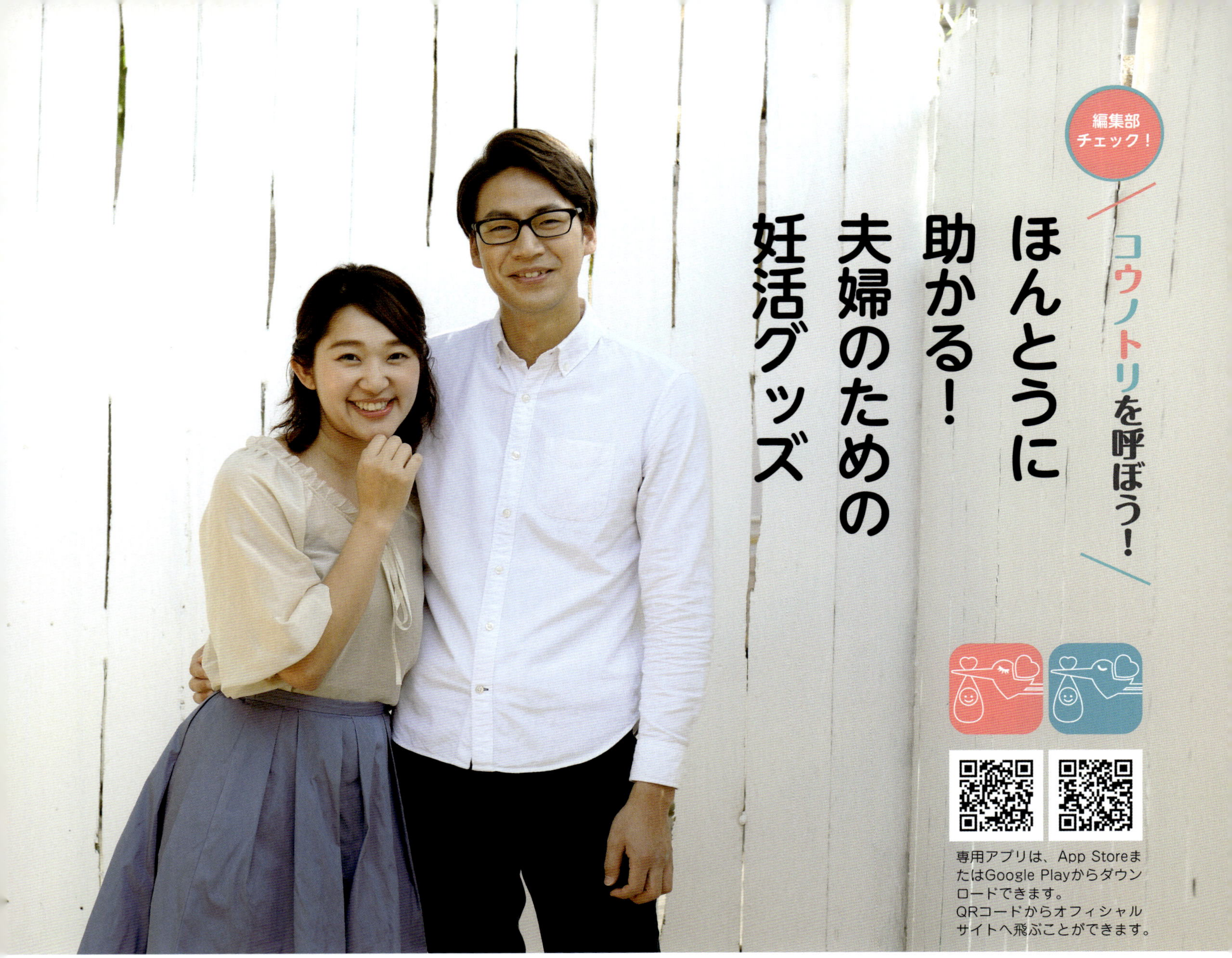

専用アプリは、App StoreまたはGoogle Playからダウンロードできます。
QRコードからオフィシャルサイトへ飛ぶことができます。

ふたりの妊活を応援！

「赤ちゃんを授かることを望んで、1年以上、避妊しない性生活を続けても妊娠が成立しないカップル」のことを日本産科婦人科学会では不妊と定義しています。

その定義を聞くと、「1年たったら、不妊って言われちゃうの？」と驚く人もいるでしょう。

そして、多くの人は、「やだぁ！その前に妊娠したい！」と考えることでしょう。中には「今は、不妊治療をお休みしているけど、妊娠はしたいのよ」という人もいれば、「治療はしているけど、治療周期の間は、ふたりでがんばってみたい」という人もいるでしょう。

そんなふたりにとって大切になってくるのが「排卵日」と「精子の状態」です。

それを病院へ行かなくても、かんたんに知ることができれば、ふたりの大きな助けになるでしょう。そのためのグッズとして2019年春にお目見えしたのが、「コウノトリ」です。

これまでにも、尿から検出されるLH（黄体化ホルモン）の反応から排卵日を予測する排卵日検査薬を使ったことがあるという女性は多いことと思いますが、女性は唾液でも排卵日の予測ができます。というのも、女性は排卵日付近になると、ホルモンの変化から唾液の塩分濃度が高くなり、この唾液をレンズでのぞくとシダ状の結晶が見られるようになります。これをカメラで撮影して、排卵日や妊娠が可能な日を予測してくれるのがコウノトリ女性用です。

では男性は？というと、自分の精液を見ることはできても、精子を見ることは簡単ではありません。

最近は、自分の精子を見ることができるスマートフォンアプリも出ています。

精子がいるかな？動いているかな？と、その様子を目の当たりにすると、いつか生まれてくる子どもへつながることも想像でき、実に感慨深いですね。この観察キットとして、コウノトリ男性用があります。

そこで今回は、ふたりで使えて情報も共有できる妊活応援グッズのコウノトリを紹介します。

コウノトリ女性用
唾液で調べる妊活チェッカー

コウノトリ女性用は、唾液で排卵日や妊娠が可能な日を調べることができます。

唾液をスマートフォンのカメラで撮影するだけなので、忙しい日でも簡単に測定できます。

アプリを使わずにレンズから目で確認もできますが、アプリを使うと解析ができ、撮影した写真をアプリ内に保存して管理することも、共有することもできます。

これまでも、唾液をレンズにそのままつけて見るものもありましたが、これでは「ちょっと不衛生で……」という声もチラホラ。

しかし、コウノトリは唾液と使い捨ての試験紙を使うので、とても衛生的です。排卵日がわかりにくい人や毎月使いたい人は、30回分のセットで挑戦してみてはいかがでしょう。

使い方は、かんたん！

唾液を試験紙に入れて、自然乾燥させたら本体へ差し込んでアプリで解析開始！平均測定時間3分で解析終了です。

この測定結果を見ることで、排卵日、妊娠が可能な日を予測できます。

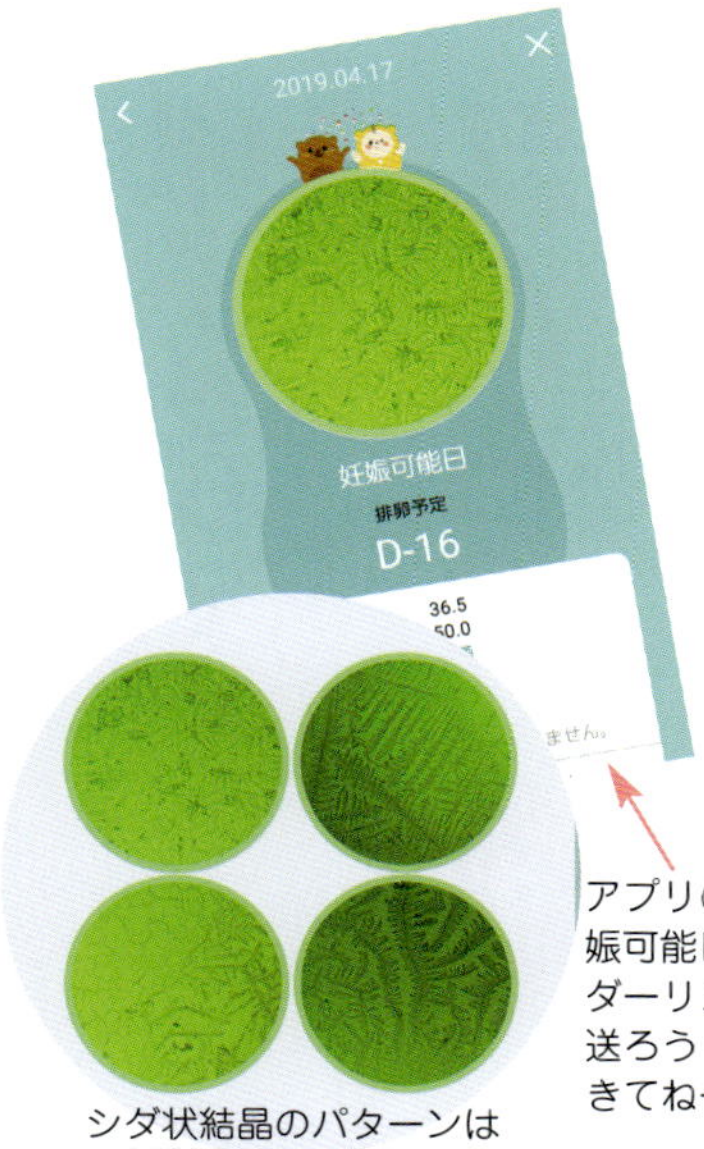

アプリの解析が、妊娠可能日と出たら、ダーリン♥に写真を送ろう！早く帰ってきてねー！♥

シダ状結晶のパターンはいろいろ！

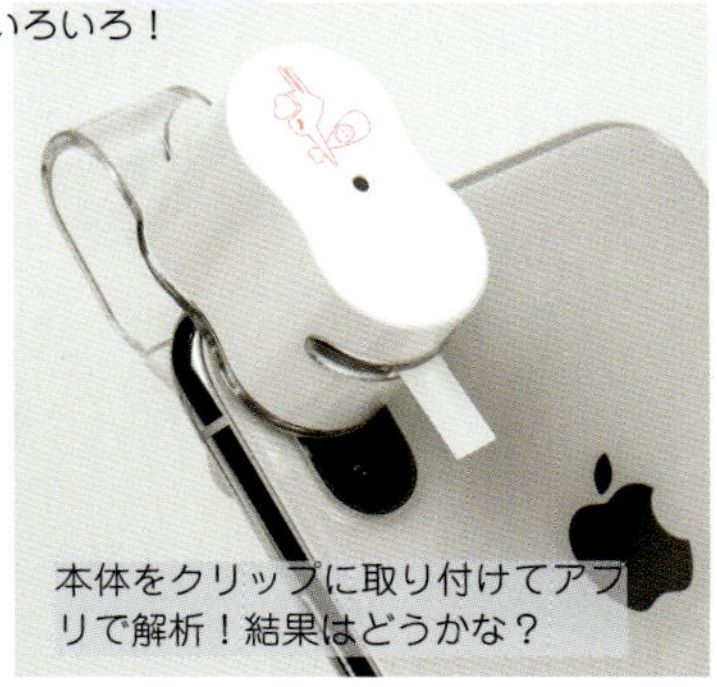
本体をクリップに取り付けてアプリで解析！結果はどうかな？

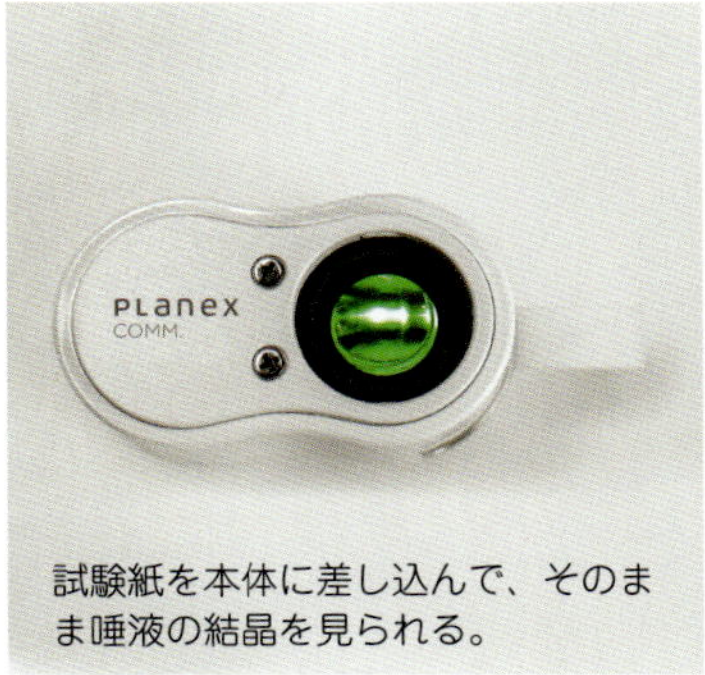
試験紙を本体に差し込んで、そのまま唾液の結晶を見られる。

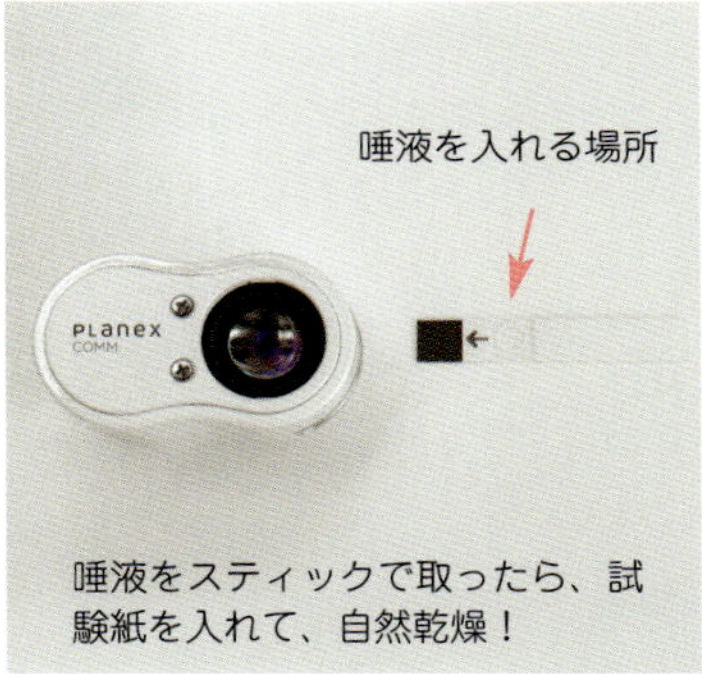

唾液をスティックで取ったら、試験紙を入れて、自然乾燥！

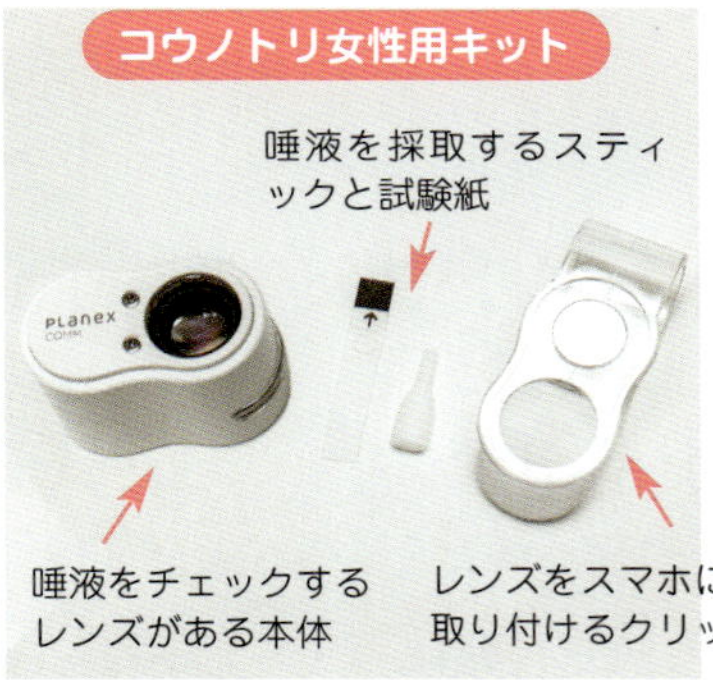

コウノトリ男性用
精子の状態を解析・測定できるチェッカー

コウノトリ男性用は、専用アプリを使うことで精子の状態を解析し、濃度や活動性を観察・測定できます。

スマートフォンのフロントカメラ部分に、採取した精液をセットした検査キット本体をつけます。これを専用アプリ「コウノトリ」で撮影するだけなので、「病院で検査するのは、あの、その、ちょっと……」と思っている人でも、忙しい毎日が続いている人でもかんたんに測定できます。また、アプリを使わなくても、レンズをのぞけば精子が確認できます。採取に使用するスティック、コップ、チャンバーは、すべて使い捨てなので、衛生面での心配もいりません。

ただ、精子の状態は変動が激しいもの。ちょっと体調が良くなかったり、ストレスを感じていたりすることが精子にも影響します。そこで、コンスタントにセルフチェックをしたい！という人には、4回分がセットになった採取キットでデータを見比べてみるといいですね。

動いている精子がいる！ってわかったら、心強い！でも、「あれ？」と思う結果だったら病院へ行くきっかけにもなりますね。

アプリの解析がGOOD！なんて出たら、がんばっちゃうよね～♥

精子の状態は画像で確認することができる。

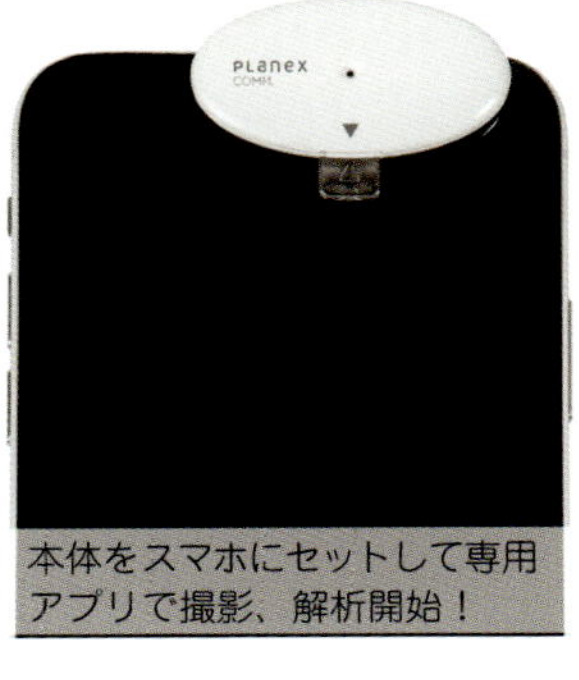
本体をスマホにセットして専用アプリで撮影、解析開始！

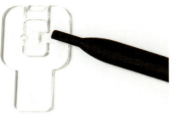

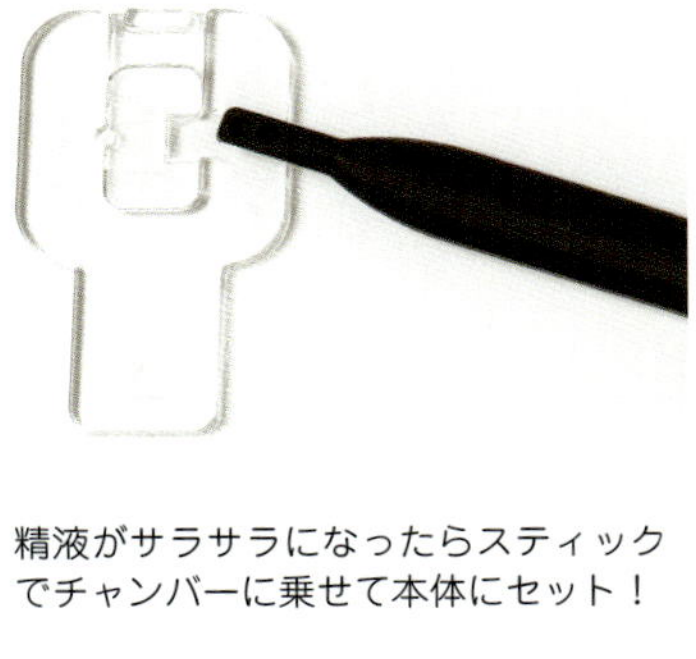
精液がサラサラになったらスティックでチャンバーに乗せて本体にセット！

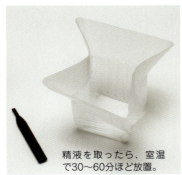

精液を取ったら、室温で30〜60分ほど放置。

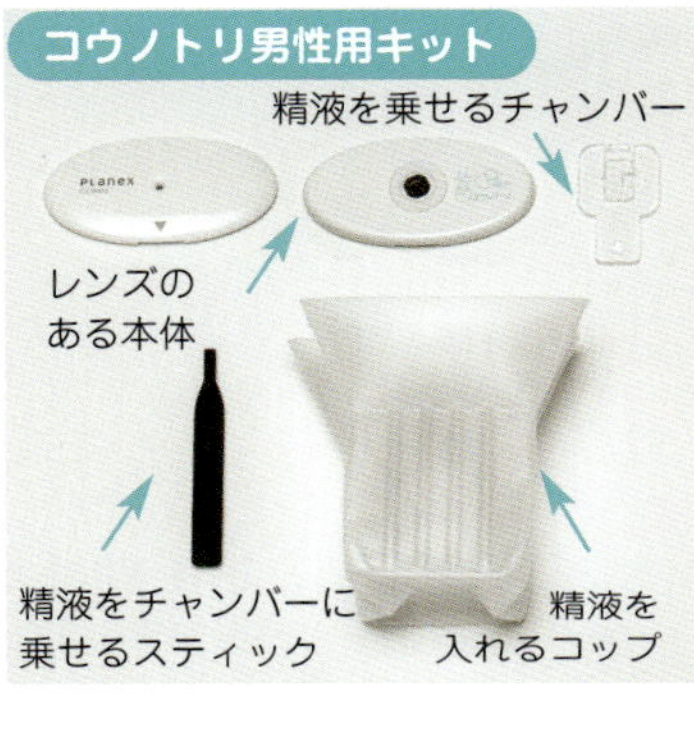

＊「コウノトリ」は簡易のチェックツールで、医療機器ではありません。測定結果は医療機関の診断に代わるものではなく、また確定的な診断を行うものでもありません。

卵子からママへ 私たちの話を聞いて！

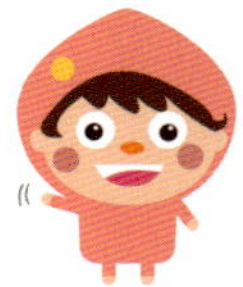

私たちは、ママと一緒に生きてるよ！

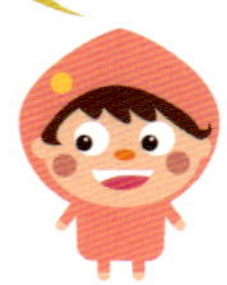

あなたの卵子が生まれたのは、あなたが、まだ母親のお腹の中にいる頃、約妊娠8週目（在胎6週目：受精から6週目）のことです。

つまり、あなたが母親の体に宿ったばかりの頃から卵子はつくられはじめました。

でも、あなたが生まれる前に卵子は眠ってしまいます。それは、長い長い眠りです。けれど、卵子が眠っている間にも世の中の時間は止まったりしません。

だから卵子は、あなたと同じように年月を重ね、今、同い年です。

私たちは、数を増やすことができないの

今、あなたの卵巣にある卵子は、数を増やすことができません。でも、あなたが生まれる前、胎児だった頃の卵巣には、どんどん数を増やすことができる「卵祖細胞」がありました。でも、あなたが生まれる少し前に卵祖細胞は、「原始卵胞」へと成長します。

そして、原始卵胞は、いつか受精するときのために減数分裂を始め、途中で眠りにつきます。

減数分裂は、染色体の数を半分に減らす分裂のことで、生殖細胞の卵子や精子にだけ起こります。

もともと卵子の染色体は46本で、人の染色体の数と同じです。でも、このまま精子と出会ってしまったら、46本を超えてしまいます。だから、染色体の数を半分の23本に減らして、精子と出会うのです。

精子の染色体の数も23本。出会って受精することで、人の染色体数の46本になります。

減数分裂は2回起こるのですが、卵子は1回目の減数分裂をしている途中で、それを終わらせる前に眠ってしまいます。だから、もう数を増やすことができません。

卵祖細胞から原始卵胞へ成長し、今、あなたの卵巣にあるのは、数を増やすことができない原始卵胞が眠っているのです。

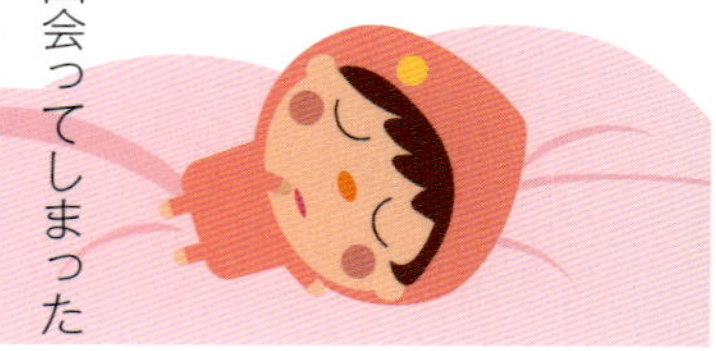

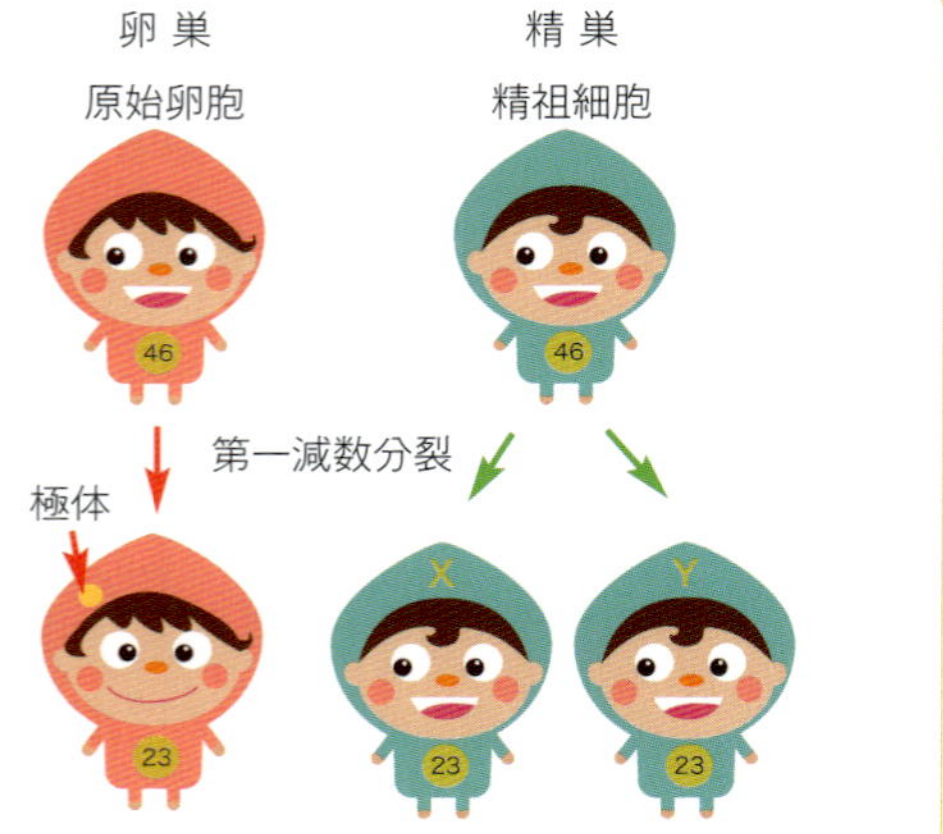

１回目の減数分裂で46本の染色体の数を半分の23本に減らします。卵子は、半分の染色体が細胞質の中にあり、もう半分は核となって極体として細胞質の外に放出します。極体は、細胞質を持たないので卵子にはなれません。１個の原始卵胞から１個の卵子が排卵されます。

一方、精巣には精子のおおもとになる精祖細胞があり、この細胞は分裂して数を増やすことができます。また、第一減数分裂で数を半分に減らし、２つの細胞に分けます。最終的には、１個の精祖細胞から４つの精子ができます。

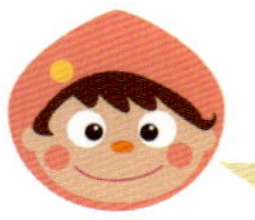

私たちは、第一減数分裂の途中で眠ってしまったので、まだ46本の染色体を持っているよ。染色体は、大きい方から順番に並べることができて２本セットになっているの。１番から22番までが常染色体（XX）、23番目が性染色体（XX）。46本のまま受精しても人にはなれないので、染色体の数を半分に減らす減数分裂をして23本にするんだよ。１セットの染色体をランダムで分けて卵子は育って排卵されるの。

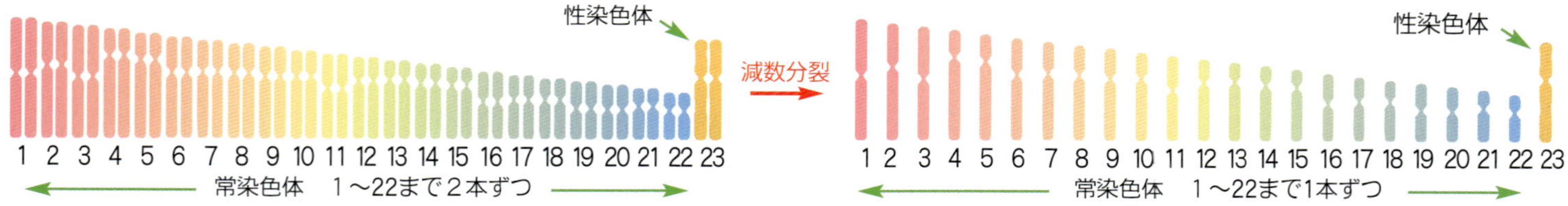

私たちは、何にもしなくても数が減っちゃう

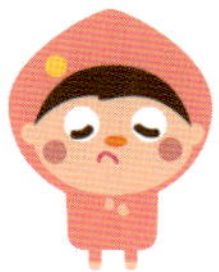

卵子は、数が増やせないどころか、だんだんと少なくなってしまいます。卵祖細胞の頃は、どんどん数が増えて、母親が妊娠20週目頃の胎児の卵巣の中の卵子は５００万〜７００万個にまで増えています。

でも、そのあとは、少しずつ、自然に数が少なくなります。

そして、あなたが生まれる頃には卵祖細胞から原始卵胞へと成長し、約２００万個になります。

その後も、数は少なくなって7歳頃には約50万個。そして、12歳頃には約20万〜30万個が卵巣にあるといわれています。この頃、あなたは思春期を迎え、初めての月経を知ったことでしょう。

この卵子の数が少なくなることは、月経のあるなしに関わらず起こります。例えば、ピルで月経を止めていても、卵子の数は少なくなります。

卵子の数が減るのは、自然に起こることで、あなたが何か悪いことをしたからではありません。誰にでも起こることです。

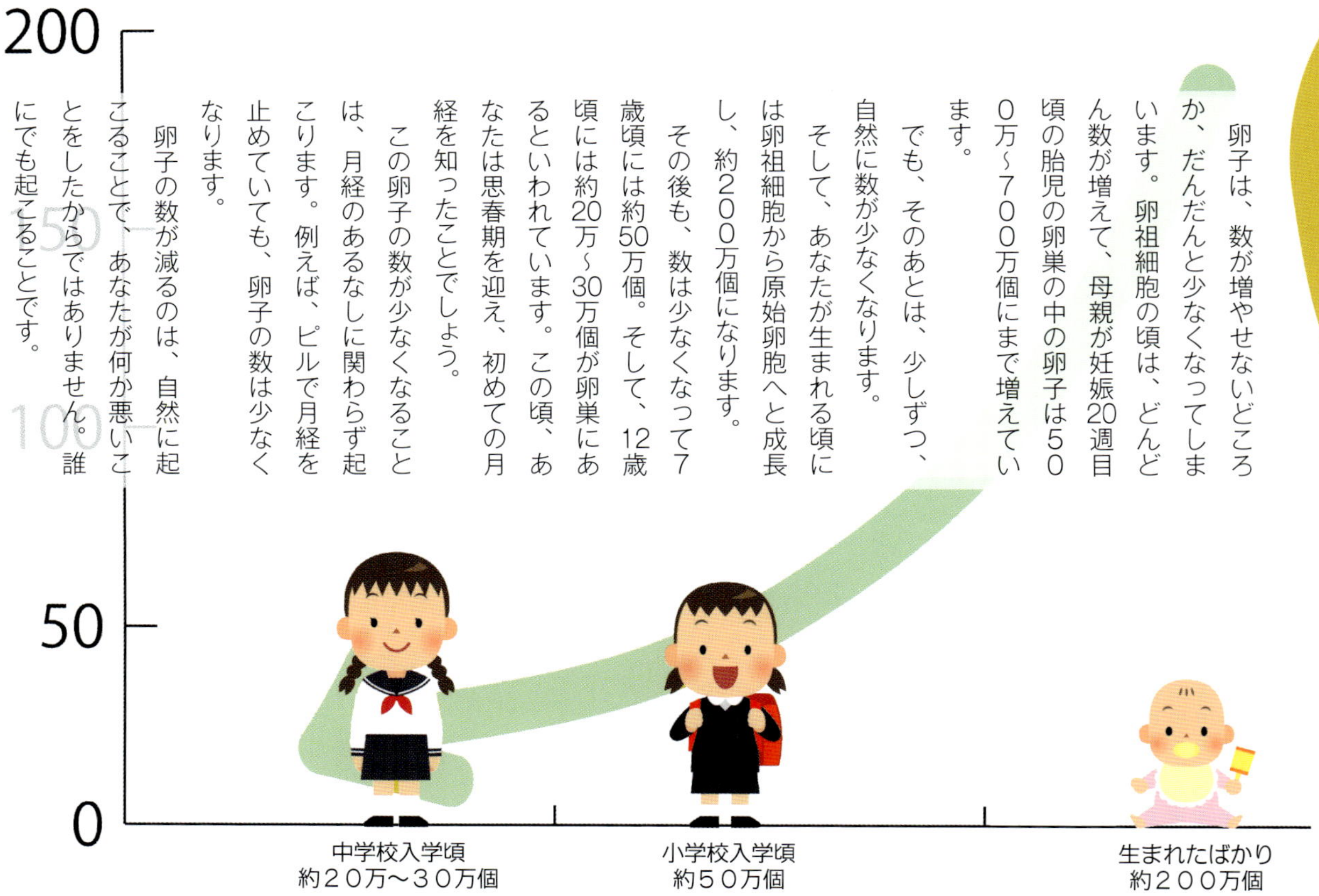

私たちは、意外と染色体を分けることを間違えちゃう…

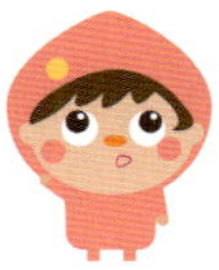

女性は、一生の間に４００〜４５０個の卵子を排卵するといわれています。

そのうちあなたが結婚をして、「赤ちゃんがほしいな」と考えはじめた頃から排卵される卵子が赤ちゃんになる候補の卵子です。

けれど、排卵される卵子のすべてが赤ちゃんになるわけではありません。

月経周期のはじめに10〜20個の卵胞がスタートラインに並び、あなたから分泌されるホルモンで成長をしていきます。その中でも一番大きく、ホルモンに対する感受性がよい1個の卵子が選ばれ、成長を続けます。そのほかの卵胞は小さくなって、やがて体に吸収されていきます。

排卵が予定される1個の卵子は、途中でストップしていた第一減数分裂を再開させて、それが完了すると排卵の準備が整います。

この減数分裂は、前にも話したように染色体の数を半分にすることですが、卵子は減数分裂に失敗をすることがあります。どういう失敗かというと、どこかの染色体が1本ずつにならずに2本のままになってしまったり、1本もなかったりします。

そうすると、本当なら23本になるはずの染色体が24本になったり、22本になったりします。こうした減数分裂を失敗してしまった卵子は染色体異常（数的異常）となります。

染色体異常の卵子が精子と出会っても、その数の異常は治りません。だから、受精しても胚が成長しなかったり、成長しても着床できなかったり、着床しても流産になってしまったりします。

卵子は、意外と染色体の異常が起こりやすく、排卵される卵子の約25％に染色体異常が起こっているといわれています。

けれど、この率は一定ではなく、年齢を重ねることで起こる率が少しずつ高くなっていきます。

女性は、40歳前からだんだんとそうした卵子が増え、妊娠が難しくなってきます。

でも、赤ちゃんにつながる卵子もあり、それが妊娠や出産につながります。

私たちは、1個1個、みんな違うんだよ

　あなたの卵子は、1つとして同じものはありません。すべて違うものです。ですから、成長するスピードも、卵子の質にも違いがあります。なかには、卵子が卵胞の中に入っていないこともあります。

　成長するスピードについては、月経周期の日数で知ることができます。月経周期の正常範囲は25～38日の間とされ、これには「卵胞の成長スピード」と、「黄体の寿命がみんな14日間程度である」ことが関係しています。そのため月経周期の日数は、排卵までにどれくらいの日数がかかったか（卵胞の成長にかかった日数）で変わってきます。排卵までに日数がかかった月経周期は長くなり、また、早かった周期は短くなります。

　ゆっくり成長するタイプの卵胞、どんどん成長するタイプの卵胞、いつものように成長するタイプの卵胞といろいろあります。ですから、月経周期は毎周期、同じ日数で訪れなくても心配はいりません。

　あなたの月経周期が平均して、どれくらいの日数で訪れているかを知り、それと比べて「今回は、長かったな。排卵までに時間がかかったんだね」と考え、「今回は、短かったね。排卵までが早かったのね」と考えれば、おおよそは大丈夫です。また、卵子の質もさまざまです。

　基本的に、染色体の数に間違いがあれば、妊娠は難しくなるでしょう。また、染色体に異常がなくても卵子自体に元気がなければ受精後の胚の成長が順調にいかず、途中で成長が止まってしまうこともあるでしょう。こうした状況は、通常に月経が訪れてしまえば、胚に起こったことを図り知ることはできません。

　しかし、妊娠初期に起こる流産から、卵子や胚に染色体異常が起こっていたかもしれないことや、卵子の元気さが足りなかったことなどを推測することができます。ただ、それだけが流産の要因ではなく、染色体異常があっても、赤ちゃんが生まれてくることもあります。

　基本的には、卵子に染色体異常がなく、元気のある卵子が赤ちゃんにつながる可能性が高いのです。

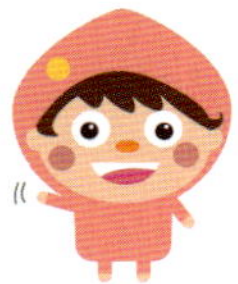

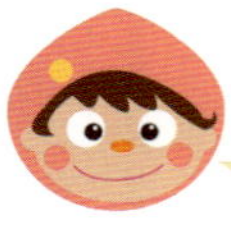

　月経周期は、私たち卵子が排卵されるまでの日数が大きく関係しているよ。

　排卵が早まったり、遅くなったりする周期もあって、月経周期はいつも同じとは限らないけれど、25～38日の間に起こっていれば大丈夫。でも、いつもこれよりも早いとか遅いとかは気をつけたほうがいいよ。

　「妊娠してないのに月経がこない！？」というときは、必ず病院へ行ってね。

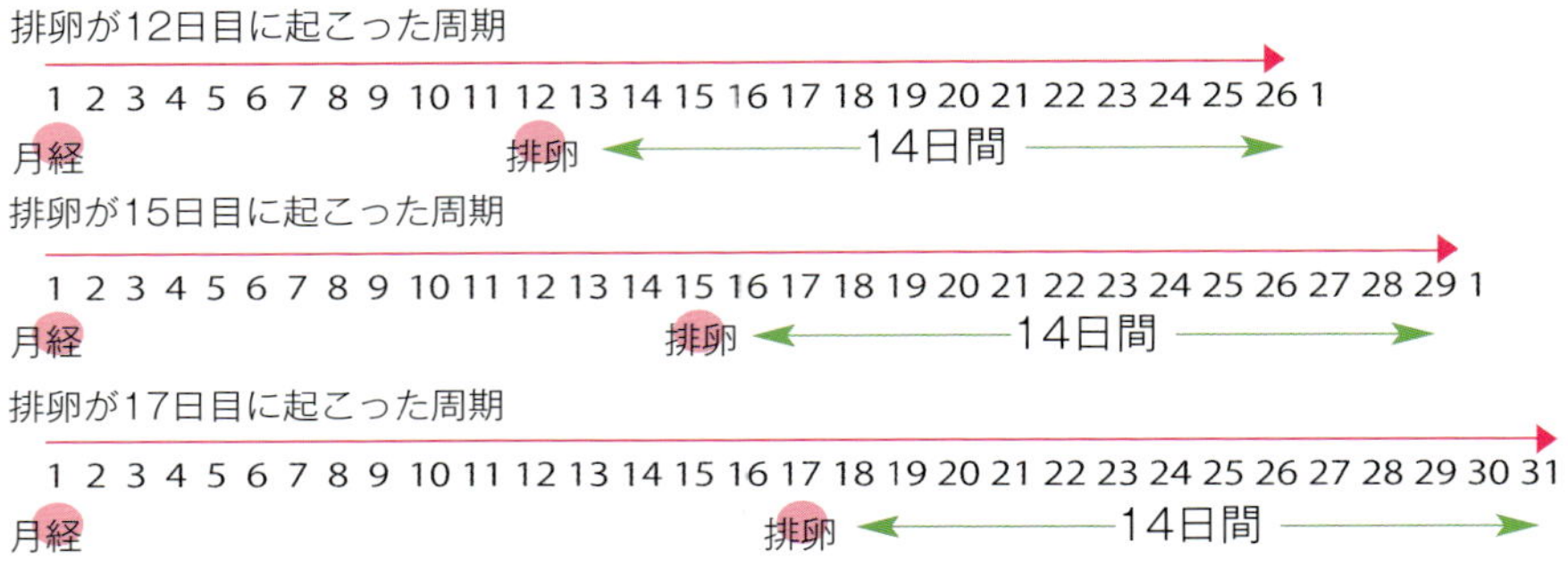

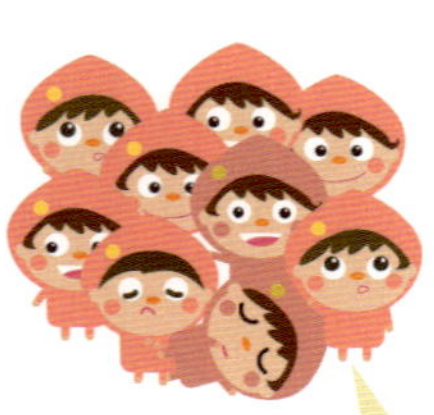

　AMH値が高い人の卵巣には、卵胞がたくさんあるよ。でも、AMH値が低い人の卵巣には、卵胞が少ないね。

　だけど、卵子の質は、年齢に関係するから、ママと年齢と卵子は同い年であることに変わりはないよ。

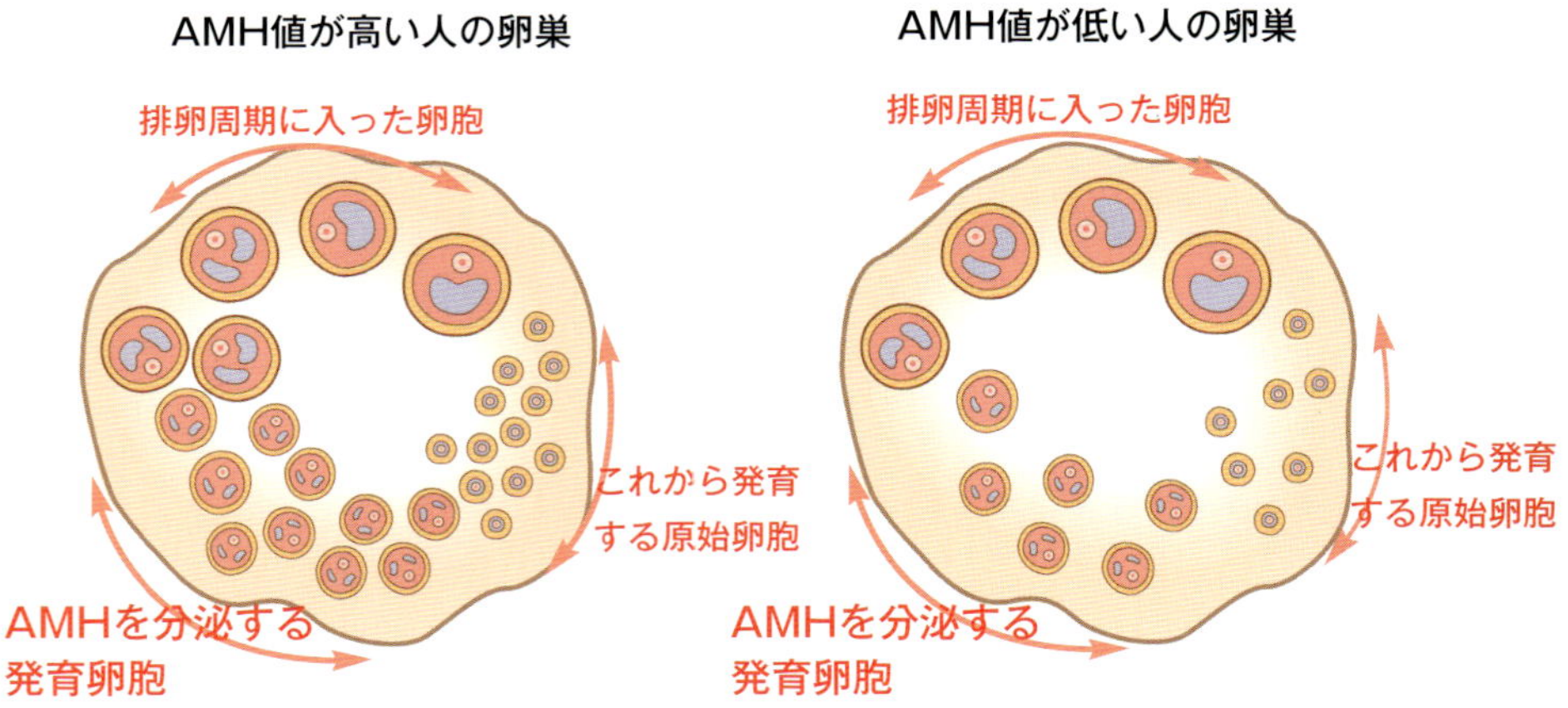

私たちは、着床するための準備もするよ

月経周期中には、排卵を境にしてホルモン環境に変化があり、これは卵巣の機能や卵胞の成長に関係しています。

卵胞は、月経周期初期から多く分泌される卵胞刺激ホルモン（ＦＳＨ）によって成長します。卵巣は、ＦＳＨの刺激に反応し、卵胞はＦＳＨという栄養をもらって成長します。すると卵胞は卵胞ホルモン（Ｅ2：エストロゲン）を分泌するようになります。エストロゲンの役目は、大きく2つあり、1つは卵胞が十分に成長したことを視床下部に知らせる役目と、もう1つは子宮内膜を厚くする役目です。しかし、卵巣が、ＦＳＨの刺激に反応し、卵胞が十分に成長しなければエストロゲンは働いてくれません。

たとえば卵巣の反応が悪いと、ＦＳＨがいくら分泌されても卵胞の成長が遅くなったり、成長することができず、視床下部への連絡が遅くなったり、できなかったりします。それが子宮内膜の厚さへも影響します。

これは、排卵後の黄体の働きにも関係してきます。

十分な栄養をもらい、成長、成熟した卵胞は、排卵後に黄体となってからも十分な黄体ホルモンを分泌し、子宮内膜を着床しやすい環境へと整えることができます。

しかし、卵胞の成長が不十分なまま排卵が起こると、排卵後の卵胞は黄体となっても、十分な働きをすることが難しくなります。

そのため、着床しやすい環境へと整えることができず、また通常であれば14日間ほどある黄体の寿命が早まることもあります。

こうした状態を黄体機能不全と呼ぶこともありますが、もとを正すと卵胞の成長、成熟が不十分だったことが要因となっているケースがあります。これらを踏まえて、卵胞を十分に成長、成熟させることが、黄体機能不全を改善する方法の1つと考えられています。

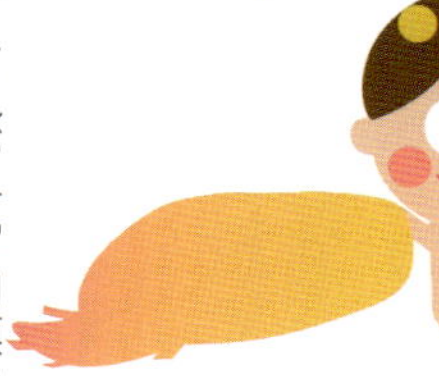

卵胞は、黄体へリフォーム！
子宮内膜を寝心地よく整える
のが黄体の役目だよ。

私たちの数は予測できるよ

卵子の数は、年齢とともに少なくなっていきます。

今、あなたの卵巣にどれくらいの卵子が残っているかはＡＭＨ値を知ることで予測できます。

ＡＭＨ（アンチミュラー管ホルモン）は、排卵周期に入っていない成長途中にある卵胞から分泌されるホルモンです。

ＡＭＨ値が高ければ、成長途中にある卵胞数が多いということがわかり、ここからまだ成長を始めていない原始卵胞の数も多いだろうと予測することができます。逆にＡＭＨ値が低ければ、成長途中にある卵胞数が少ないことがわかり、このことから原始卵胞の数も少ないだろうと予測できます。

ＡＭＨ値には、個人差があり年齢ごとの正常値はありません。なぜなら、どの年齢にもゼロやゼロに近い人がいて、ＡＭＨ値の幅が広いからです。年齢が上がるに従って、どなたもＡＭＨ値は低くはなりますが、年齢を問わずＡＭＨ値が低かった場合は、「妊娠にチャレンジできる回数が少なくなってきているな」という「妊娠にチャレンジできる周期数」や、「なるべく早く妊娠にチャレンジを始めたほうがいいな」という「妊娠にチャレンジする時期」を考えるきっかけ、または妊娠への取り組み方につながることでしょう。

しかし、ＡＭＨ値と卵子の質には関係がありません。卵子の質に関係があるのは、年齢です。そのため、ＡＭＨ値が低くても、年齢が若ければ、卵子の質も保たれていて妊娠への期待も高まりますが、ＡＭＨ値が高くても、40歳を過ぎていれば、妊娠は難しいかもしれません。

ＡＭＨ値は、妊娠へチャレンジできる回数の目安と考えましょう。

そして、ＡＭＨ値がゼロやゼロに近いことは、閉経が近いことを意味しています。平均閉経年齢は50歳くらいで、この頃卵巣内に残されている卵子の数がだいたい1000個くらいだといわれています。卵巣機能が低下し、卵胞が育つことがほぼなくなります。卵巣の機能が低下したことは、ＦＳＨやＬＨ値が高くなってきたことでもわかります。

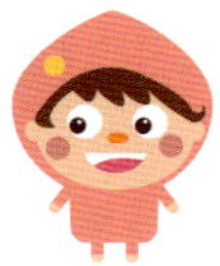

このコーナーでは、全国のクリニックで行われている不妊セミナー（勉強会や説明会）の情報を紹介しています。

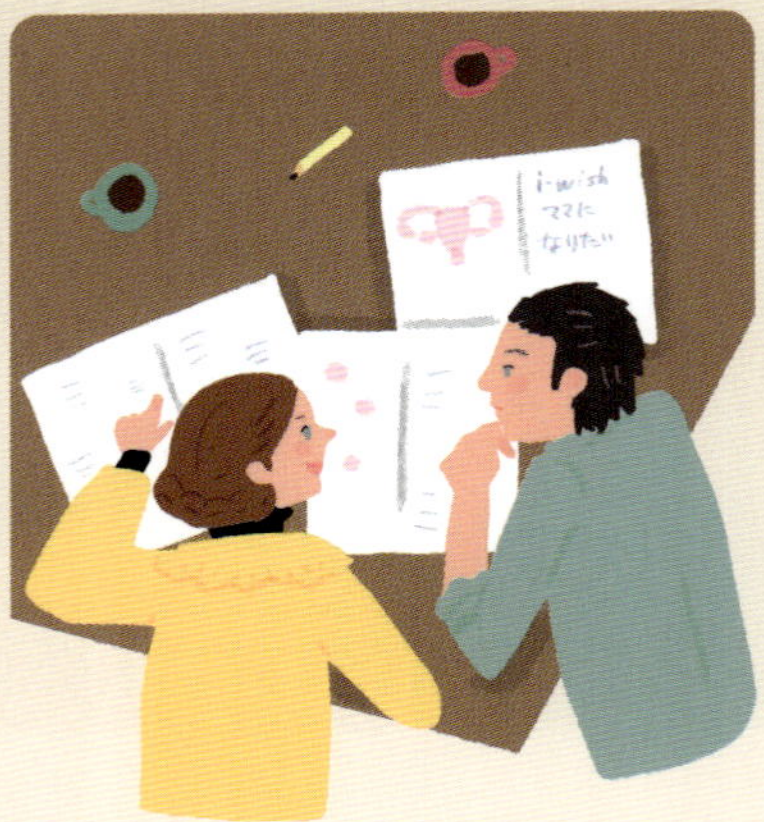

あなたの今後の治療にお役立ち！

参加予約▶

参加予約の方法も分かります

Seminar information

夫婦で参加すれば理解はさらに深まります

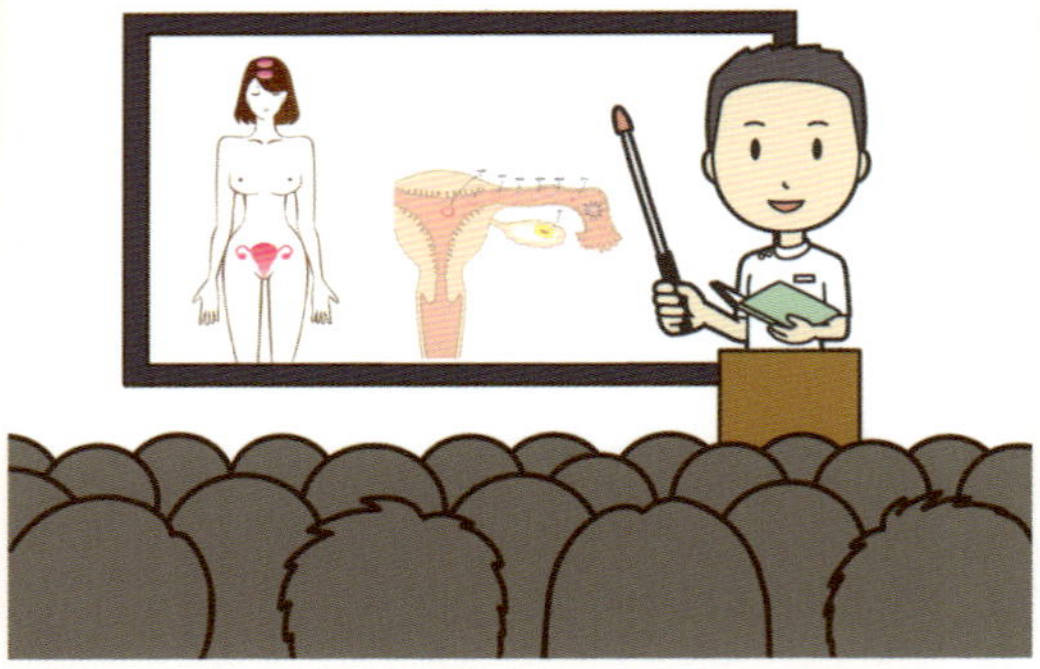

- 妊娠の基礎知識
- 不妊症と治療のこと
- 検査や適応治療のこと
- 治療スケジュール
- 生殖補助医療・体外受精や顕微授精の説明
- 費用や助成金　など

夫婦でタイミングを合わせてきたけれどなかなか妊娠しない！ 治療を続けてきたけれど、これからどうしたらいいのかな？ そんな時、みなさんはいろいろな情報を調べ始めることでしょう。手軽で簡単なインターネットから情報を得る方も多いと思いますが、おススメはクリニックの勉強会です。最近では、多くのクリニックで勉強会などが開催され、医師から直接、正確で最新、最適な情報を得ることができます。病院選びをするときには、いくつかの勉強会に参加してみるのがおススメです。自分たち夫婦に合った医師選び、病院選びがきっとできるでしょう。ぜひ、ご夫婦一緒に参加してみてくださいね！

Saitama Access 東武東上線・東京メトロ有楽町線・副都心線 和光市駅南口　徒歩 40 秒

https://www.tenderlovingcare.jp

恵愛生殖医療医院

埼玉県和光市本町 3-13 タウンコートエクセル 3F
TEL: 048-485-1185

参加予約▶TEL：048-485-1185

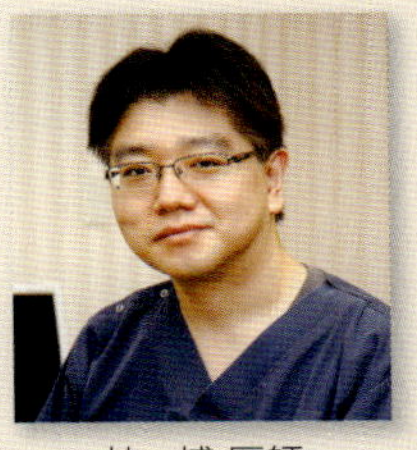

林　博 医師

■名称…………生殖医療セミナー
■日程…………原則土曜日15時半～約1時間半程度
■開催場所……当院内
■予約…………必要
■参加費用……無料
■参加…………他院の患者様 OK
■個別相談……無し

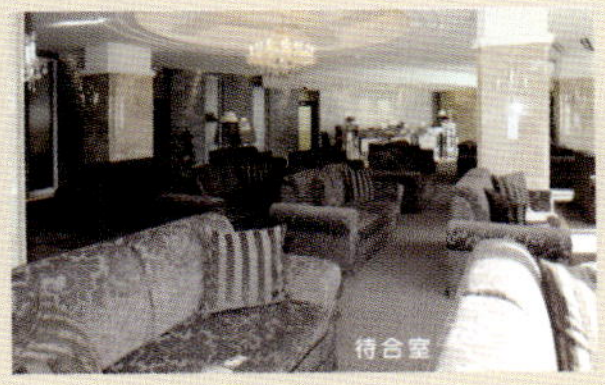

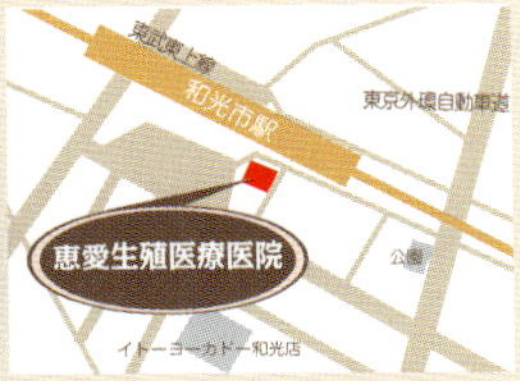

●世の中には不妊症や不育症に関しての情報があふれていますが、なかには誤った情報もあります。正しい知識をより深めてもらうための講義形式のセミナーです。ぜひご夫婦でご参加ください。（他院で治療中の患者様は、事前の受付、予約が必要です）

Tokyo Access JR 神田駅より 徒歩 3 分

https://www.aidakibo.com

あいだ希望クリニック

東京都千代田区神田鍛冶町 3 - 4　oak 神田鍛冶町ビル 2 F
TEL: 03-3254-1124

参加予約▶ホームページの申込みフォームより

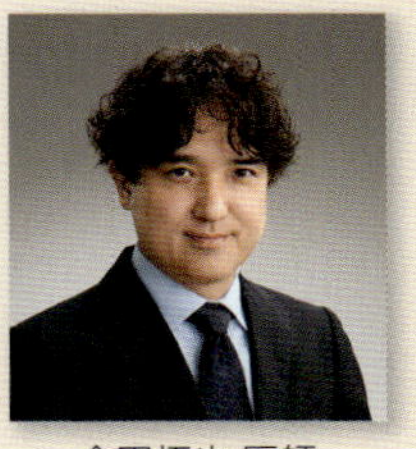

会田拓也 医師

■名称…………自然周期体外受精セミナー
■日程…………月 1 回
■開催場所……クリニック内
■予約…………必要
■参加費用……無料
■参加…………他院の患者様 OK
■個別相談……有り（1 組 1 つまで）

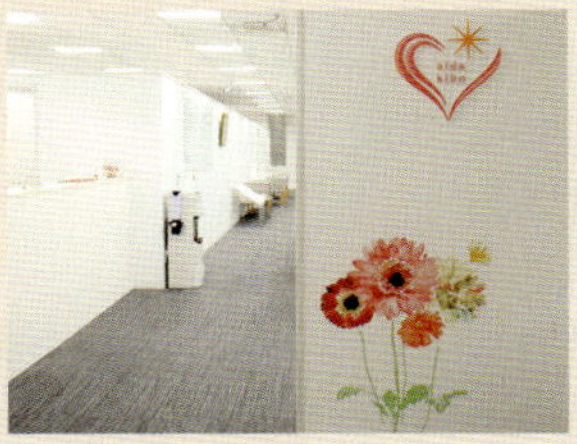

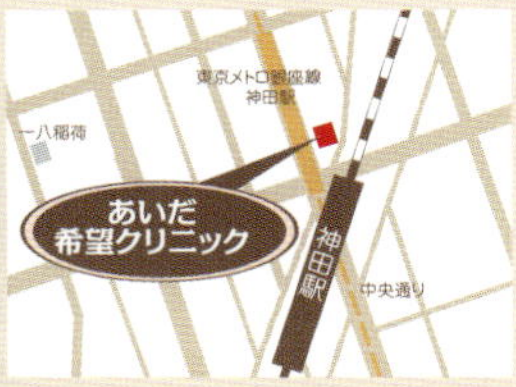

●体外受精治療を考えているご夫婦にむけ、自然周期体外受精セミナーを開催しています。体外受精に対する疑問、不安をセミナーを通して解決してみませんか？ お一人での参加も可能です。通院する施設での開催ですので、治療についてはもちろんのこと、通院時間やクリニックの雰囲気を感じていただけます。

Tokyo Access 東京メトロ銀座線、東西線、都営浅草線日本橋駅（B6 出口）直結

https://www.naturalart.or.jp/session/

Natural ART Clinic 日本橋

東京都中央区日本橋 2 - 7 - 1　東京日本橋タワー 8 F
TEL: 03-6262-5757

参加予約▶ホームページの申込みフォームより

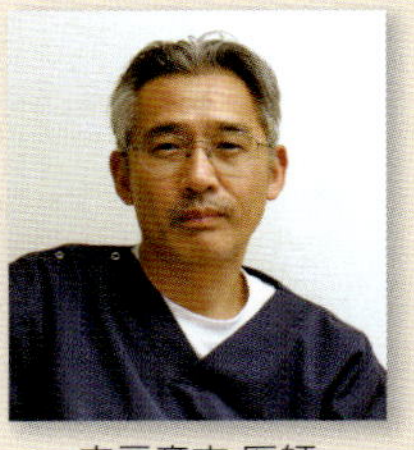

寺元章吉 医師

■名称…………体外受精説明会
■日程…………月 4 回ほど
■開催場所……Natural ART Clinic 日本橋他
■予約…………必要
■参加費用……無料
■参加…………他院の患者様 OK
■個別相談……有り

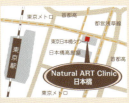

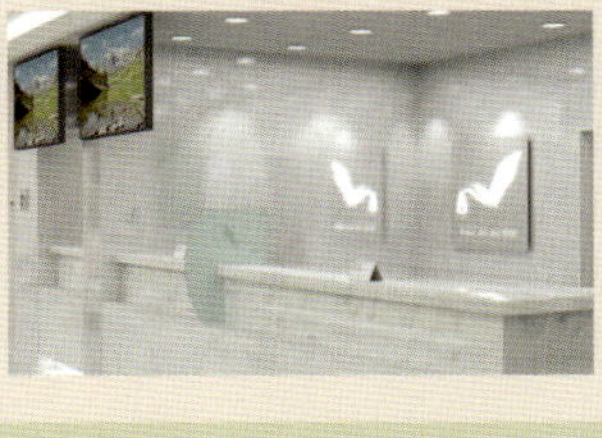

●定期的（月 4 回ほど）に不妊治療/体外受精説明会を行っております。医師による当院の体外受精方法・方針を専門的な知識を織り込みご説明いたします。

Tokyo Access JR 新橋駅日比谷口 徒歩2分、地下鉄銀座線・都営浅草線新橋駅8番出口 徒歩1分、地下鉄都営三田線内幸町駅A 1 出口 徒歩1分

https://www.yumeclinic.net/session/

新橋夢クリニック

東京都港区新橋 2-5-1 EXCEL 新橋
TEL: 03-3593-2121

参加予約 ▶ ホームページの
申込みフォームより

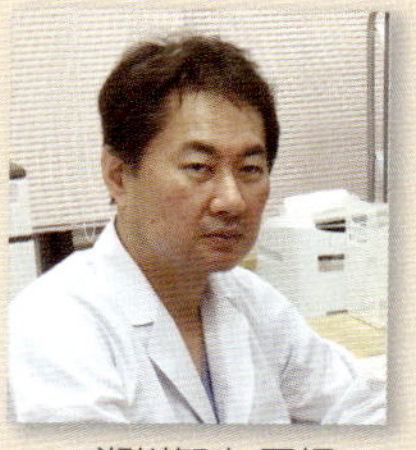

瀬川智也 医師

- ■名称…………体外受精説明会
- ■日程…………月1回程
- ■開催場所……コンベンションルーム AP 新橋など
- ■予約…………必要
- ■参加費用……無料
- ■参加…………他院患者様 OK
- ■個別相談……有り

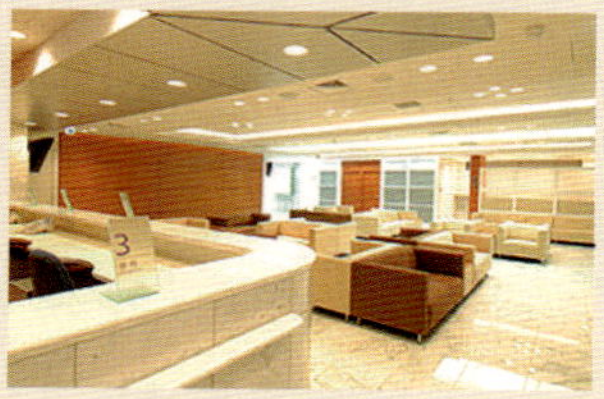

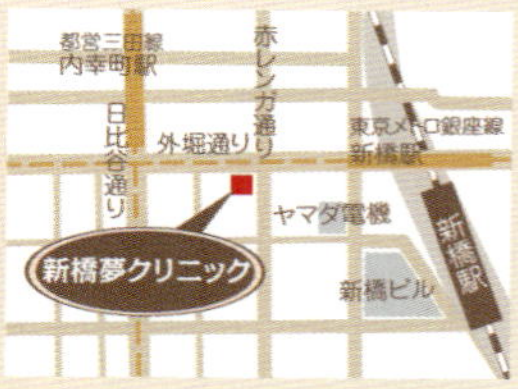

●定期的（月1回ほど）に不妊治療/体外受精説明会を行っております。医師はじめ培養士・看護師・検査技師・受付による当院の体外受精方法・方針を専門的な知識を織り込みご説明いたします。

Tokyo Access 東京メトロ千代田線・半蔵門線・銀座線　表参道駅 徒歩3分

https://www.c-ange.jp

クリニック ドゥ ランジュ

東京都港区北青山 3-3-13 共和五番館 6F
TEL: 03-5413-8067

参加予約 ▶ ホームページの
申込みフォームより

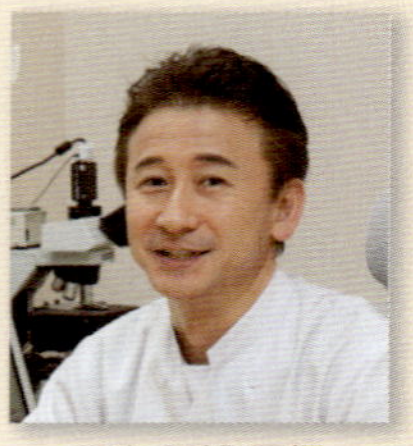

末吉 智博 医師

- ■名称…………不妊治療説明会
- ■日程…………月1回ほど
- ■開催場所……クリニック内
- ■予約…………必要
- ■参加費用……無料
- ■参加…………他院の患者様 OK
- ■個別相談……有り

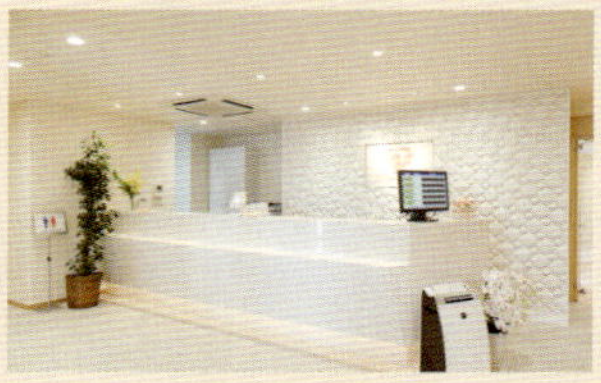

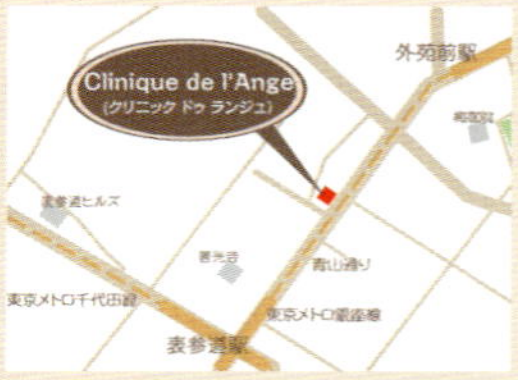

●参加費無料の不妊治療説明会を定期的に行っております。説明会では、体外受精や不妊治療の仕方、当院の特徴や治療方針などを、スライドや動画を使って分かりやすくご説明いたします。当院での不妊治療をご検討されている方や、治療を始めるかどうか迷われている方、不妊治療に興味をお持ちの方も、是非ご参加ください。

Tokyo Access JR 品川駅高輪口 徒歩5分

https://ivf-kyono.com

京野アートクリニック高輪

東京都港区高輪 3-13-1 高輪コート5F
TEL: 03-6408-4124

参加予約 ▶ ホームページの
申込みフォームより

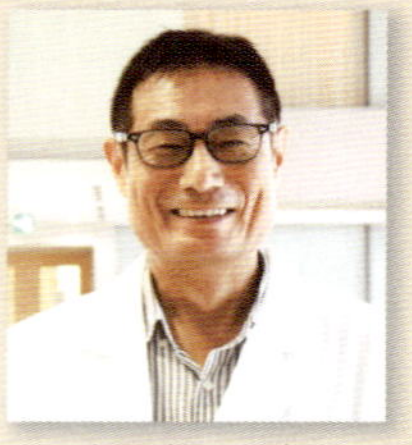

京野廣一 医師

- ■名称…………妊活セミナー
- ■日程…………月1回(土曜)
- ■開催場所……TKP 品川カンファレンスセンター ANNEX
- ■予約…………必要
- ■参加費用……無料
- ■参加…………他院の患者様 OK
- ■個別相談……無し

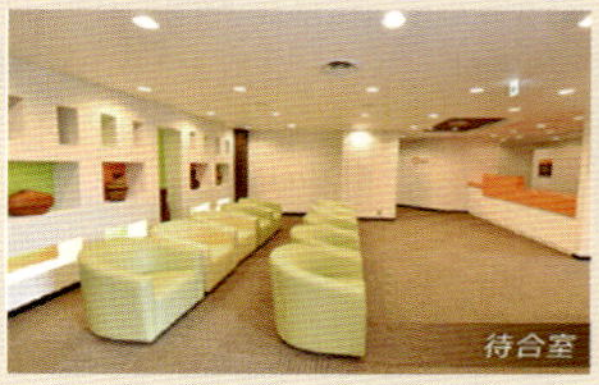

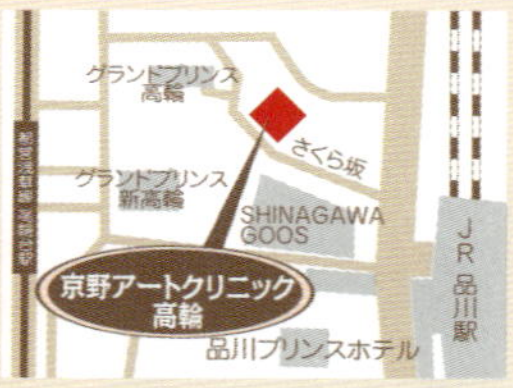

●当院の妊活セミナーは、不妊治療の全般（一般不妊治療から高度生殖医療まで）について、また、無精子症も含めた男性不妊、卵管鏡下卵管形成術、未熟卵体外成熟培養など、当院の治療方法・方針をご説明いたします。

Tokyo Access JR 山手線、総武線、都営大江戸線　代々木駅 徒歩５分　JR 千駄ヶ谷駅 徒歩５分　東京メトロ副都心線北参道駅 徒歩５分

https://www.haramedical.or.jp

はらメディカルクリニック

東京都渋谷区千駄ヶ谷 5-8-10
TEL: 03-3356-4211

参加予約▶ ホームページの申込みフォームより

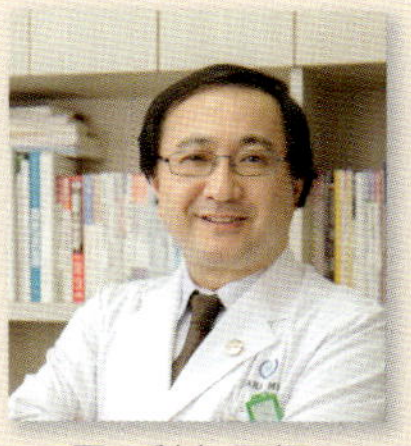

原　利夫 医師

■名称…………体外受精説明会
■日程………… 1ヶ月に１回
■開催場所……SYD ホール
■予約…………必要
■参加費用……無料
■参加…………他院患者様 OK
■個別相談……有り

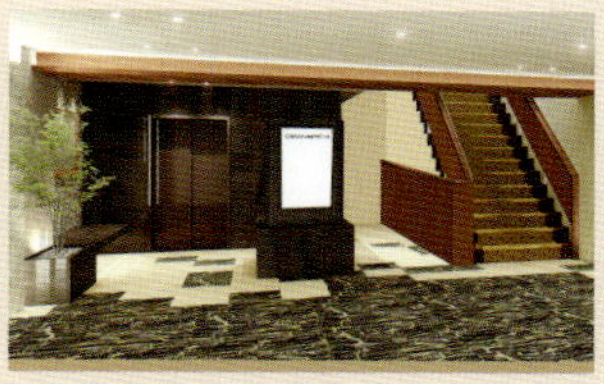

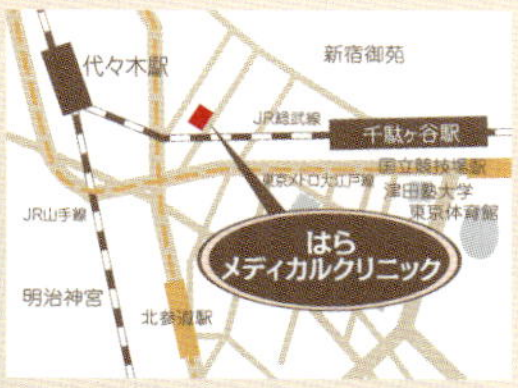

●【説明会･勉強会】はらメディカルクリニックでは、①体外受精説明会/１カ月に１回　②42 歳からの妊活教室/年２回　③不妊治療の終活を一緒に考える会/年２回　④おしゃべりサロン（患者交流会）/年２回　を開催しています。
それぞれの開催日程やお申込は HP をご覧ください。

Tokyo Access 東急東横線、大井町線「自由が丘駅」徒歩 30 秒

https://www.mine-lc.jp/

峯レディースクリニック

東京都目黒区自由が丘 2-10-4 ミルシェ自由が丘 4F
TEL: 03-5731-8161

参加予約▶ TEL ：03-5731-8161

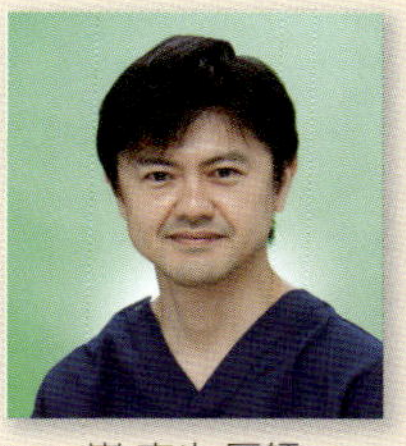

峯 克也 医師

■名称…………体外受精説明会
■日程…………毎月第４土曜※14：00〜
■開催場所……院内
■予約…………必要
■参加費用……無料
■参加…………他院患者様 OK
■個別相談……有り

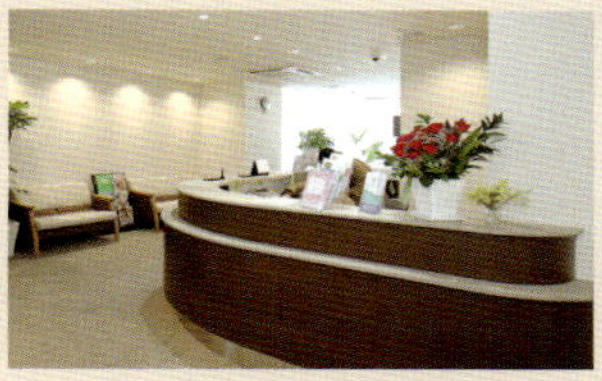

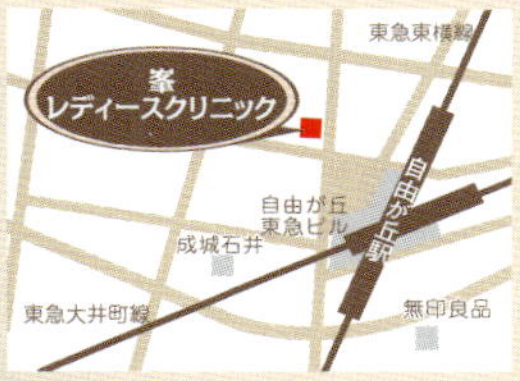

●当院での体外受精の治療方法やスケジュールを院長、看護師、培養士よりわかりやすく説明いたします。詳細な資料もお配りします。体外受精をお考えのご夫婦。体外受精について知りたいご夫婦。おひとり様でも参加は可能ですが、ぜひご夫婦でお越しください。※第４土曜日が祝日の場合は変更になります。※学会などにより変更の場合がありますので、詳細は HP にてご確認ください。

Tokyo Access 東急田園都市線三軒茶屋駅 徒歩３分、東急世田谷線三軒茶屋駅 徒歩４分

http://www.sangenjaya-wcl.com

三軒茶屋ウィメンズクリニック

東京都世田谷区太子堂１-12-34-２F
TEL: 03-5779-7155

参加予約▶ TEL ：03-5779-7155

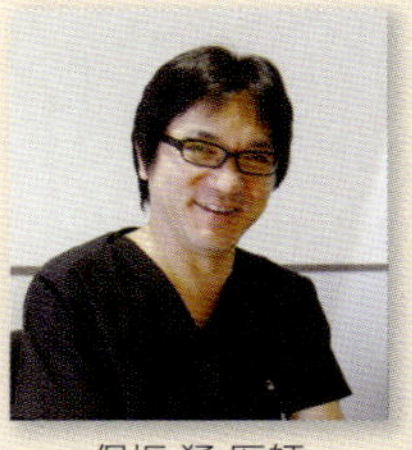

保坂 猛 医師

■名称…………体外受精説明会
■日程…………毎月開催
■開催場所……クリニック内
■予約…………必要
■参加費用……無料
■参加…………他院患者様 OK
■個別相談……有り

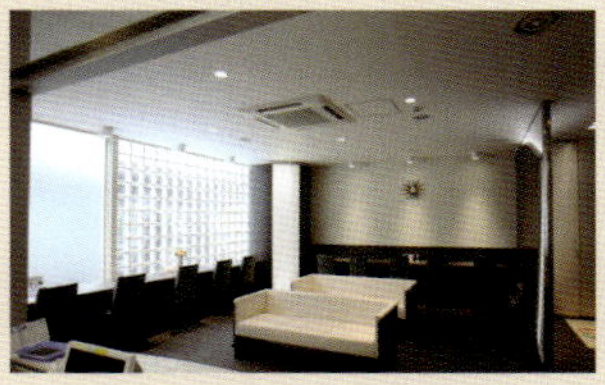

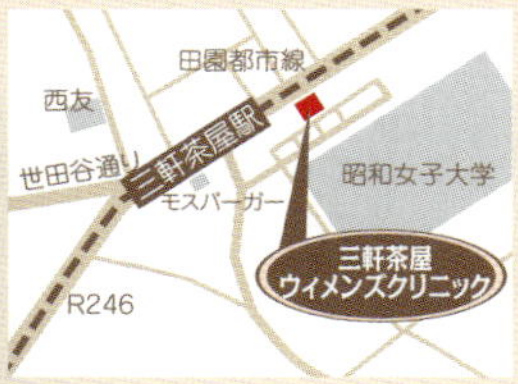

●体外受精説明会をはじめ、胚培養士や不妊症認定看護師による相談会なども実施しております。
お気軽にご相談ください。

Tokyo Access 新宿駅 地上出口７よりすぐ

https://www.sugiyama.or.jp/shinjuku

杉山産婦人科 新宿

東京都新宿区西新宿 1-19-6 山手新宿ビル
TEl: 03-5381-3000

参加予約 ▶ ホームページより仮 ID を取得後、申込みフォームより

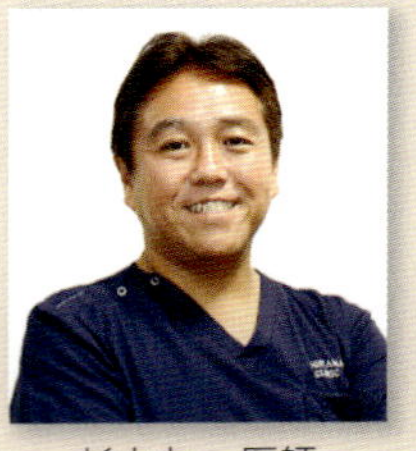

杉山力一 医師

■名称…………体外受精講習会
■日程…………毎月３回（土曜又は日曜日）
■開催場所……杉山産婦人科 新宿セミナーホール
■予約…………必要
■参加費用……無料
■参加…………他院患者様 OK
■個別相談……無し

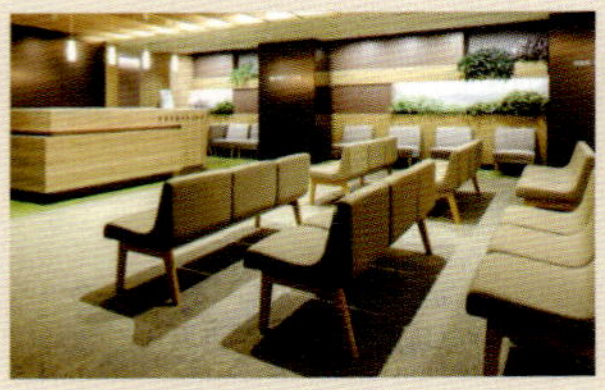

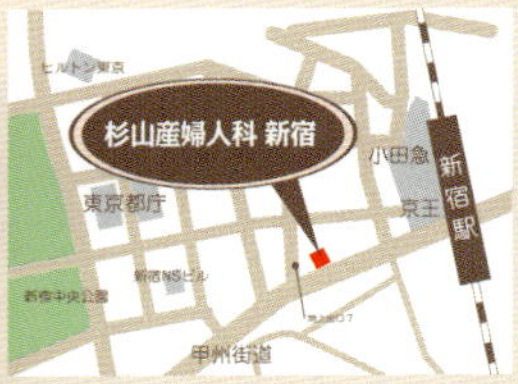

●体外受精講習会では、当院の特徴と腹腔鏡についてわかりやすくお話しいたします。それは年齢的に考えても時間のある原因不明不妊症の場合、体外受精を行う前に積極的に腹腔鏡をおすすめしているからです。この機会に、あらためて妊娠の仕組みを理解していただき、今後の治療に役立てていただきたいと思います。

Tokyo Access 東京メトロ丸ノ内線　西新宿駅２番出口 徒歩３分、都営大江戸線　都庁前駅 C８番出口より徒歩３分、JR 新宿駅西口 徒歩 10 分

http://www.shinjukuart.com

Shinjuku　ART Clinic

東京都新宿区西新宿 6-8-1　住友不動産新宿オークタワー 3F
TEl: 03-5324-5577

参加予約 ▶ ホームページの申込みフォームより

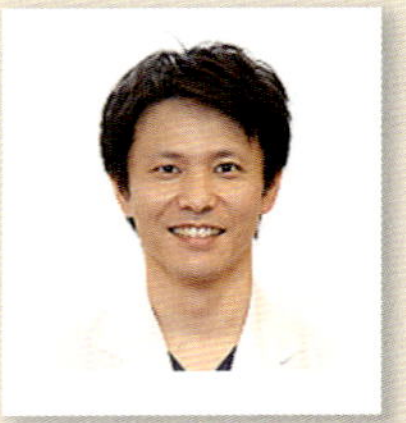

阿部 崇 医師

■名称…………不妊治療説明会
■日程…………毎月１回（土曜又は日曜日）
■開催場所……ベルサール新宿グランド コンファレンスセンター
■予約…………必要
■参加費用……無料
■参加…………他院患者様 OK
■個別相談……有り

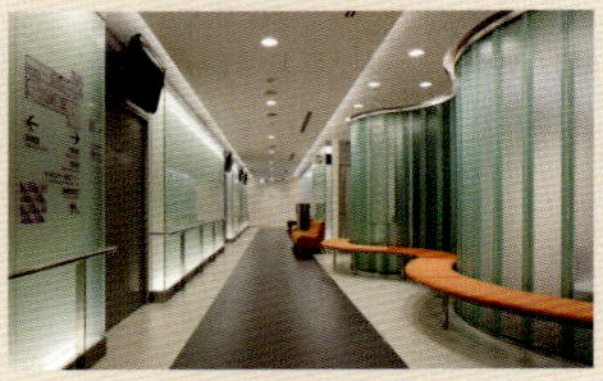

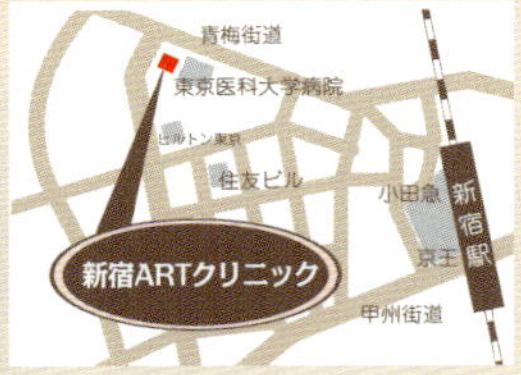

●現在不妊症でお悩みの方、不妊治療をしている方で、これから体外受精を受けようと考えている方々のために説明会を開催しています。当院の体外受精を中心とした治療方法・方針をスライドやアニメーションを使ってわかりやすくご説明します。なお、ご夫婦での参加はもちろん、当院に通院されていない方も参加可能です。

Tokyo Access JR 中央線・東京メトロ丸ノ内線荻窪駅南口 徒歩５分

https://www.ogikubo-ivf.jp

荻窪病院 虹クリニック

東京都杉並区荻窪 4-32-2　東洋時計ビル 8F/9F
TEL: 03-5335-6577

参加予約 ▶ TEL ：03-5335-6577

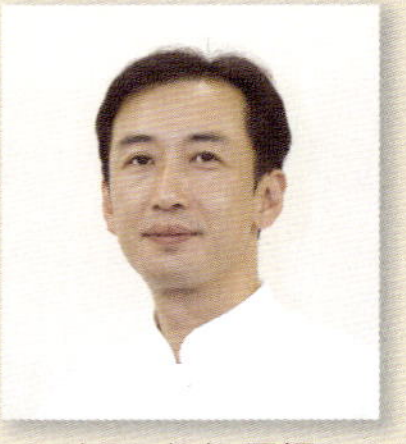

吉田 宏之 医師

■名称…………妊活勉強会
■日程…………土曜予定、HPをご覧下さい
■開催場所……クリニック内
■予約…………必要
■参加費用……無料
■参加…………他院の患者様 OK
■個別相談……看護師相談あり、詳しくはHPを

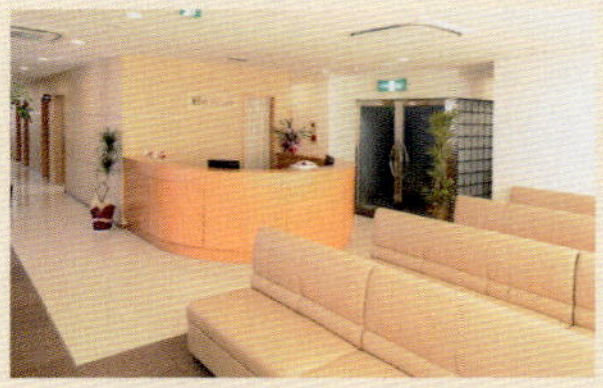

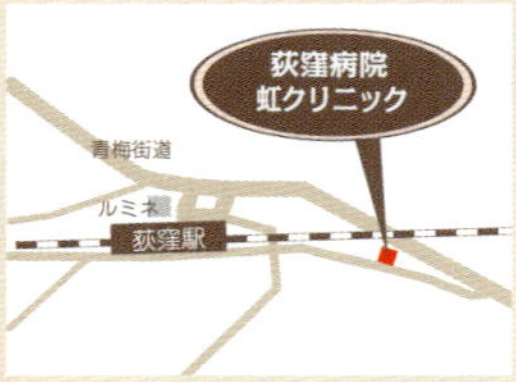

●当クリニックへの通院を検討されている方を対象に、当クリニックでの検査・治療の流れなどについて、看護・受付スタッフが分かりやすくお話をさせていただきます。妊娠について知りたい方や、検査や治療について知りたい方だけではなく、病院やスタッフの雰囲気を見てみたい方も大歓迎です。ぜひお気軽にお問い合わせください。

Tokyo Access 京王線・京王井の頭線 明大前駅 徒歩５分

https://www.meidaimae-art-clinic.jp

明大前アートクリニック

東京都杉並区和泉 2－7-1　甘酒屋ビル 2F
TEL: 03-3325-1155

参加予約▶TEL ：03-3325-1155

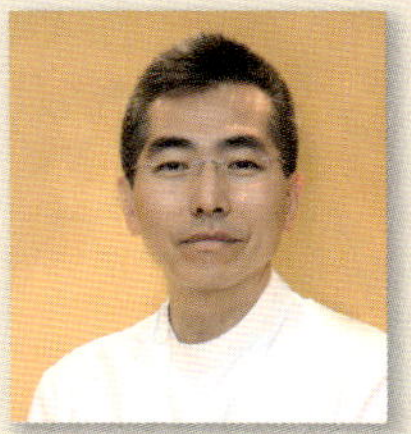

北村誠司 医師

■名称…………体外受精説明会
■日程…………毎月２回
■開催場所……クリニック内
■予約…………必要
■参加費用……無料
■参加…………他院の患者様 OK
■個別相談……有り

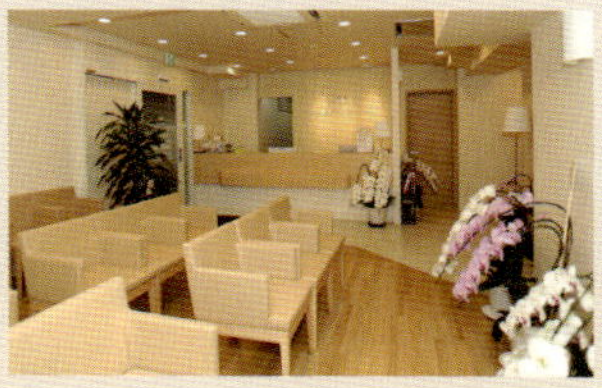

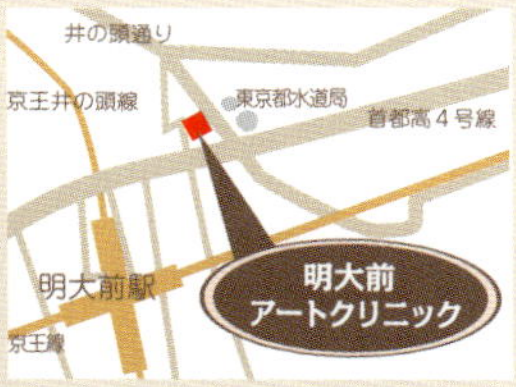

●この説明会は体外受精に対してご理解をいただき、不安や疑問を解消していく目的で行っております。
また、当院で実際行われている体外受精をスライドと動画を用いて詳しく説明しております。

Tokyo Access JR 山手線・東京メトロ丸ノ内線・有楽町線・副都心線・東武東上線・西武池袋線　池袋駅 東口北 徒歩６分

https://www.matsumoto-ladies.com

松本レディースクリニック 不妊センター

東京都豊島区東池袋 2-60-3 グレイスロータリービル１F
TEL:03-5958-5633

参加予約▶TEL ：03-5958-5633

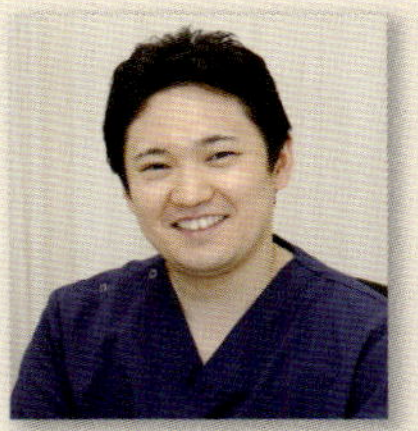

松本玲央奈 医師

■名称…………IVF 教室(体外受精教室)
■日程…………不定期
■開催場所……院内
■予約…………必要
■参加費用……無料
■参加…………他院患者様 OK
■個別相談……有り

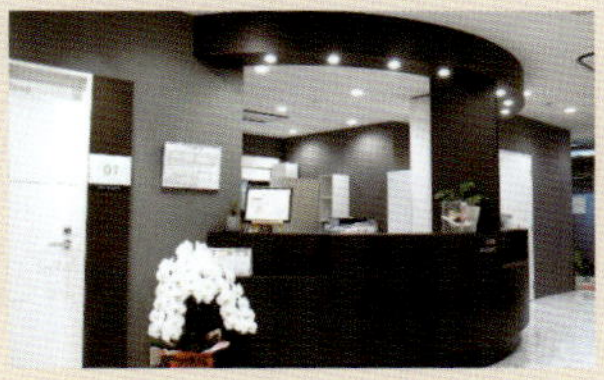

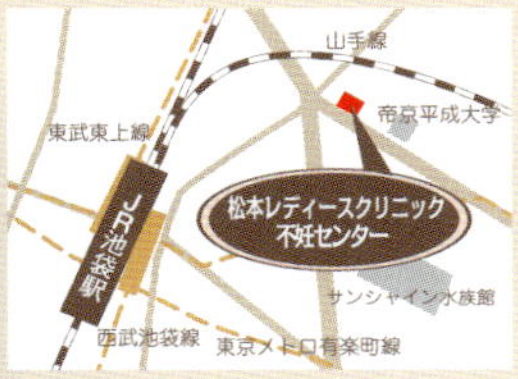

●妊活には興味があるけど、不妊クリニックに受診するべきなのかどうか不安な方、まずは知識を得たい方など、気軽にご連絡ください。妊娠のメカニズムから検査のことまで、基礎からわかりやすくご説明いたします。

Kanagawa Access みなとみらい線みなとみらい駅 ４番出口すぐ

https://www.mm-yumeclinic.com

みなとみらい夢クリニック

神奈川県横浜市西区みなとみらい3-6-3 MMパークビル2F･3F(受付)
TEL: 045-228-3131

参加予約▶ホームページの
申込みフォームより

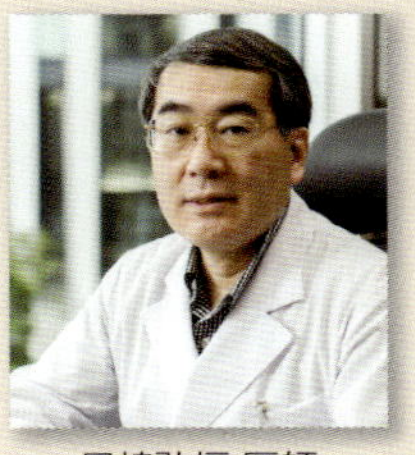

貝嶋弘恒 医師

■名称…………患者様説明会
■日程…………毎月１回開催
■開催場所……MM パークビル
■予約…………必要
■参加費用……無料
■参加…………他院患者様 OK
■個別相談……有り

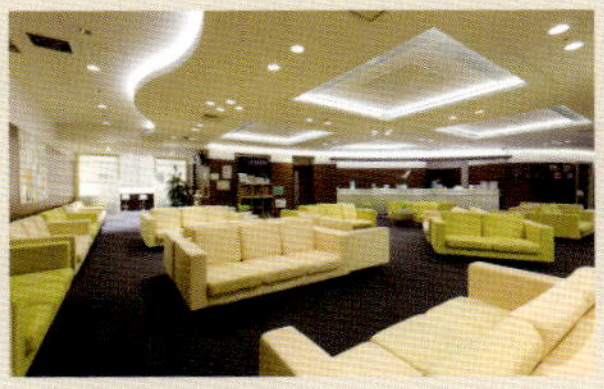

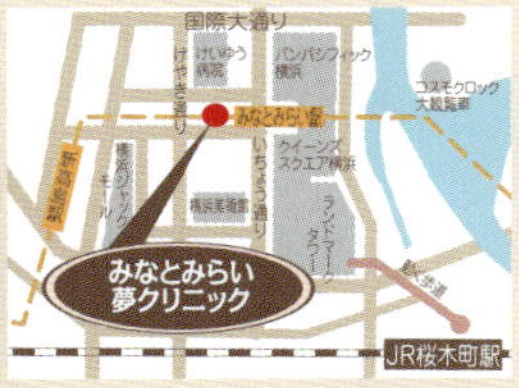

●一般の方（現在不妊症でお悩みの方、不妊治療中の方）向け説明会、当院に通院中の方向け説明会を開催しております。
当院の体外受精を中心とした治療方法・方針をスライドやアニメーションを使ってわかりやすく説明し、終了後は個別に質問にもお答えしております。 詳細はホームページでご確認下さい。

Kanagawa Access JR 東海道線・横浜線東神奈川駅 徒歩５分、東急東横線東白楽駅 徒歩７分、京急本線仲木戸駅 徒歩８分

http://www.klc.jp

神奈川レディースクリニック

神奈川県横浜市神奈川区西神奈川 1-11-5 ARTVISTA 横浜ビル
TEL: 045-290-8666

参加予約▶ TEL ：045-290-8666

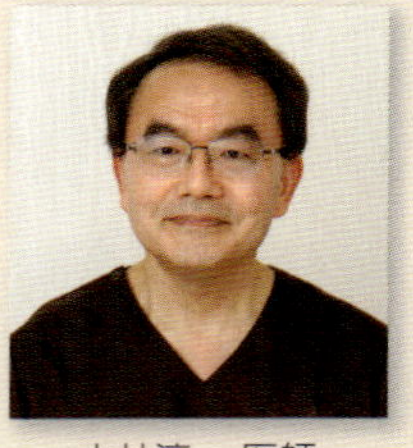

小林淳一 医師

- ■名称…………不妊・不育学級
- ■日程…………毎月第1日曜14：00〜15：00
- ■開催場所……当院 6F 待合室
- ■予約…………必要
- ■参加費用……無料
- ■参加…………他院患者様 OK
- ■個別相談……有り

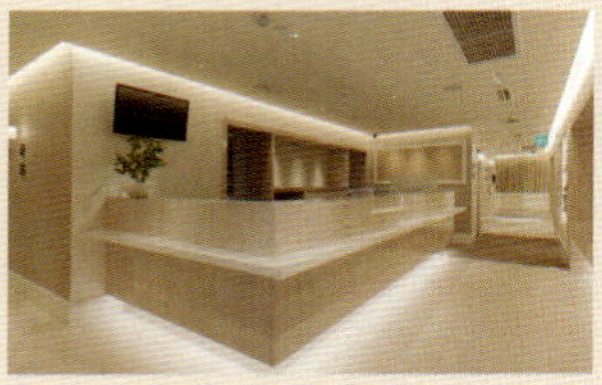

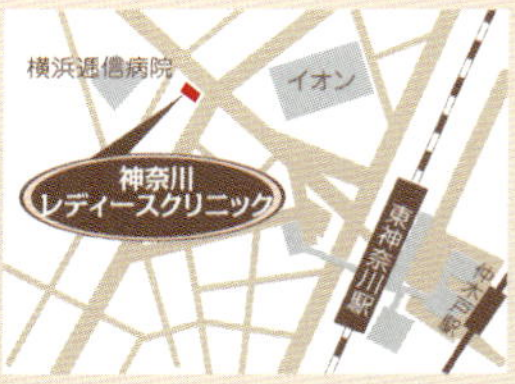

●「不妊／不育症とは」「検査／治療の進め方」「当クリニックの治療」について直接院長が説明します。不妊治療をこれから始めたいと考えている方、治療を始めてまだ間もない方などお気軽にご参加ください。体外受精のお話もあります。

Kanagawa Access JR 関内駅北口 徒歩５分、横浜市営地下鉄関内駅９番出口 徒歩２分、みなとみらい線馬車道駅 徒歩２分

https://www.bashamichi-lc.com

馬車道レディスクリニック

神奈川県横浜市中区相生町 4-65-3 馬車道メディカルスクエア 5F
TEL: 045-228-1680

参加予約▶ TEL ：045-228-1680

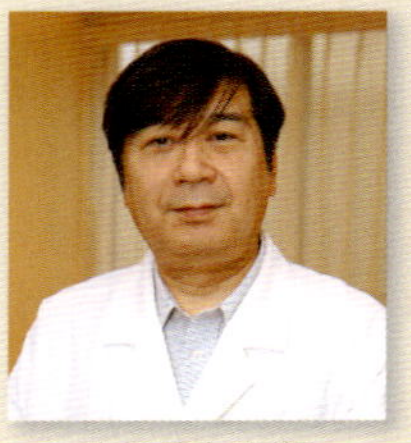

池永秀幸 医師

- ■名称…………不妊学級
- ■日程…………毎月第４土曜日
- ■開催場所……当院４F 待合室
- ■予約…………必要
- ■参加費用……無料
- ■参加…………他院患者様 OK
- ■個別相談……有り

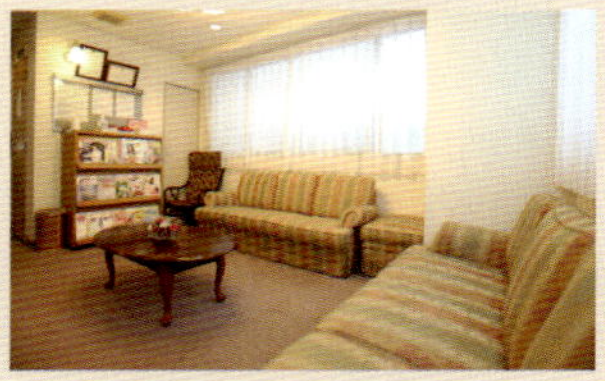

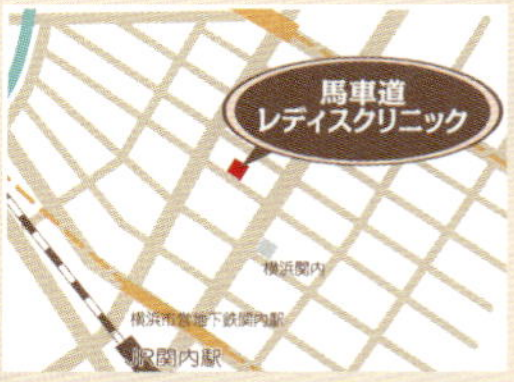

●当院では初診時に面接をし、個々の意向をお伺いした上で治療を進めています。ART 希望の方にはご夫婦で「不妊学級」に参加していただき、院長から直接、実際当院で行っている ART の流れや方法・院長の考えなどを聞いていただいています。この「不妊学級」にてより詳しい話やご相談希望がある方は、院長や培養士による「個別相談」の時間を設けています。

Kanagawa Access JR 根岸線・横浜市営地下鉄ブルーライン 桜木町駅 北口より徒歩３分

https://medicalpark-yokohama.com

メディカルパーク横浜

神奈川県横浜市中区桜木町 1-1-8 日石横浜ビル 4F
TEL: 045-232-4741

参加予約▶ ホームページより仮 ID を取得後、申込みフォームより

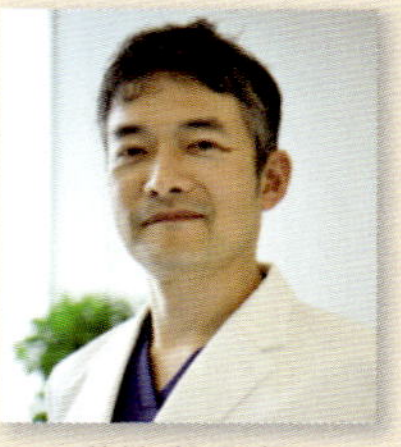

菊地 盤 医師

- ■名称…………体外受精説明会
- ■日程…………月１回
- ■開催場所……クリニック内
- ■予約…………必要
- ■参加費用……無料
- ■参加…………他院の患者様 OK
- ■個別相談……有り

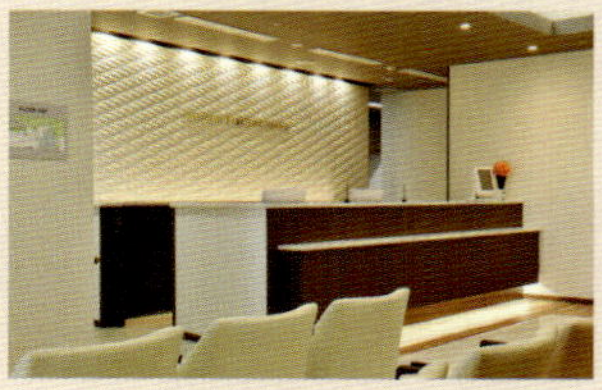

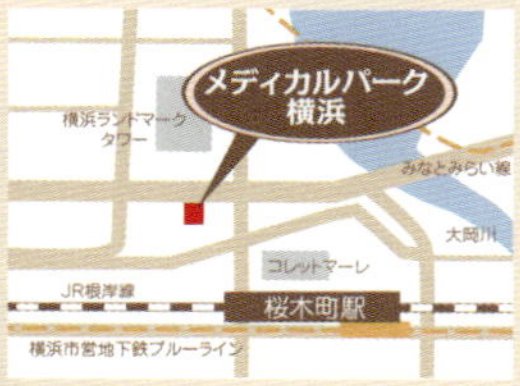

●当院では体外受精・胚移植法についての理解を深めていただくことを目的として不妊治療についての説明会を開催しております。説明会では、治療の実際、成功率、副作用、スケジュールや費用、助成金などについてスライドプロジェクターや資料を使って具体的にわかりやすく説明いたします。最後に疑問点などの質疑にお答えします。

Kanagawa Access JR 東海道線藤沢駅南口 徒歩４分 、小田急江ノ島線藤沢駅南口 徒歩４分、江ノ島電鉄線藤沢駅 徒歩３分

https://www.ysyc-yumeclinic.com

山下湘南夢クリニック

神奈川県藤沢市鵠沼石上１-２-10 ウェルビーズ藤沢４Ｆ
TEL: 0466-55-5011

参加予約▶ホームページの申込みフォームより

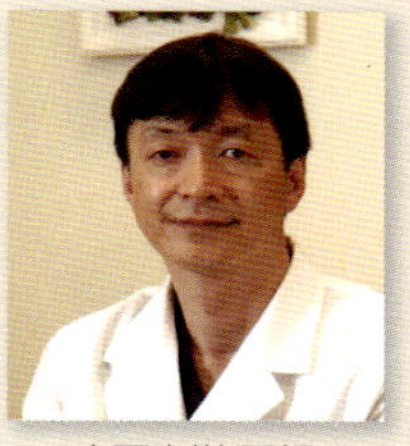

山下直樹 医師

■名称…………不妊治療説明会
■日程…………隔月
■開催場所……藤沢リラホール
■予約…………必要
■参加費用……無料
■参加…………他院患者様 OK
■個別相談……有り

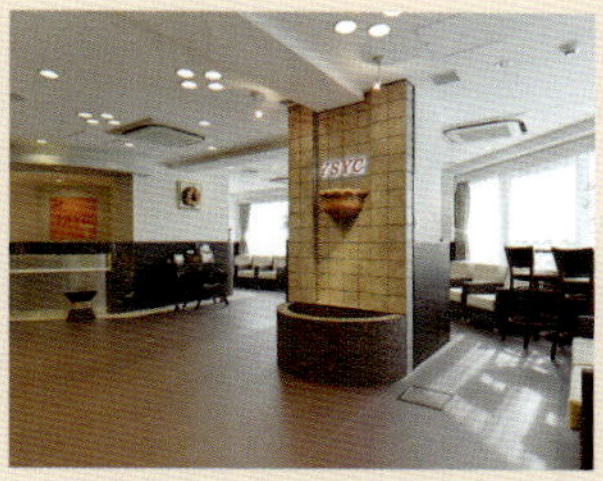

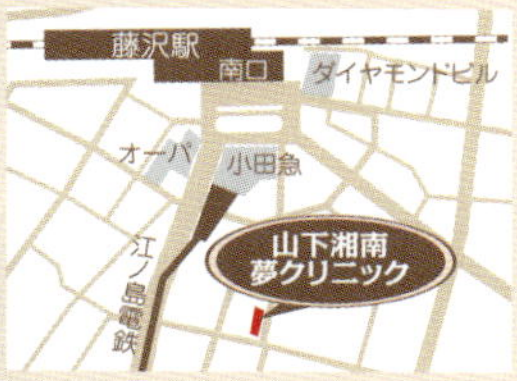

●約２ヵ月に１度不妊治療説明会を開催しています。（会場は院外/予約制/16:00〜18:15）医師、胚培養士、研究部、経理部より当院の、体外受精の特徴や成績、料金体制について説明を行っています。説明会終了後に個別の質問にもお答えしております。日程はHPにてご確認ください。

Osaka Access 地下鉄堺筋線・京阪本線「北浜駅」タワー直結/南改札口４番出口

https://www.lc-kitahama.jp

レディースクリニック北浜

大阪府大阪市中央区高麗橋１-７-３ ザ・北浜プラザ３Ｆ
TEL: 06-6202-8739

参加予約▶TEL ：06-6202-8739

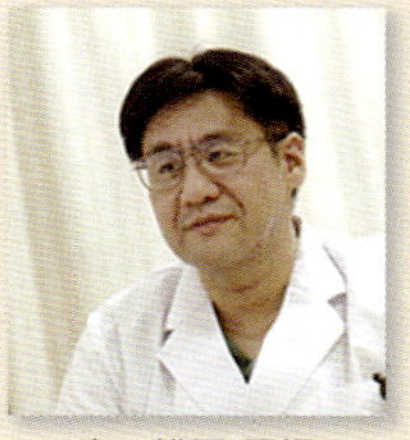

奥　裕嗣 医師

■名称…………体外受精(IVF)無料セミナー
■日程…………毎月第2土曜 16:30〜18:00
■開催場所……クリニック内
■予約…………必要
■参加費用……無料
■参加…………他院患者様 OK
■個別相談……有り

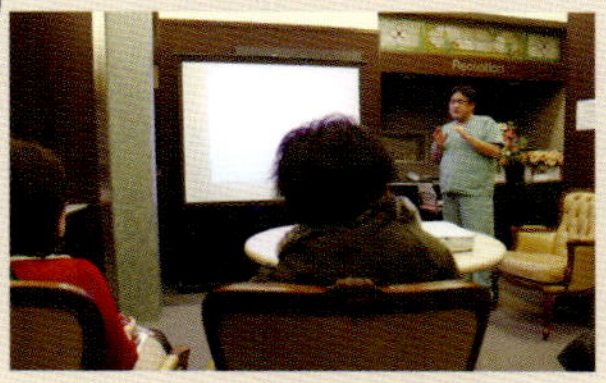

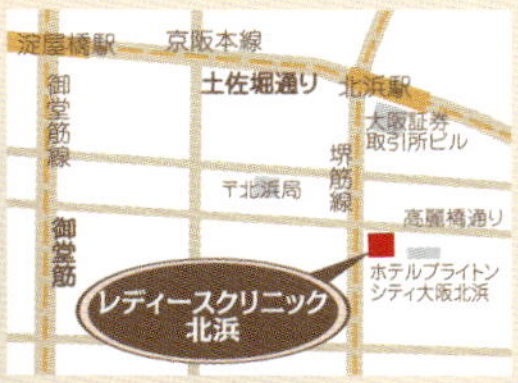

●毎月第２土曜日に体外受精教室を開き、医師はじめ胚培養士、看護師による当院の治療説明を行っています。会場は院内で、参加は予約制です。他院に通院中の方で体外受精へのステップアップを考えられている患者さんの参加も歓迎しています。ぜひ、テーラーメイドでフレンドリーな体外受精の説明をお聞きになって、基本的なことを知っていってください。

Osaka Access 大阪メトロ 四つ橋線玉出駅　徒歩０分、 南海本線岸里玉出駅 徒歩 10 分

https://www.oakclinic-group.com

オーク住吉産婦人科

大阪府大阪市西成区玉出西２-７-９
TEL: 0120-009-345

参加予約▶TEL ：0120-009-345

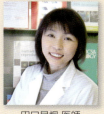

田口早桐 医師

■名称…………体外受精セミナー
■日程…………偶数月第２土曜 15〜17 時
■開催場所……クリニック内
■予約…………必要
■参加費用……無料
■参加…………他院患者様 OK
■個別相談……有り

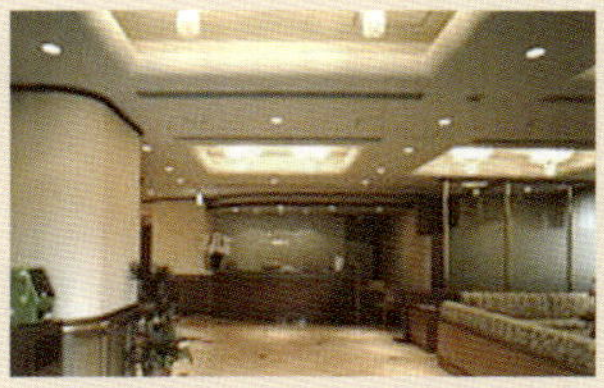

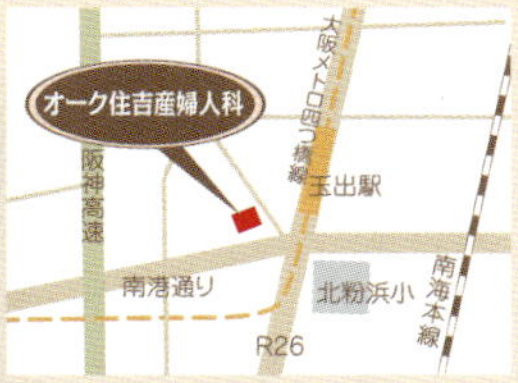

●自らも治療経験のある田口早桐先生のお話や、船曳美也子先生による不妊症の説明、エンブリオロジストによる培養室の特殊技術の解説、体外受精をされたご夫婦の体験談など、盛りだくさんの内容です。セミナーの後は、ご質問にお答えしたり、同じ悩みを持つ方々とお話しできるよう、ラウンジでのお茶会を設けています。

Hyogo Access 地下鉄海岸線旧居留地・大丸前駅 徒歩１分、JR 神戸線・阪神本線 元町駅 徒歩３分、JR 神戸線三宮駅 徒歩８分

https://www.yumeclinic.or.jp

神戸元町夢クリニック

兵庫県神戸市中央区明石町４４ 神戸御幸ビル３F
TEL:078-325-2121

参加予約▶TEL：078-325-2121

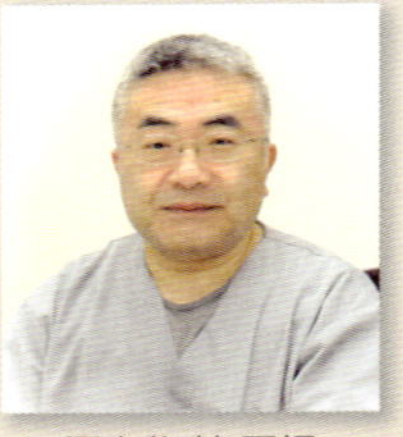

河内谷 敏 医師

■名称…………体外受精説明会
■日程…………不定期 毎月１回
■開催場所……スペースアルファ三宮
■予約…………必要
■参加費用……無料
■参加…………他院患者様 OK
■個別相談……有り

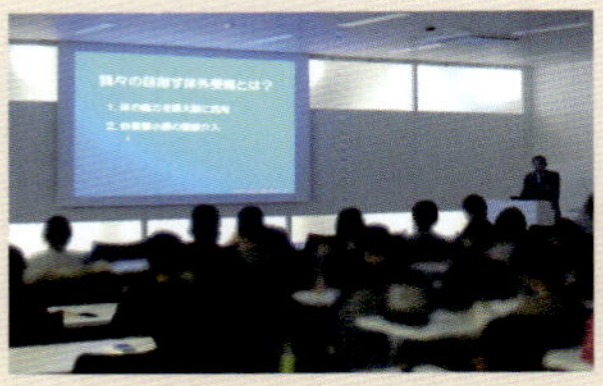

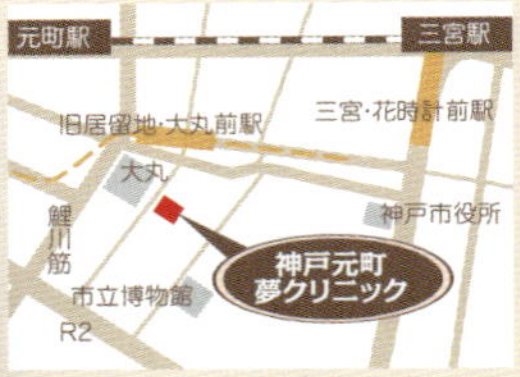

●定期的（月１回ほど）に不妊治療説明会を行っております。医師はじめ培養士、受付事務による当院の治療方法・方針、料金体系をご説明いたします。

Hyogo Access JR・山陽電車姫路駅 徒歩６分

https://www.koba-ladies.jp

Koba レディースクリニック

兵庫県姫路市北条口２-18 宮本ビル１F
TEL: 079-223-4924

参加予約▶TEL：079-223-4924

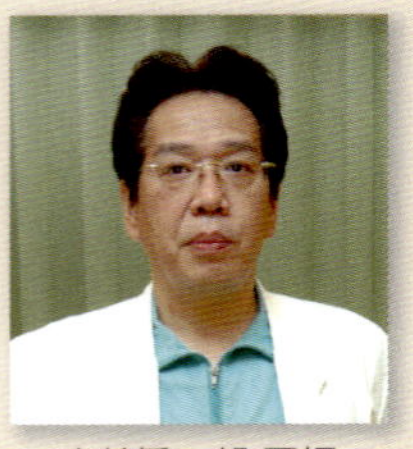

小林眞一郎 医師

■名称…………体外受精セミナー
■日程…………原則第３土曜 14：00~15：40
■開催場所……宮本ビル７F
■予約…………必要
■参加費用……無料
■参加…………他院患者様 OK
■個別相談……有り

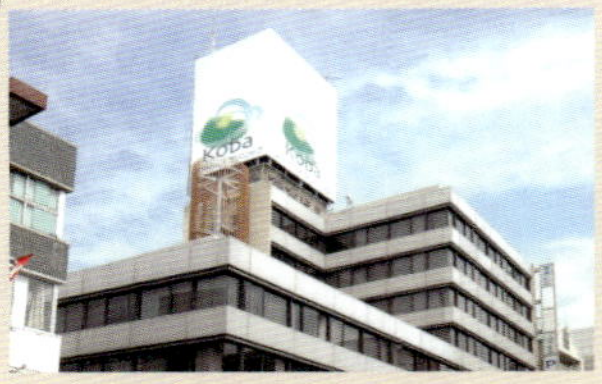

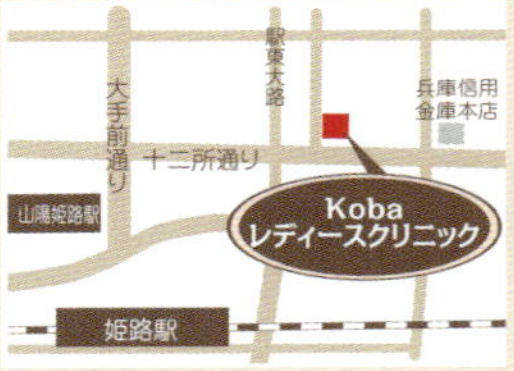

●体外受精（顕微授精）の認識度を UP すること。そして正しい情報を伝えること。一般の患者さんへ　ご主人は、はっきり言って体外受精というものを正しく把握されていませんので、歴史的な流れ、システム、料金、自治体のサポート、合併症などすべてお話しています。

Kagoshima Access 鹿児島 IC より 車で７分、鹿児島中央駅より鹿児島交通又は鹿児島市営バス「天神南」バス停下車 徒歩５分

https://tokunaga-lc.jp

徳永産婦人科

鹿児島県鹿児島市田上 2-27-17
TEL: 099-202-0007

参加予約▶TEL：099-202-0007

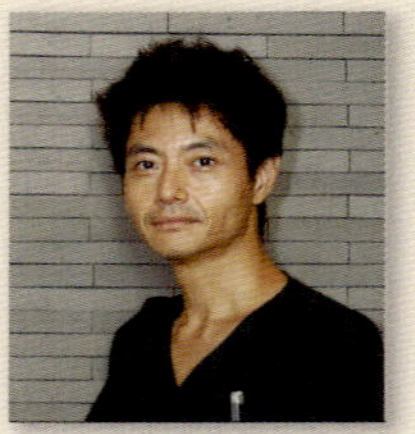

徳永 誠 医師

■名称…………体外受精説明会
■日程…………個別で行っております
■開催場所……クリニック内
■予約…………必要
■参加費用……2,000 円
■参加…………他院患者様 OK
■個別相談……有り

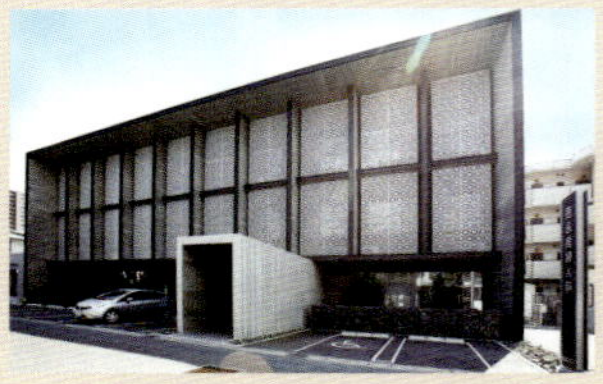

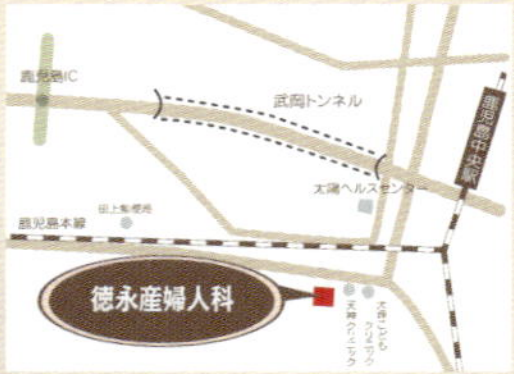

●医師、看護師、胚培養士により、当院の治療方法などについて詳しく説明をさせて頂きます。
また、最後に皆様からの質問もお受けしています。

赤ちゃんがほしい！　ママ＆パパになりたい！

見つけよう！私たちにあったクリニック

なかなか妊娠しないなぁ。どうしてだろう？
心配になってクリニックへ相談へ行こうと思っても、「たくさんあるクリニックから、どう選べばいいの？」と悩むこともあるかもしれませんね。
ここでは、クリニックからのメッセージと合わせて基本的な情報を紹介しています。
お住いの近く、職場の近く、ちょっと遠いけど気になるクリニックが見つかったら、ぜひ、問い合わせてみてください。 （P.93 の全国の不妊治療病院＆クリニックも、ぜひご活用ください）

紹介のクリニック

中野レディースクリニック	千葉	オーク銀座レディースクリニック	東京	木場公園クリニック・分院	東京
芝公園かみやまクリニック	東京	小川クリニック	東京	菊名西口医院	神奈川
神奈川レディースクリニック	神奈川	佐久平エンゼルクリニック	長野	田村秀子婦人科医院	京都
オーク住吉産婦人科	大阪	オーク梅田レディースクリニック	大阪	オークなんばレディースクリニック	大阪
つばきウイメンズクリニック	愛媛				

体外受精・顕微授精・不妊症　東京都・中央区

オーク銀座レディースクリニック

TEL. 0120-009-345　URL. https://www.oakclinic-group.com/

お子様を迎えるという目標に向かって、高度生殖補助医療による治療を提供しています。

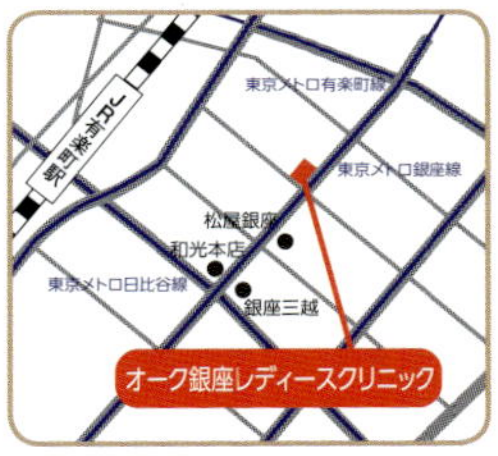

患者様のお話をうかがい、お一人おひとりに合わせた治療プランをご提案します。男性不妊にも対応しており、ご夫婦で受診していただくことも可能です。また、週に3日は大阪の本院（オーク住吉産婦人科）から経験豊富な専門医が来院し、診療にあたっています。

体外受精周期の注射には365日対応しており、病院ではなく、患者様本位のスケジュールで治療を進めていただけます。

学会認定の胚培養士が在籍する国際水準の培養ラボラトリーを備え、院内の基準をクリアした胚培養士が、患者様に採卵した卵子や受精後の胚の状態をご説明しています。

患者様が一日も早く赤ちゃんを迎えられるよう、経験と技術に裏打ちされた治療でサポートして参ります。

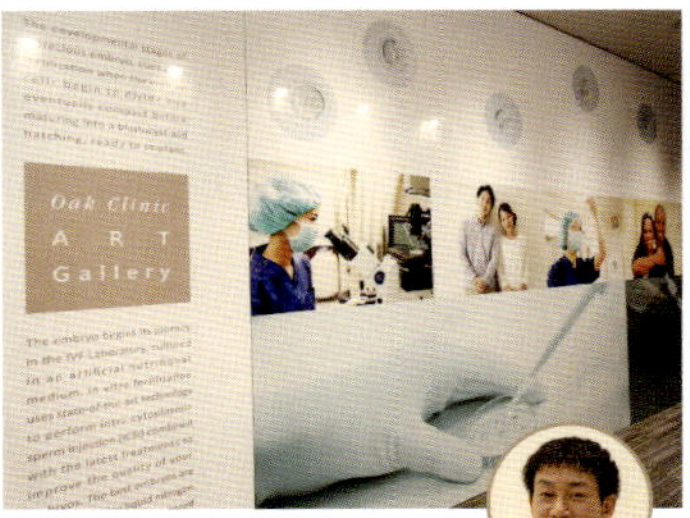

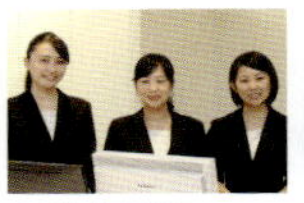

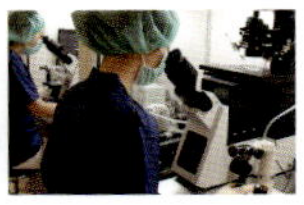

Profile. 太田 岳晴 院長

福岡大学医学部卒業。
福岡大学病院、飯塚病院、福岡徳洲会病院を経て、オーク銀座レディースクリニック院長。

○ 診療時間

	月	火	水	木	金	土	日
午前	○	○	○	○	○	○	△
午後	○	○	○	○	○	○※	―
夜間	○	○	○	○	○	―	―

午前 9:00～13:00、午後 14:00～16:30
※土曜午後14:00～16:00、夜間 17:00～19:00
△日・祝日は 9:00～15:00

東京都中央区銀座 2-6-12　Okura House 7F

○ JR 山手線・京浜東北線有楽町駅 徒歩5分、東京メトロ銀座駅 徒歩3分、東京メトロ 有楽町線 銀座1丁目駅 徒歩2分

●人工授精 ●体外受精 ●顕微授精 ●凍結保存 ●男性不妊
●漢方 ●カウンセリング ●女医

不妊症・婦人科一般・更年期障害・その他　千葉県・柏市

中野レディースクリニック

TEL. 04-7162-0345　URL. http://www.nakano-lc.com

エビデンスに基づいた、イージーオーダーの不妊治療

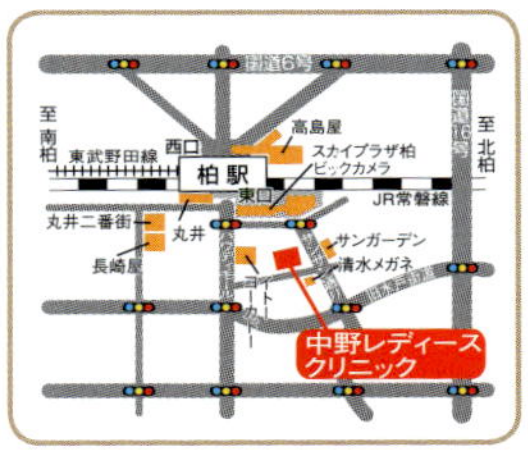

患者様お一人おひとりの治療効果が高いレベルで実現できるよう、エビデンス（症状に対して効果があることがわかっている治療法）に基づいた治療を行っています。そして、最終的に一人でも多くの方が妊娠できるよう、それぞれの方に合った細やかな対応ができるようイージーオーダーの不妊治療をご提供しております。

不妊治療は、加齢とともに条件が悪くなりますから、みなさま、早めに私たちクリニックをお訪ねください。

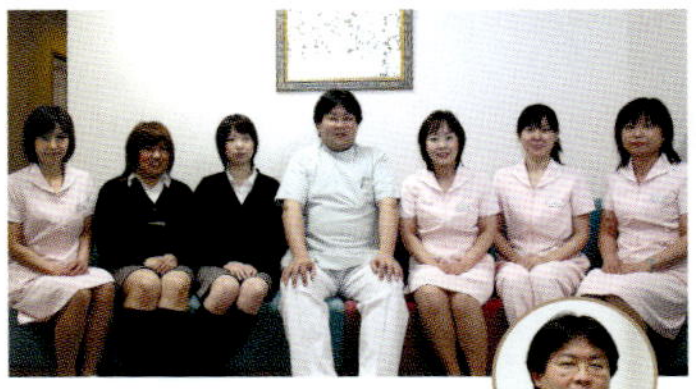

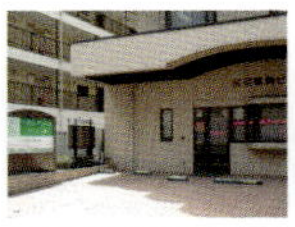

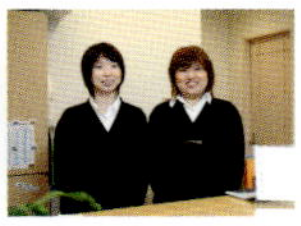

Profile. 中野 英之 院長

平成4年 東邦大学医学部卒業、平成8年 東邦大学大学院修了。この間、東邦大学での初めての顕微授精に成功。平成9年 東京警察病院産婦人科に出向。吊り上げ式腹腔鏡の手技を習得、実践する。
平成13年 宗産婦人科病院副院長。平成17年 中野レディースクリニックを開設。医学博士。
日本生殖医学会認定生殖医療専門医。

○ 診療時間（9:00～12:30、15:00～19:00）

	月	火	水	木	金	土	日
午前	○	○	○	○	○	○	―
午後	○	○	○	○	○	―	―
夜間	○	―	○	―	○	―	―

午後 15:00～17:00、夜間 17:00～19:00
※土曜午後、日・祝日は休診。
※初診の方は、診療終了1時間前までにご来院下さい。

千葉県柏市柏 2-10-11-1F

○ JR 常磐線柏駅東口より徒歩3分

●人工授精 ●体外受精 ●顕微授精 ●凍結保存
●男性不妊 ●カウンセリング

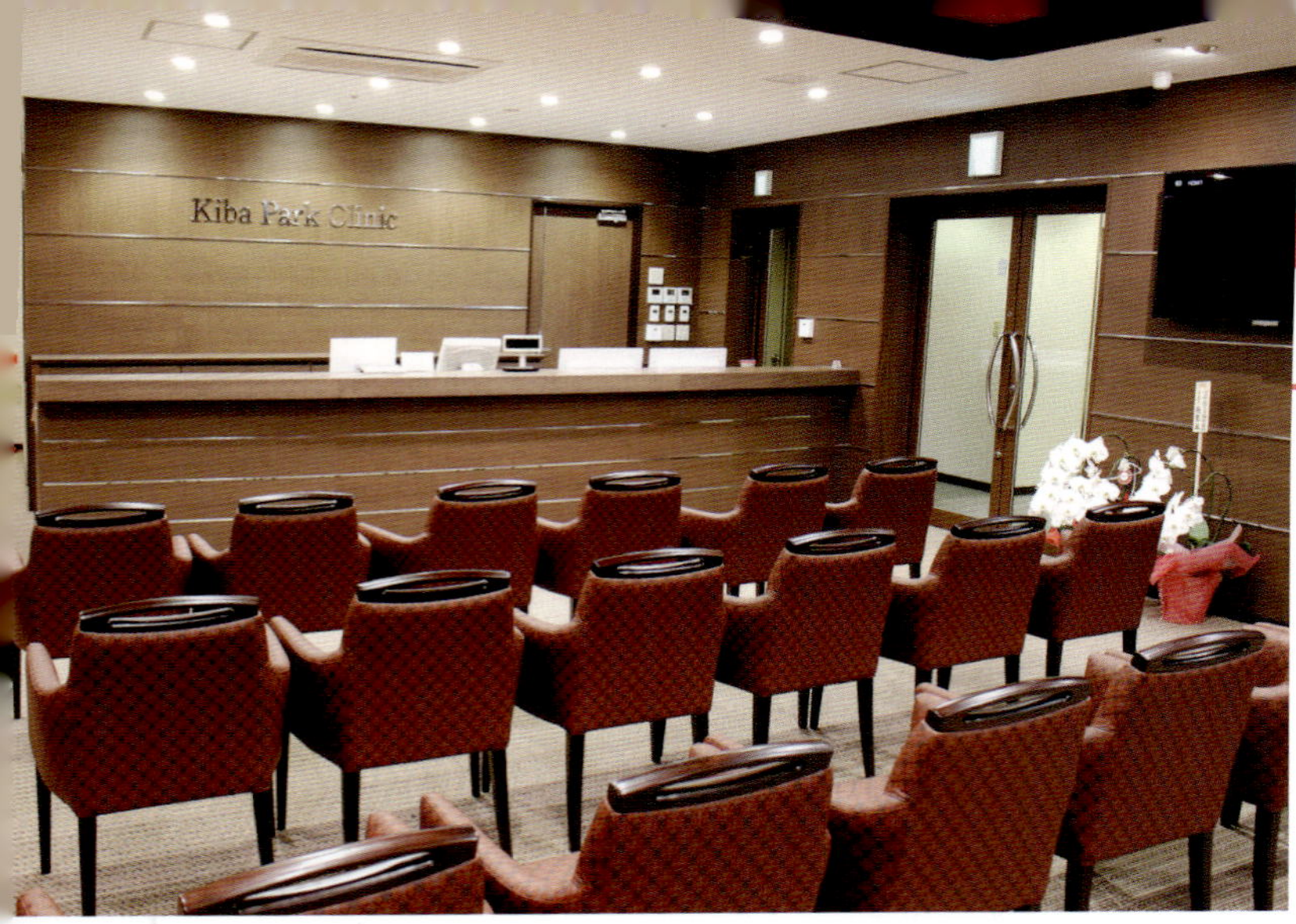

一般不妊症・体外受精・顕微授精・不育症　東京都・江東区

木場公園クリニック・分院

TEL. 03-5245-4122　URL. http://www.kiba-park.jp

世界トップレベルの医療を 提供させていただきます

不妊症の治療は長時間を要することもあり、今後の治療方針や将来のことに不安を抱いている方も多く、心のケアを大事にしていかなければなりません。

当クリニックでは、心理カウンセラー、臨床遺伝専門医が患者様の心の悩みをバックアップさせていただきます。

一般の不妊症治療で妊娠されない方には、生殖補助技術を用いた体外受精・顕微授精を実施いたします。

ご夫婦の立場に立った生殖専門医による大学病院レベルの高品位な技術と、欧米スタイルの心の通った女性・男性不妊症の診察・検査・治療を行わせていただきます。

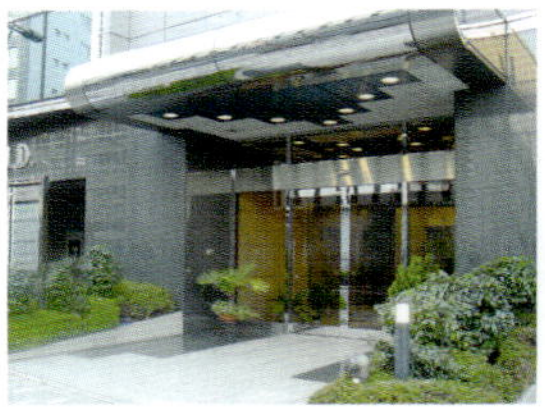

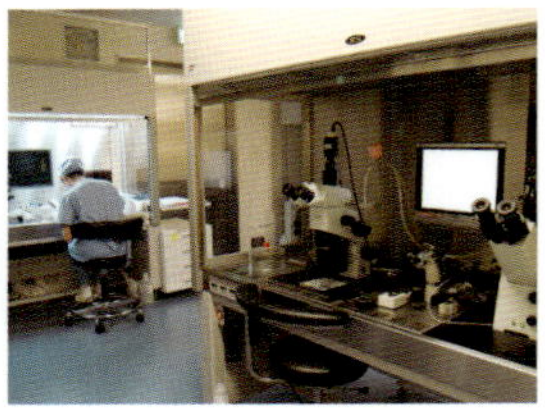

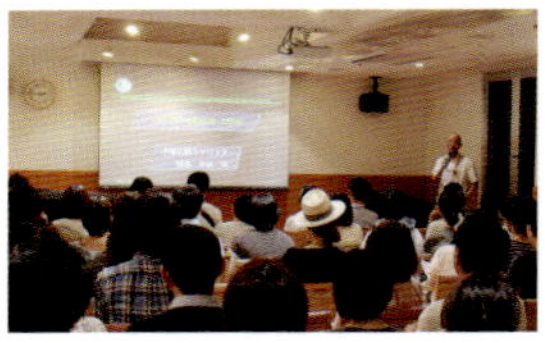

「不妊症はカップルの病気」

木場公園クリニック・分院は、カップルで受診しやすいクリニックを目指して、設計・運営しています。エントランスの雰囲気はごくシンプルで、男性だけでも入りやすいです。カップルで診察を待つ人が多いので、待合室に男性がいてもなんの違和感もありません。また、多目的ホールではセミナーなどを行っています。

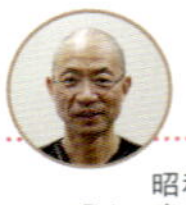

Profile. 吉田 淳 理事長

ISO 9001 Registered　UKAS　JISART Japanese Institution for Standardizing Assisted Reproductive Technology

昭和61年愛媛大学医学部卒業。同年5月より東京警察病院産婦人科に勤務。平成3年より池下チャイルドレディースクリニックに勤務。平成4年日本産婦人科学会専門医を取得。その後、女性不妊症・男性不妊症の診療・治療・研究を行う。平成9年日本不妊学会賞受賞。平成11年1月木場公園クリニックを開業。「不妊症はカップルの問題」と提唱し、日本で数少ない女性不妊症・男性不妊症の両方を診察・治療できるリプロダクション専門医である。

○ 診療時間 (8:30～12:00、13:30～16:30)

	月	火	水	木	金	土	日
午前	○	○	○	○	○	○※	—
午後	○	●	○	●	○	○※	—

● 6Fのみ火曜日と木曜日の午後13:30～18:00
※土曜日 午前9:00～14:00、午後14:30～16:00
祝日の午前は8:30～13:00

東京都江東区木場 2-17-13 亀井ビル2F･3F･5～7F
○東京メトロ東西線木場駅 3番出口より徒歩2分

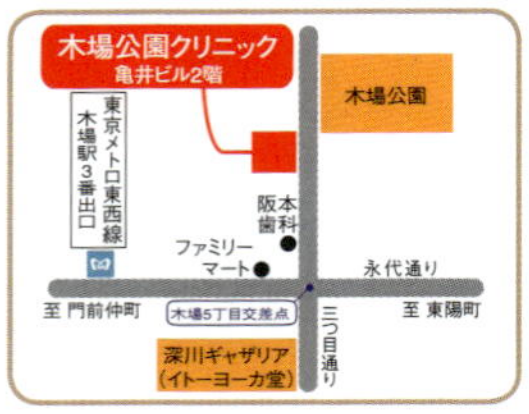

●人工授精 ●体外受精 ●顕微授精 ●凍結保存 ●男性不妊 ●漢方 ●カウンセリング ●運動指導 ●女医 ●鍼灸 ●レーザー

不妊症・婦人科一般・産科・更年期障害・その他　東京都・豊島区

小川クリニック

TEL. 03-3951-0356　URL. https://www.ogawaclinic.or.jp

希望に沿った治療の提案で、無理のない妊娠計画が実現

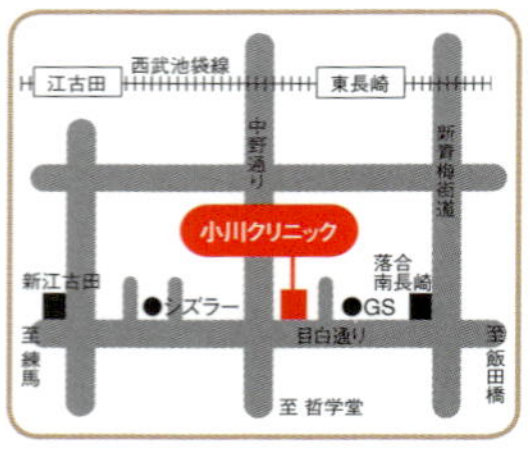

不妊治療の基本は、なるべく自然状態に近い形で妊娠を計ることです。やみくもに最新治療の力を借りることは、避けなければなりません。

まず、タイミング法より始め、漢方療法、排卵誘発剤、人工授精などその人の状態により徐々にステップアップしていきます。

当院では開院以来、高度生殖医療（体外受精、顕微授精など）の治療に到達する前に多くの方々が妊娠されています。

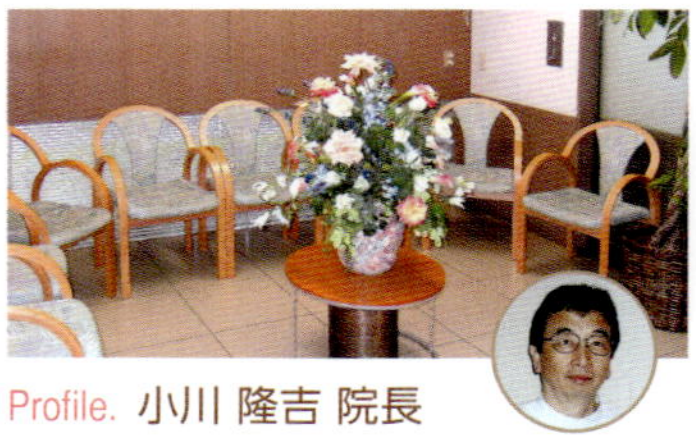

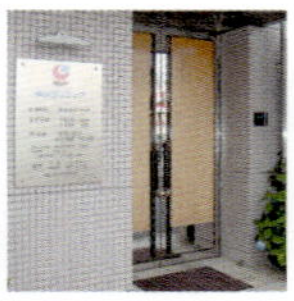

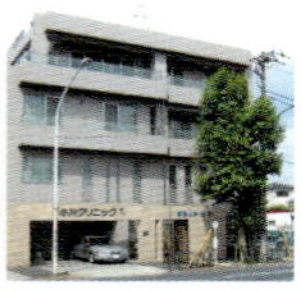

Profile. 小川 隆吉 院長

1949年生まれ。医学博士。元日本医科大学産婦人科講師。1975年日本医科大学卒業後、医局を経て1995年4月まで都立築地産院産婦人科医長として勤務。セックスカウンセラー･セラピスト協会員。日本生殖医学会会員。1995年6月不妊症を中心とした女性のための総合クリニック、小川クリニックを開院。著書に「不妊の最新治療」「ここが知りたい不妊治療」「更年期を上手に乗り切る本」「30才からの安産」などがある。

○ 診療時間 (9:00～12:00、15:00～18:00)

	月	火	水	木	金	土	日
午前	○	○	○	○	○	○	—
午後	○	○	—	○	○	—	—

※水･土曜の午後、日･祝日は休診。緊急の際は、上記に限らず電話連絡の上対応いたします。

東京都豊島区南長崎 6-7-11
○ 西武池袋線東長崎駅、地下鉄大江戸線落合南長崎駅より徒歩8分

●人工授精 ●男性不妊 ●漢方 ●カウンセリング

不妊症・婦人科一般　東京都・港区

芝公園かみやまクリニック

TEL. 03-6414-5641　URL. http://www.s-kamiyamaclinic.com

不妊症はご夫婦の問題です。ご夫婦に合った最適な治療をご提供いたします

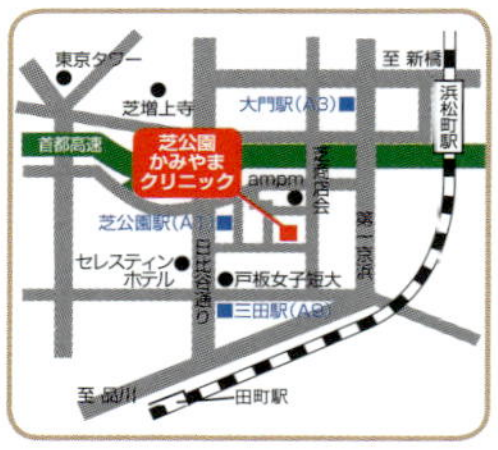

医療不信や医療の質が問題となる現在、我々は患者様が何を一番求められているかを見極める事が大切だと考えています。当院では、排卵誘発剤の使用や人工授精、体外受精を画一的に行うのではなく、ご夫婦のご希望に添えるよう、段階を追って進めて参ります。

不妊症の原因の半数近くは、男性にも原因があるといわれています。しかし、不妊症は女性の問題とする考え方が、広く認められています。そこで当院では、ご夫婦を同時に診療して、お二人の問題として考えていきます。男性不妊症、性機能障害の治療にも、積極的に取り組んでいます。

月に1回、妊娠準備学級（無料）を行っていますので、何でもお気軽にご相談下さい。詳しくはHPをご覧下さい。

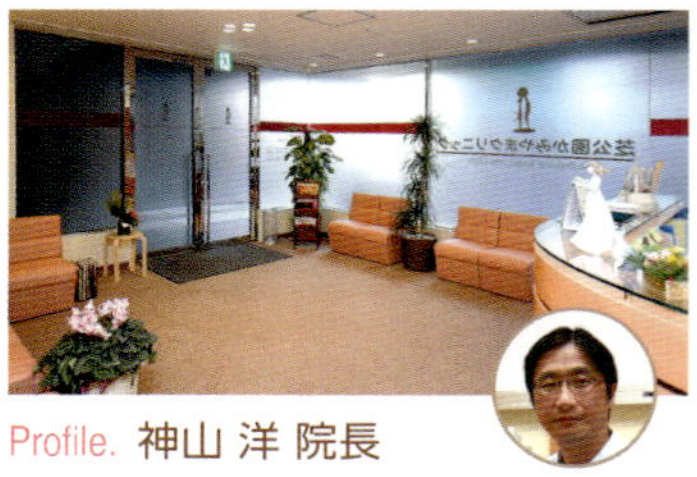

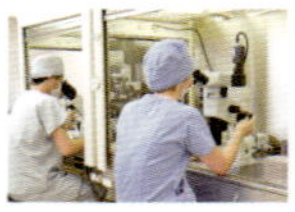

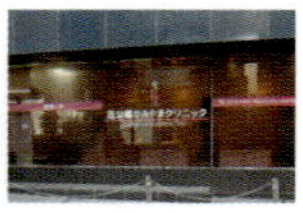

Profile. 神山 洋 院長

昭和60年3月 昭和大学医学部卒業。平成2年3月 昭和大学医学部大学院医学研究科外科系産婦人科修了。平成4年5月 医学博士授与。
平成13年7月 米国 Diamond Institute infertility and Menopause にて体外受精の研修。平成14年10月虎の門病院産婦人科医員不妊外来担当。平成17年6月 芝公園かみやまクリニック院長に就任。

○ 診療時間 (10:00～13:00、16:00～19:00)

	月	火	水	木	金	土	日
午前	○	○	○	—	○	○	—
午後	○	○	○	●	○	—	—

※木曜午前、土曜の午後、日曜・祝日は休診。
● 医師から指示のある方のみ。
※お電話にてご予約の上、ご来院下さい。

東京都港区芝 2-9-10 ダイユウビル1F
○ 都営三田線 芝公園駅 A1出口より徒歩3分、JR 山手線田町駅 三田口･浜松町駅南口より徒歩9分、都営大江戸線･都営浅草線大門駅 A3 出口より徒歩9分

●人工授精 ●体外受精 ●顕微授精 ●凍結保存 ●男性不妊 ●漢方

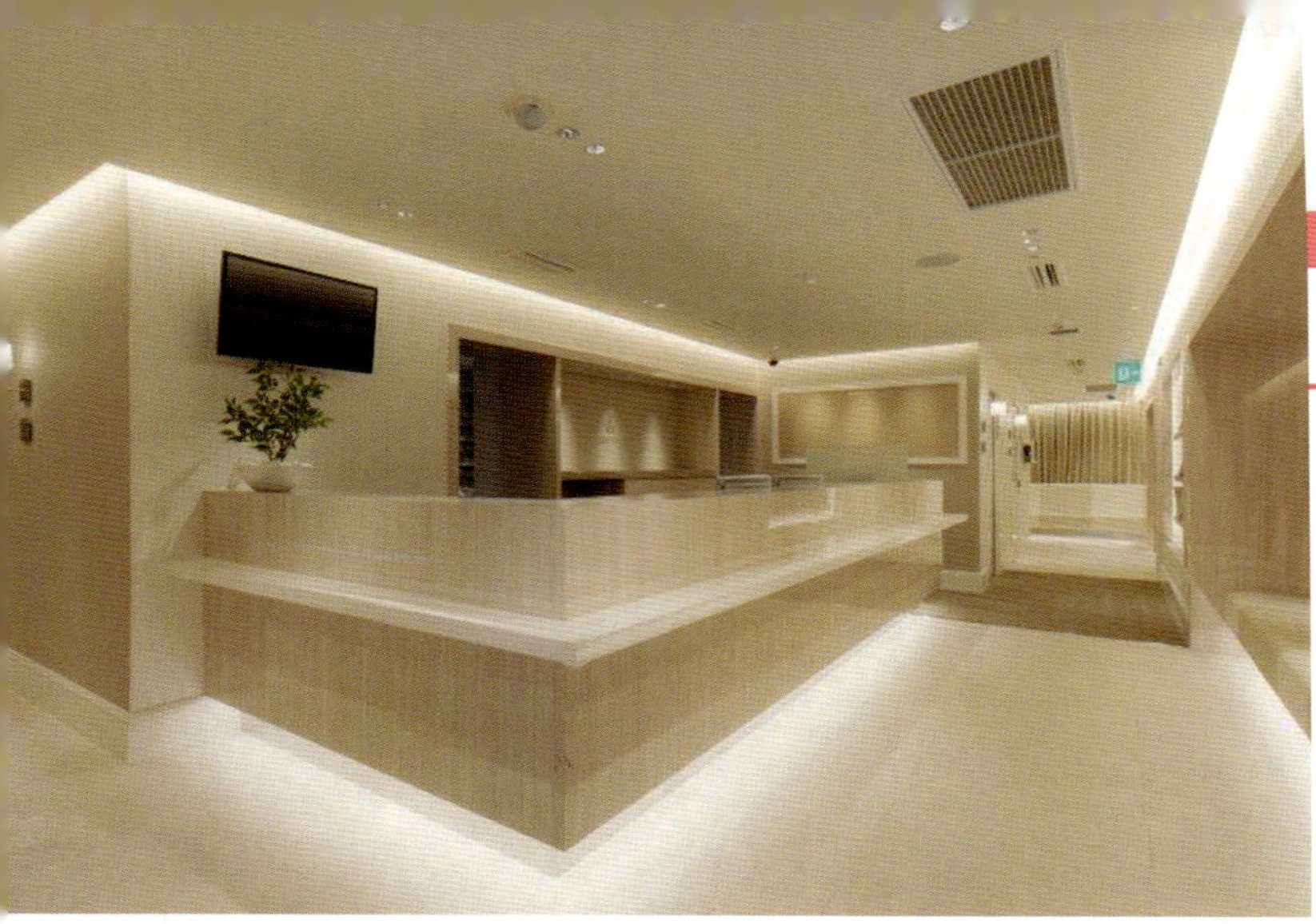

不妊不育 IVF センター・婦人科一般　神奈川県・横浜市

神奈川レディースクリニック

TEL. 045-290-8666　URL. http://www.klc.jp

患者様お一人おひとりのお気持ちを大切に 納得のいく治療を進めていきます

不妊・不育の治療をされている患者様の身近な存在として、気軽に活用できるクリニックでありたいというのが当クリニックのモットーです。不妊治療は、患者様の体調やお気持ちにいかに寄り添うかが大切となります。治療へのストレスや不安を少しでもとり除いて治療に臨んでいただくための多くの相談窓口を設けており、疑問や悩みをお気軽に相談できるようになっています。

不妊・不育症の原因は様々あり、複雑です。患者様のお気持ちを大切に医師・培養士・看護師がチームとして治療を進めてまいります。

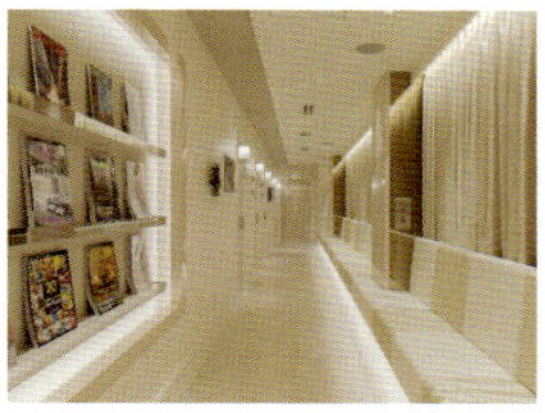

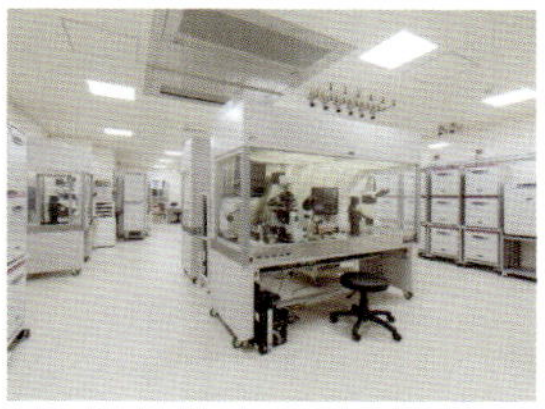

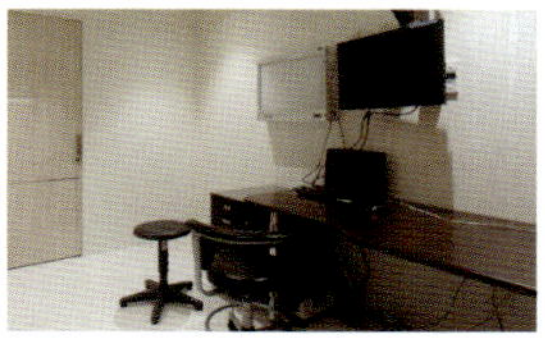

緊急時や入院の必要な方は、近隣の医療機関と提携し、24 時間対応にて診療を行っております。また、携帯電話から診察の順番がわかる、受付順番表示システムを導入しております。

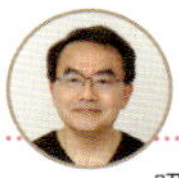

Profile. 小林 淳一 院長

昭和 56 年慶應義塾大学医学部卒業。慶應義塾大学病院にて習慣流産で学位取得。昭和 62 年済生会神奈川県病院にて、IVF・不育症を専門に外来を行う。平成 9 年新横浜母と子の病院にて、不妊不育 IVF センターを設立。平成 15 年 6 月神奈川レディースクリニックを設立し、同センターを移動する。医学博士。日本産科婦人科学会専門医。母体保護法指定医。日本生殖医学会、日本受精着床 学会、日本卵子学会会員。

○ 診療時間 (8:30～12:30、14:00～19:00)

	月	火	水	木	金	土	日
午前	○	○	○	●	○	△	△
午後	○	○	○※	●	○	―	―

△土・日(第2・第4)・祝日の午前は8:30～12:00、午後休診
※水曜午後は14:00～19:30
●木曜、第1・第3・第5日曜の午前は予約制

神奈川県横浜市神奈川区西神奈川1-11-5 ARTVISTA横浜ビル

○ JR東神奈川駅より徒歩5分、京急仲木戸駅より徒歩8分、東急東白楽駅より徒歩7分

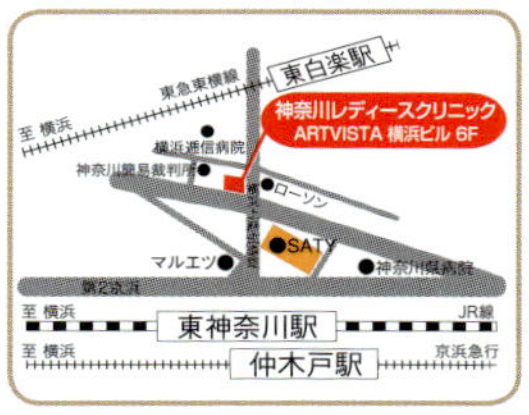

●人工授精 ●体外受精 ●顕微授精 ●凍結保存 ●男性不妊 ●漢方 ●カウンセリング ●食事指導

不妊症・リプロダクションセンター・体外受精ラボラトリー・サージセンター　大阪府・大阪市

オーク住吉産婦人科

TEL. 0120-009-345　URL. https://www.oakclinic-group.com/

高度生殖補助医療の専門クリニック。 年中無休の体制で最先端の治療を提供します。

24時間365日体制の高度生殖補助医療実施施設です。働きながら不妊治療を受けていただきやすい体制を整えています。

生殖医療に長年携わっている専門医が、患者様お一人お一人のお話をうかがった上で治療プランをご提案いたします。男性不妊にも対応し、ご夫婦での受診も可能です。

国際水準の培養ラボラトリーには、学会認定の胚培養士が多数在籍し、日々技術の習得や研究にあたっています。

患者様が納得して治療を受けて頂けるようドクター、スタッフが一丸となって治療に取り組んでいます。

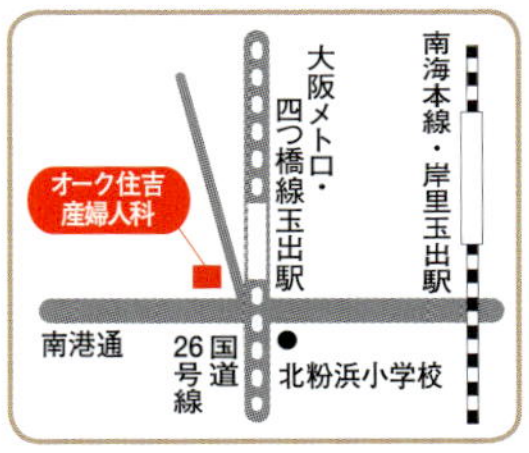

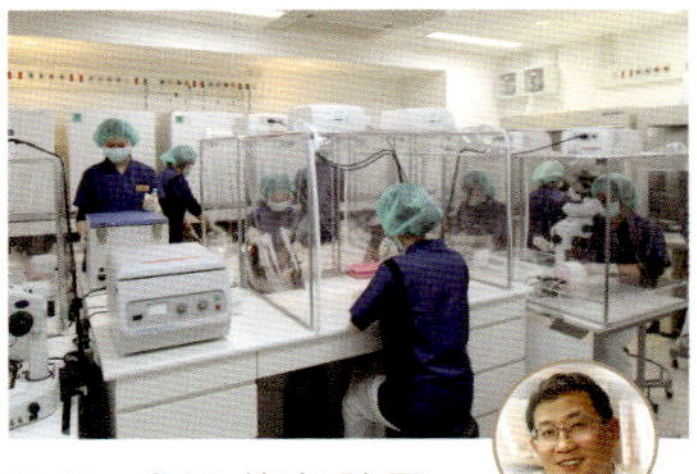

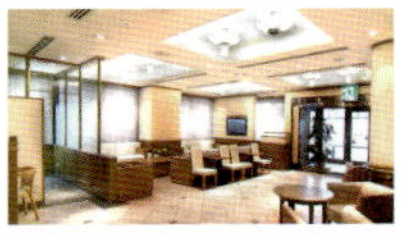

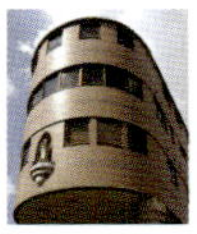

Profile. 多田 佳宏 院長

京都府立医科大学卒業。同大学産婦人科研修医、国立舞鶴病院、京都府立医科大学産婦人科修練医、京都市立病院、松下記念病院などを経て当院へ。女性の不妊治療の診察とともに、男性不妊も担当。医学博士。産婦人科専門医、生殖医療専門医。

○ 診療時間

	月	火	水	木	金	土	日
午前・午後	○	○	○	○	○	●	△
夜間	○	○	○	○	○	―	―

午前・午後9:00～16:30、夜間 17:00～19:00
● 土は9:00～16:00、△ 日・祝日は9:30～15:00
卵巣刺激のための注射、採卵、胚移植は日・祝日も行います。

大阪府大阪市西成区玉出西 2-7-9

○ 大阪メトロ 四つ橋線 玉出駅 5 番出口徒歩 0 分
南海本線岸里玉出駅徒歩 10 分

●人工授精 ●体外受精 ●顕微授精 ●凍結保存 ●男性不妊 ●漢方 ●カウンセリング ●女医

不妊症・産科・婦人科・小児科・内科　神奈川県・横浜市

菊名西口医院

TEL. 045-401-6444　URL. http://www.kikuna-nishiguchi-iin.jp

約6割の方が自然妊娠！プラス思考で 妊娠に向けてがんばってみませんか？

できる限り、自然に近い妊娠につながる不妊治療を心がけ、妊娠後のアフターフォローまで責任を持って診ることが、私たち菊名西口医院のモットーです。

そのため、外来の妊婦さんも約半数は不妊治療を経た妊娠成功者ですし、小児科の約3割はそのご夫婦のお子さんです。

「妊婦がいる外来は通院したくない」、「子どもがいる外来は通院したくない」というお気持ちは十分に受け止めています。だからこそ、そのご夫婦のように「妊娠できるんだ！」と、プラス思考で妊娠に向けてがんばってみませんか。

無理のない範囲で、根気強く。

基礎体温をつける気持ちになれないほど落ち込んだら、何カ月でも待ちます。通院をしばらく休んでも良いのですよ。…『待つことも治療』ですから。

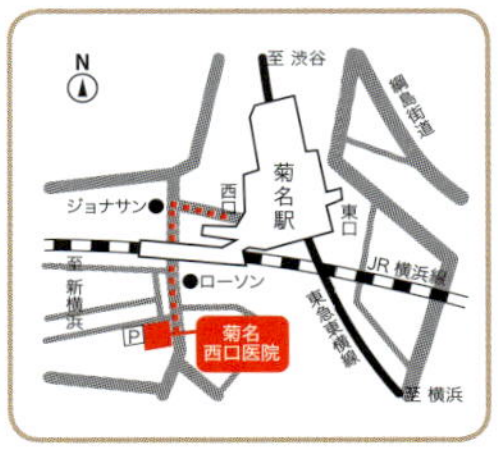

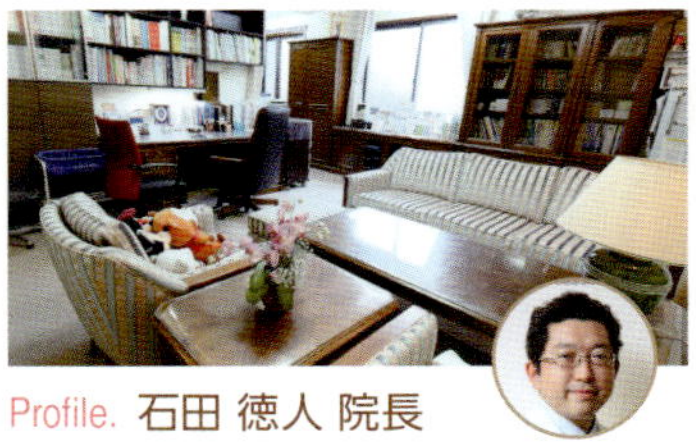

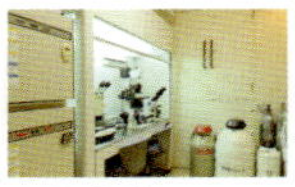

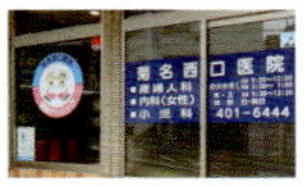

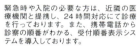

Profile. 石田 徳人 院長

平成2年 金沢医科大学卒業。同年聖マリアンナ医科大学産婦人科入局。平成8年 聖マリアンナ医科大学大学院修了。平成8年 カナダ McGill 大学生殖医学研究室客員講師。平成9年 聖マリアンナ医科大学産婦人科医長。平成13年 菊名西口医院開設。
日本産科婦人科学会専門医。日本生殖医学会会員。日本受精着床学会会員、高度生殖技術研究所会員。男女生み分け研究会会員。母体保護法指定医。医学博士。

○ 診療時間 (9:30～12:30、15:30～19:00)

	月	火	水	木	金	土	日
午前	○	○	○	○	○	○	―
午後	○	○	○	―	○	―	―

※木・土曜午後、日曜・祝日は休診。
※土曜午後、日曜・祝日は体外受精や顕微授精などの特殊治療を行う患者さんのみを完全予約制にて行っています。
※乳房外来、小児予防接種は予約制。

神奈川県横浜市港北区篠原北 1-3-33

○ JR横浜線・東急東横線 菊名駅西口より徒歩1分
医院下に駐車場4台有り。(車でお越しの方は、その旨お伝え下さい。)

●人工授精 ●体外受精 ●顕微授精 ●凍結保存 ●男性不妊 ●漢方 ●カウンセリング ●食事指導 ●運動指導

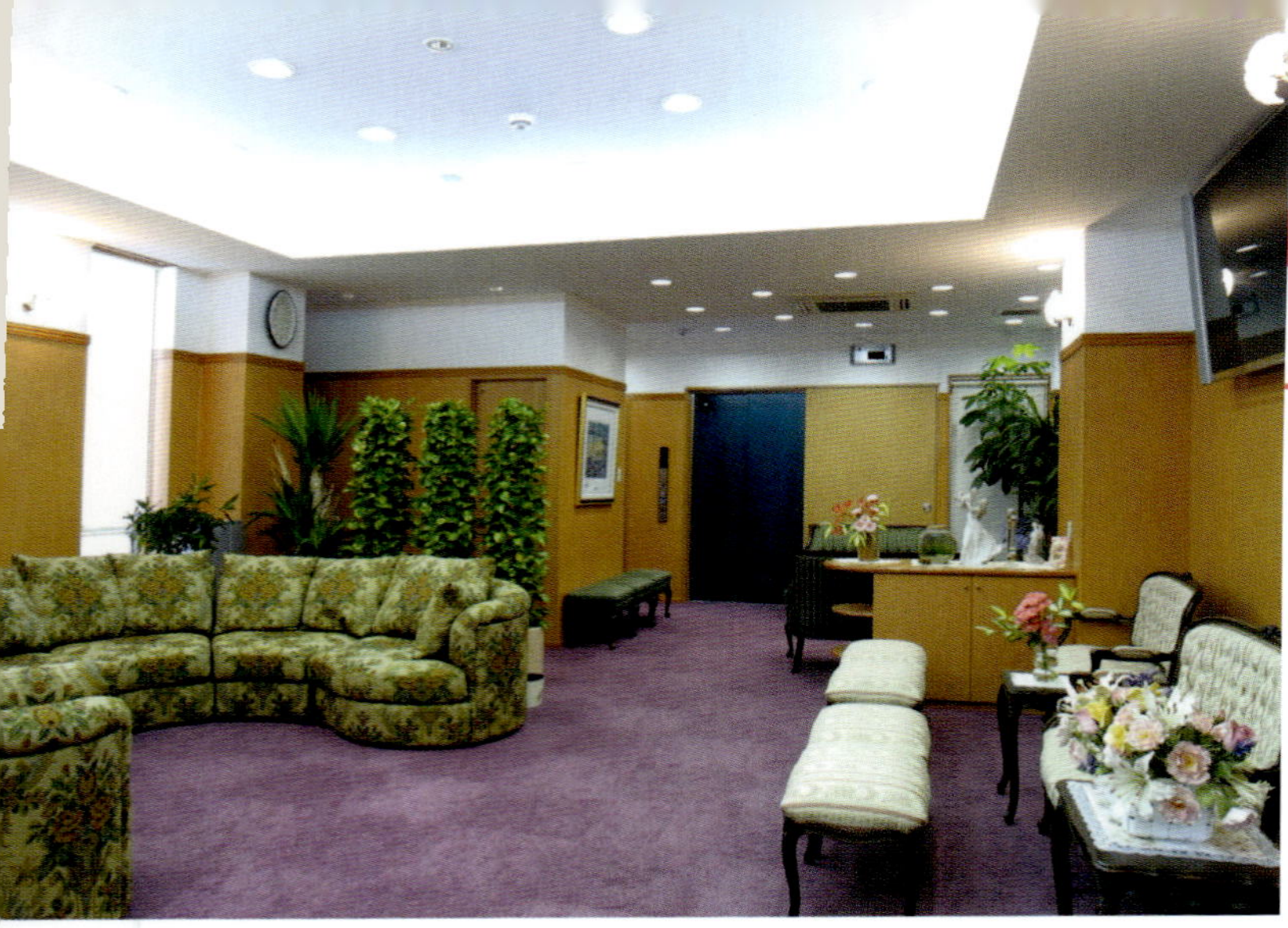

不妊症専門　京都府・京都市

田村秀子婦人科医院

TEL. 075-213-0523　URL. https://www.tamura-hideko.com/

心の持ち方や考え方、生活習慣などを聞き、その人だけのオーダーメイドな治療の提案

『これから病院に行くんだ』という気持ちでなく、もっとリラックスした気持ちで、たとえばレストランに食事に行く時やウィンドウショッピングの楽しさ、ホテルでお茶をする時の心地良さで来ていただけるような病院を目指しています。

また、不妊症は子どもが欲しくても自分ではどうしようもなく、かつ未体験のストレスとの戦いでもありますから、できればここに来たら、お姫さまのように自分主体でゆとりや自信を持てる雰囲気を作るよう心がけています。

我々は皆様が肩の力を抜いて通院して下さってこそ、治療の最大の効果を発揮できるものと思っております。ですから、そんな雰囲気作りに、これからも力を注いでいきたいと思っています。

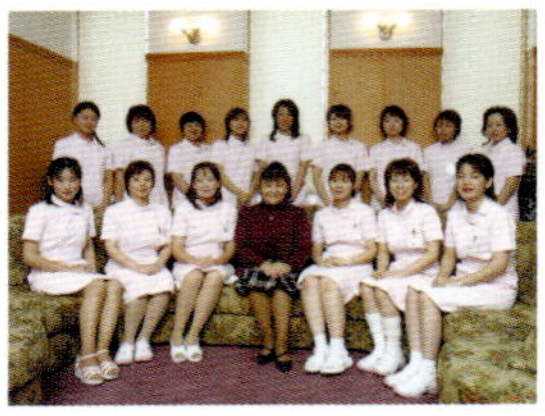

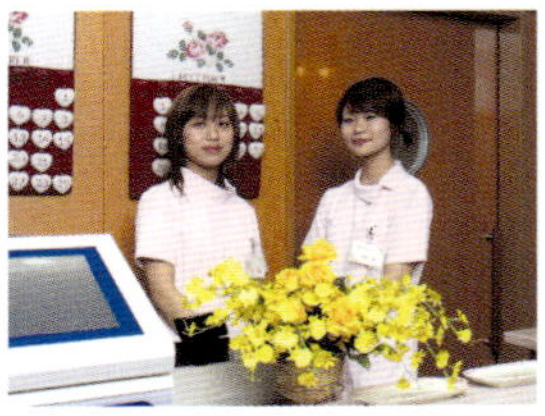

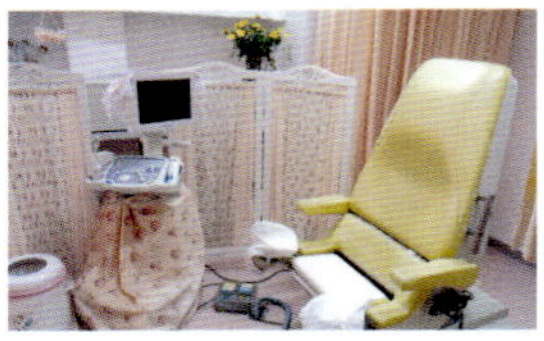

やわらかくあたたかいカラーリング。アロマテラピーによる心地よい匂い。さらに、冷たさを感じないようにと医療機器に覆いかけられたクロスなど、院内には細かな配慮がなされている。体外受精のあとに安静室（個室）でもてなされる軽食も好評。

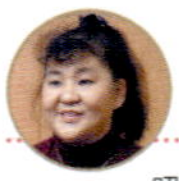

Profile. 田村 秀子 院長

昭和 58 年、京都府立医科大学卒業。平成元年同大学院修了。同年京都第一赤十字病院勤務。平成 3 年、自ら治療し、妊娠 13 週での破水を乗り越えてできた双子の出産を機に義父の経営する田村産婦人科医院に勤務して不妊部門を開設。平成 7 年より京都分院として田村秀子婦人科医院を開設。平成 15 年 8 月、現地に発展移転。現在、自院、田村産婦人科医院、京都第二赤十字病院の 3 施設で不妊外来を担当。専門は生殖内分泌学。医学博士。

○ 診療時間 (9:30～12:00、13:00～19:00)

	月	火	水	木	金	土	日
午前	○	○	○	○	○	○	―
午後	○	○	○	○	○	―	―
夜間	○	○	○	○	○	―	―

午後 13:00～15:00、夜間 17:00～19:00
※日･祝祭日休診

京都府京都市中京区御池高倉東入ル御所八幡町 229

○ 市営地下鉄烏丸線 御池駅 1 番出口 徒歩 3 分

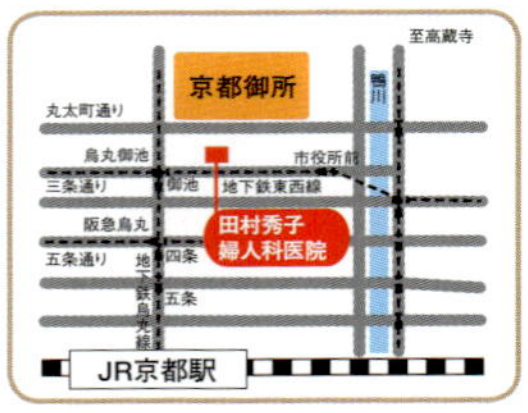

●人工授精 ●体外受精 ●顕微授精 ●凍結保存 ●男性不妊 ●漢方 ●カウンセリング ●女医

不妊症・体外受精・顕微授精　大阪府・大阪市

オークなんばレディースクリニック

TEL. 0120-009-345　URL. https://www.oakclinic-group.com/

不妊治療の専門院。本院のオーク住吉産婦人科と連携して高度生殖補助医療を提供。

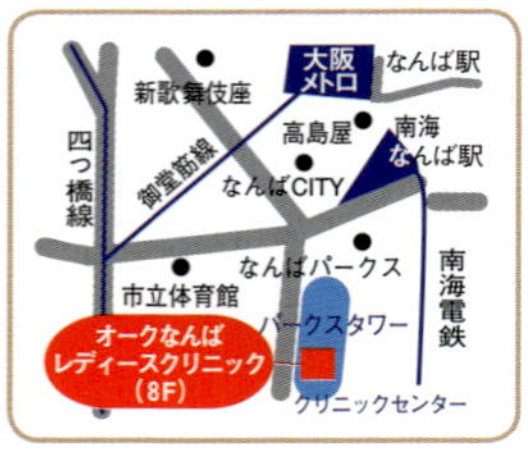

高度生殖補助医療は、本院のオーク住吉産婦人科と連携して提供しています。採卵や胚移植、特殊な検査や処置は、本院での実施となりますが、何度も通院が必要となる卵胞チェックや注射はなんばで行いながらの治療が可能です。

また、採卵後の卵子や胚の説明は、基準をクリアした本院の培養士が、オンラインで患者様に説明する体制も整えています。

妊娠という目標に向かって、患者様に納得して受けていただける治療を進めて参ります。

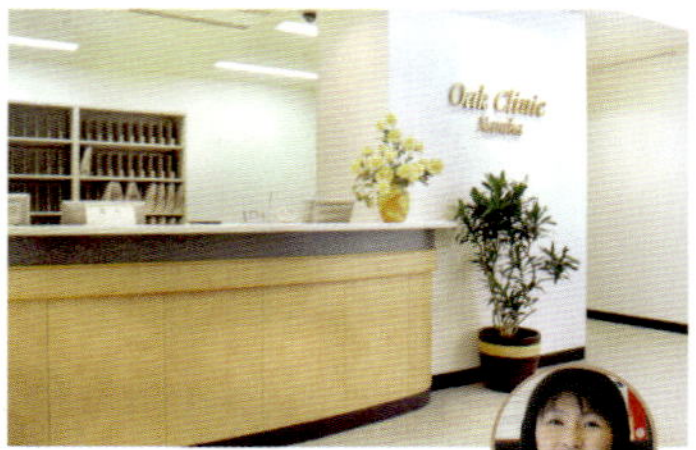

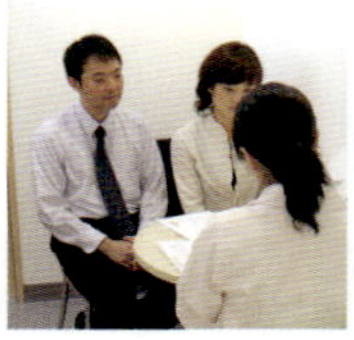

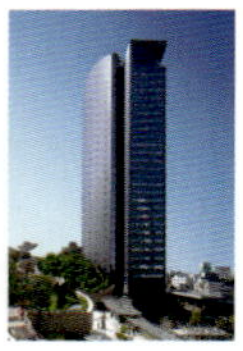

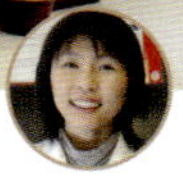

Profile. 田口 早桐 院長

川崎医科大学卒業。兵庫医科大学大学院にて抗精子抗体による不妊症について研究。兵庫医科大学病院、府中病院、オーク住吉産婦人科を経て当院で活躍。医学博士、産婦人科専門医、生殖医療専門医、臨床遺伝専門医。

○ 診療時間

	月	火	水	木	金	土	日
午前	○	○	●	●	○	●	―

午前 10:00～12:00、● 水・木・土は 10:00～13:00

大阪府大阪市浪速区難波中 2-10-70 パークスタワー 8F

○ 南海なんば駅徒歩3分、大阪メトロ 御堂筋線 なんば駅徒歩 5分

●人工授精 ●体外受精 ●顕微授精 ●凍結保存 ●男性不妊 ●漢方 ●カウンセリング ●女医

不妊症・体外受精・顕微授精　大阪府・大阪市

オーク梅田レディースクリニック

TEL. 0120-009-345　URL. https://www.oakclinic-group.com/

患者様の妊娠に向けた診療に、不妊治療の専門院として全力で取り組んでいます。

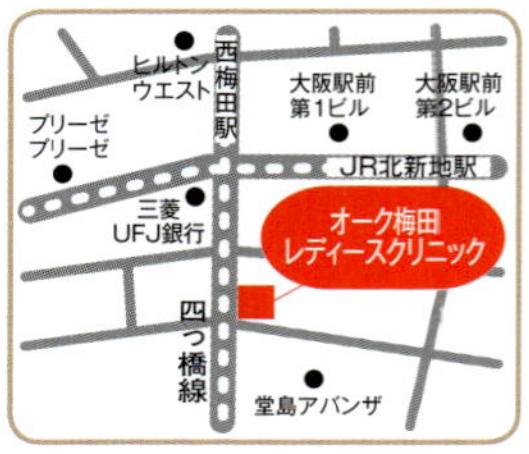

多数のオリジナル・メソッドを含む検査と治療をメニューに用意しています。

高度生殖補助医療は、本院のオーク住吉産婦人科と連携して提供しています。体外受精は患者様のお話をうかがい、お一人お一人に合わせたプランをご提案しています。採卵や胚移植、特殊な検査や処置は、本院での実施となりますが、何度も通院が必要となる卵胞チェックや注射は梅田で行いながらの治療が可能です。

患者様とともに、妊娠という目標に向かって治療を進めて参ります。

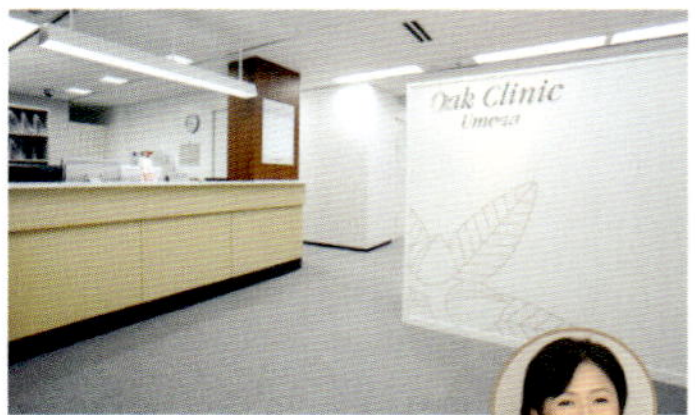

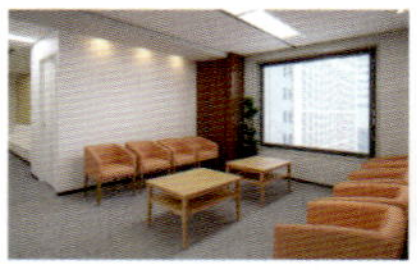

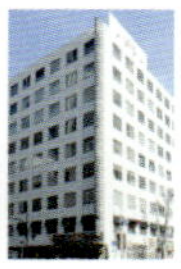

Profile. 船曳 美也子 医師

神戸大学文学部心理学科、兵庫医科大学卒業
兵庫医科大学、西宮中央市民病院、パルモア病院を経て当院へ。エジンバラ大学で未熟卵の培養法などを学んだ技術と自らの不妊体験を生かし、当院・オーク住吉産婦人科で活躍する医師。産婦人科専門医、生殖医療専門医。

○ 診療時間

	月	火	水	木	金	土	日
午前	○	○	○	○	○	○	―
午後	―	○	○	―	○	―	―
夜間	○	○	○	○	○	―	―

午前 10:00～13:00、午後 14:30～16:30
夜間 17:00～19:00

大阪府大阪市北区曽根崎新地1-3-16 京富ビル 9F

○ 大阪メトロ四つ橋線西梅田駅、JR 東西線北新地駅　C60 出口すぐ。JR 大阪駅より徒歩7分

●人工授精 ●体外受精 ●顕微授精 ●凍結保存 ●男性不妊 ●漢方 ●カウンセリング ●女医

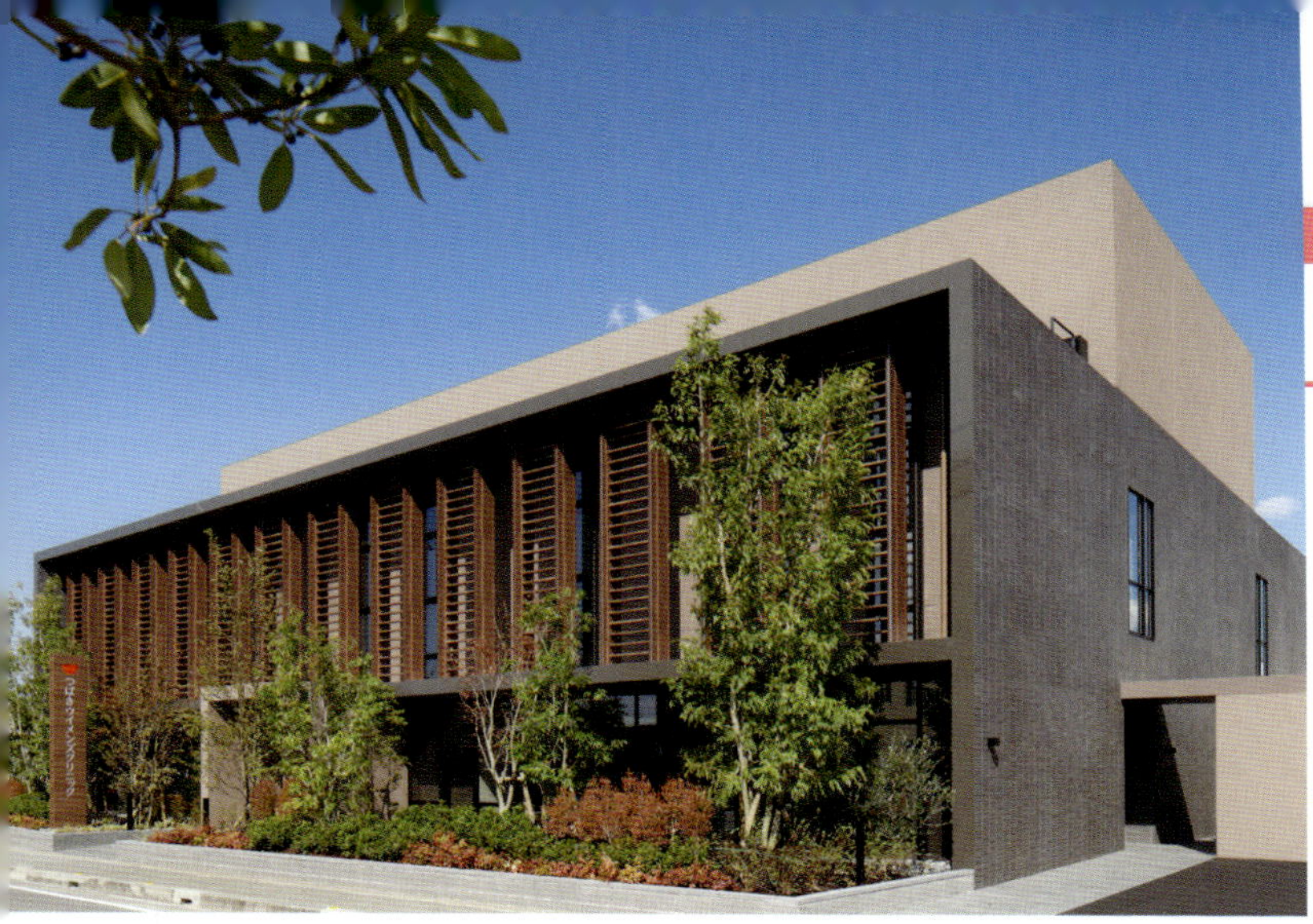

不妊症・産婦人科・新生児内科・麻酔科　　愛媛県・松山市

つばきウイメンズクリニック

TEL. 089-905-1122　URL. http://www.tsubaki-wc.com/

生殖医療、無痛分娩、ヘルスケアを中心に地域に根差した「かかりつけ産婦人科」

不妊症の原因を十分に調べたうえで、効果的な治療を積極的に行う「テーラーメイドな生殖医療」を信念としています。産婦人科医による女性不妊だけでなく、男性不妊を専門とする泌尿器科医による診療も重要です。当院は男性不妊に特化した専門外来を開設し、男女双方からのアプローチも可能にしています。男性不妊の分野で先駆的な治療や研究を実践し、国内外でも著名な獨協医科大学埼玉医療センターの岡田弘主任教授が診療・手術を担当しています。高度生殖医療の核とも言える培養部門は、高水準の培養技術を日夜追求しています。

妊娠後も当院での管理が可能で、無痛分娩も提供し、感動的な理想分娩を追求しています。また女性医学の見地から、女性の生涯にわたるヘルスケアをサポートしています。

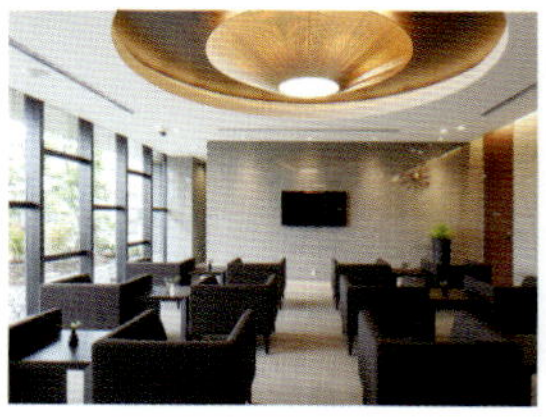

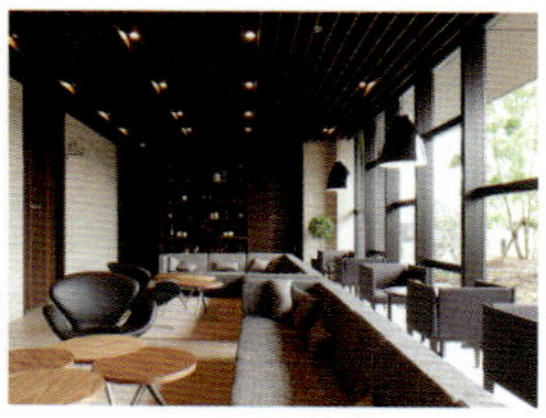

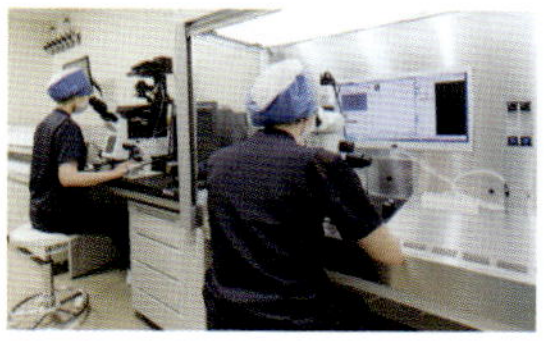

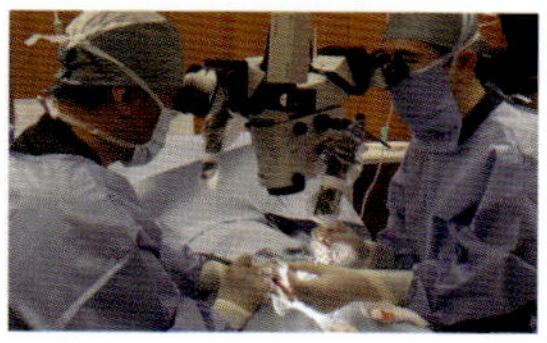

Profile. 鍋田 基生 院長

久留米大学医学部卒業。愛媛大学医学部附属病院講師外来医長を経て現職。大学病院での診療、研究により生殖医療の発展、向上に寄与する。理論的かつ迅速、適切な治療により速やかな妊娠を目指す。医学博士。愛媛大学非常勤講師。兵庫医科大学非常勤講師。産婦人科専門医・指導医。生殖医療専門医。管理胚培養士。女性ヘルスケア専門医・指導医。漢方専門医。日本卵子学会代議員。日本レーザーリプロダクション学会評議員。生殖バイオロジー東京シンポジウム世話人。JISART 理事。日本生殖医学会学術奨励賞、中四国産科婦人科学会学術奨励賞、愛媛医学会賞受賞。

○ 診療時間 (9:00～12:00、15:00～18:00)

	月	火	水	木	金	土	日
午前	○	○	○	○	○	○	―
午後	○	○	―	○	○	△	―

※水曜の午後、日・祝日は休診。△土曜午後は15:00～17:00
※男性不妊外来：月1回完全予約制
［土曜］15:00～17:00 ［日曜］9:00～11:00

愛媛県松山市北土居 5-11-7

○ 伊予鉄道バス「椿前」バス停より徒歩約4分、「椿神社前」バス停より徒歩約9分

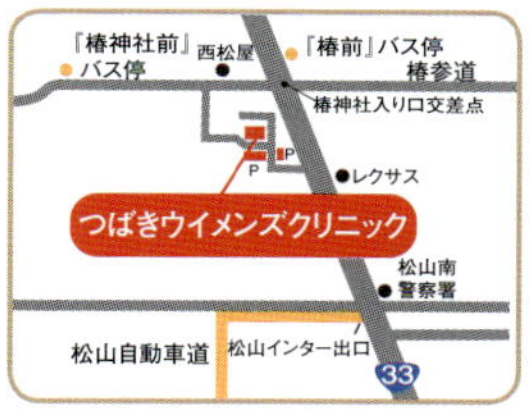

●人工授精 ●体外受精 ●顕微授精 ●凍結保存 ●漢方 ●男性不妊 ●カウンセリング

インターネットでも、不妊治療の幅広い情報を提供しています。

不妊治療情報センター・FUNIN.INFO

http://www.funin.info

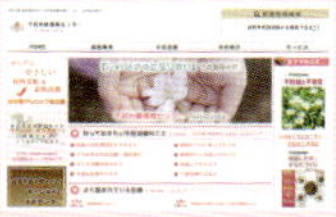

全国の不妊治療施設を紹介する不妊治療情報センター・funin.infoです。
コンテンツは、不妊治療に絡んだ病院情報がメインです。

全国体外受精実施施設完全ガイド

http://www.quality-art.jp

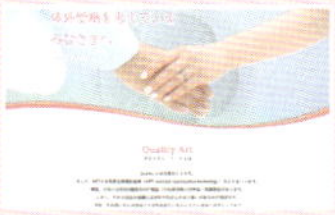

体外受精の質を追求するクリニックの情報を多項目から公開するとともに、全国の体外受精実施施設を紹介しています。

ブログ：ママになりたいすべての人へ

http://ameblo.jp/mamanari-love/

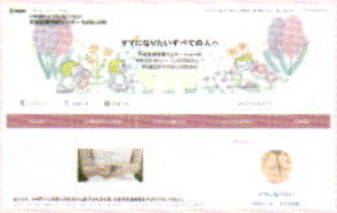

ママになりたい!パパになりたい！
そう願うすべての人のためにスタッフが日々綴っています。

不妊症・産婦人科　　長野県・佐久市

佐久平エンゼルクリニック

TEL. 0267-67-5816　URL. https://www.sakudaira-angel-clinic.jp/

元気な赤ちゃんを産み育てていくためのベースとなる体作りを重視した不妊治療を行っています

元気な赤ちゃんを産むためには母体が健康でなくてはなりません。一般に健康とは"病気でない状態"を指しますが、不妊治療を進める上での健康とは、"母体に胎児を育てるために十分な栄養が満たされている状態"と、考えています。胎児の発育には、母体から十分な栄養供給が必要です。

不妊治療を、これから赤ちゃんを産み育てるための準備期間と考え、妊娠しやすい体作りや不足する栄養素の補充を行い、単に妊娠するだけでなく、元気な赤ちゃんを産むことを最大の目標としています。

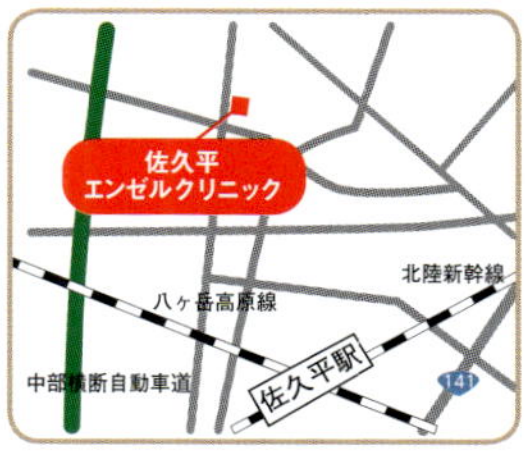

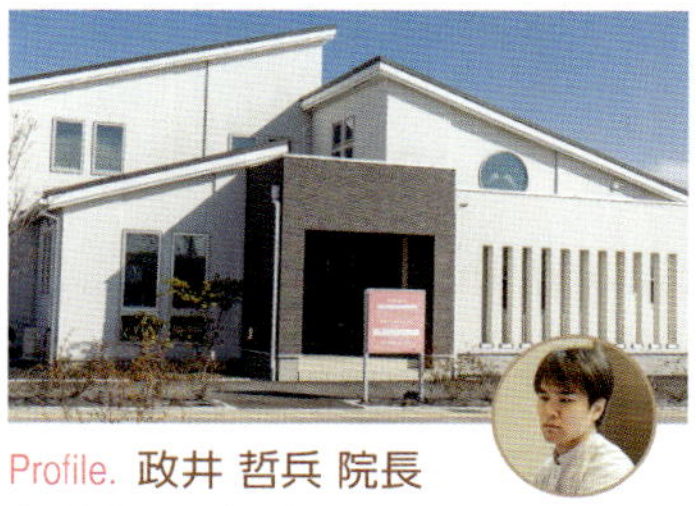

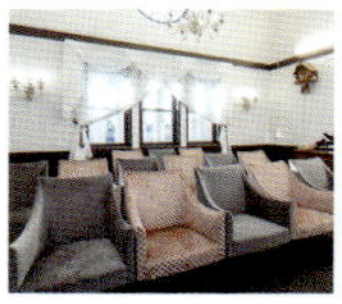

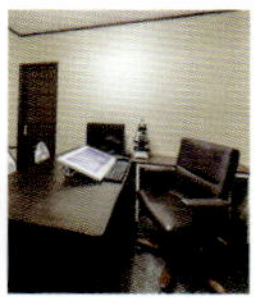

Profile. 政井 哲兵 院長

鹿児島大学医学部卒業、東京都立府中病院(現東京都立多摩医療センター)研修医。2005年 東京都立府中病院産婦人科、2007年 日本赤十字社医療センター産婦人科、2012年 高崎ARTクリニック、2014年 佐久平エンゼルクリニック開設。
産婦人科専門医、生殖医療専門医。

○ 診療時間 (8:30～12:00、14:00～17:00)

	月	火	水	木	金	土	日
午前	○	○	○	○	○	○	―
午後	○	○	―	●	○	―	―

※水曜、土曜の午後、日・祝日は休診。
●木曜午後は体外受精説明会のため不定休。

長野県佐久市長土呂1210-1

○ 佐久北IC・佐久ICより車で約5分
JR佐久平駅より徒歩約10分

●人工授精 ●体外受精 ●顕微授精 ●凍結保存
●男性不妊 ●漢方 ●カウンセリング

i-wish ママになりたい 人気のバイブルとお好きな1冊をセットで！

2003年にi-wishママになりたいが誕生し、2018年2月には50冊目の記念に「不妊治療バイブル」を発行しました。

妊娠しやすいからだづくりから、妊娠のしくみ、不妊原因とその治療、また出産の情報まで「赤ちゃんを授かる」ための情報を1冊にまとめた人気の1冊です。

ただいま、この人気の「不妊治療バイブル」とお好きな1冊をセットにしてi-wishショップ楽天市場店で販売しています。

ぜひ、お店を覗いてみてくださいね。

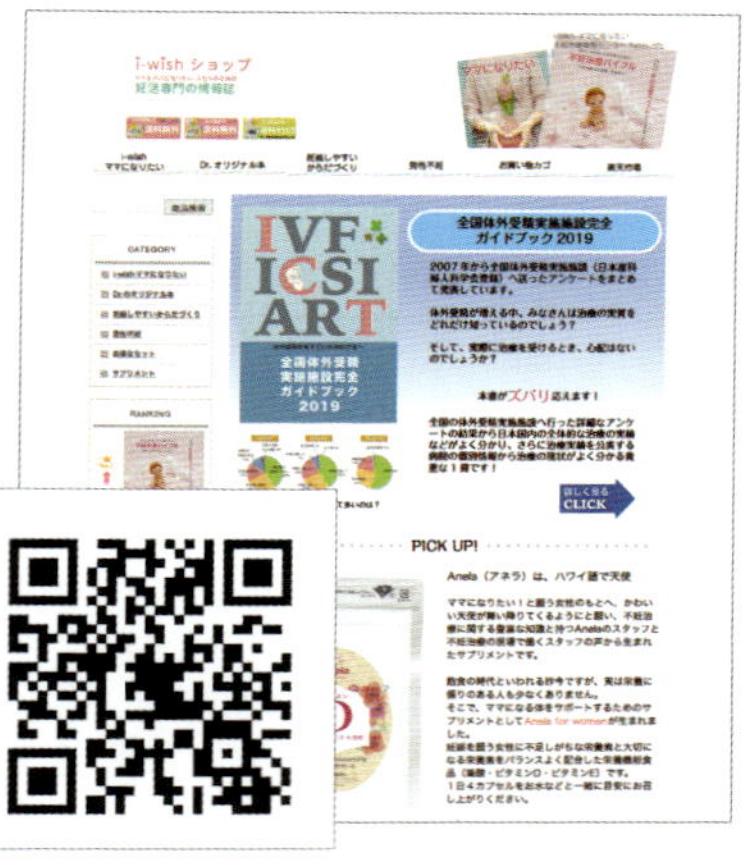

i-wishショップ 楽天市場店

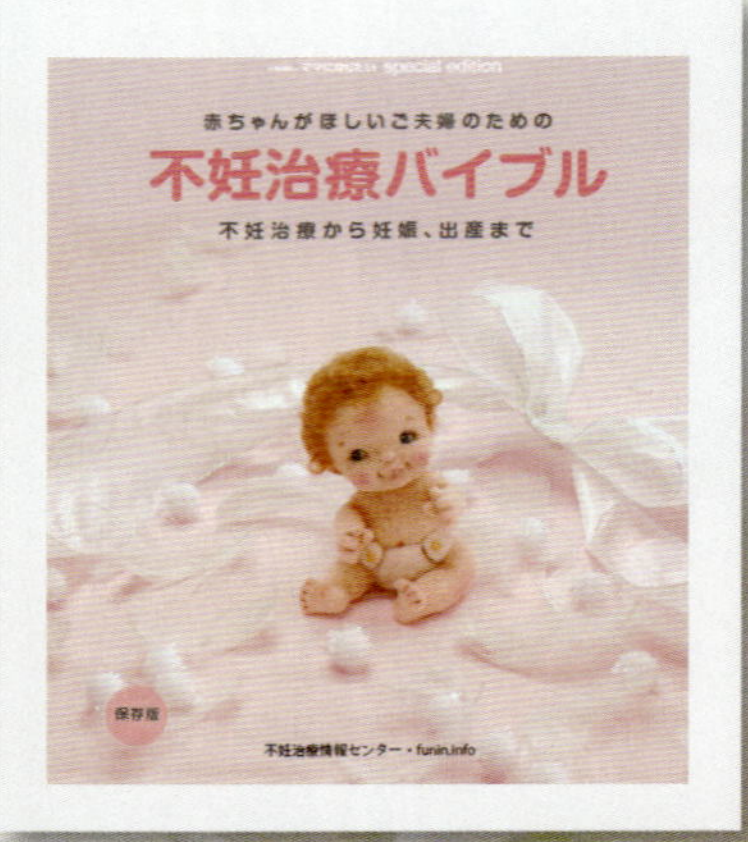

赤ちゃんがほしいご夫婦のための

不妊治療バイブル i-wish ママになりたい　vol.50

定価1,500円（外税）ISBN ：978-4903598581

妊娠しやすいからだづくりから不妊治療の情報。
そして、妊活期にかかるお金の話から妊娠生活、出産、育児までの情報を１冊にまとめました。
不妊治療は、妊娠することがゴールではありません。不妊治療から先に起こることを見据えることも大事です。
まずは、しっかりと妊娠、出産を知ること、そして、なぜ赤ちゃんが授からないのか、どうしたら赤ちゃんが授かるのかなどの基本的なことを知ることが、よりよい治療につながると考えています。
生まれてくる赤ちゃんのためにも必要な情報が満載です！

SET

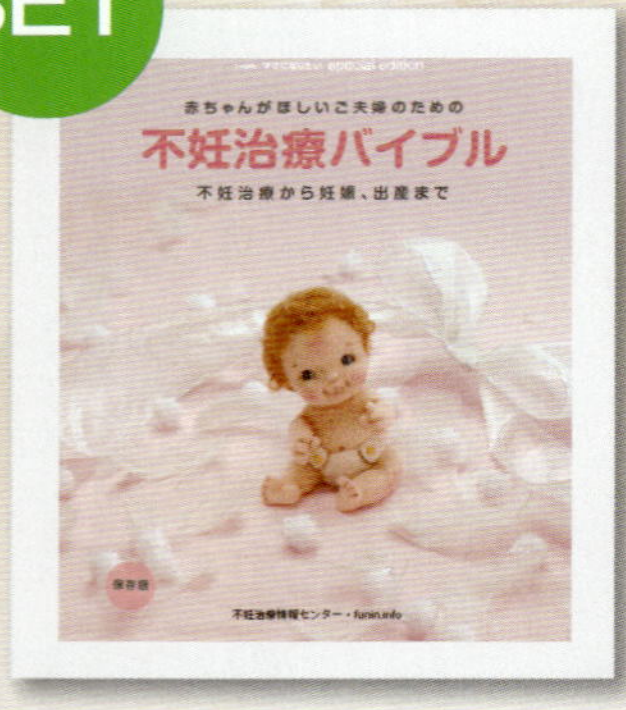

赤ちゃんがほしいご夫婦のための

不妊治療バイブル

＋　お好きなi-wish ママになりたい　を　２冊セットにして

特別価格**2000円**でお届けします。 ※２冊目は以下から選べます。

（別途消費税10%）

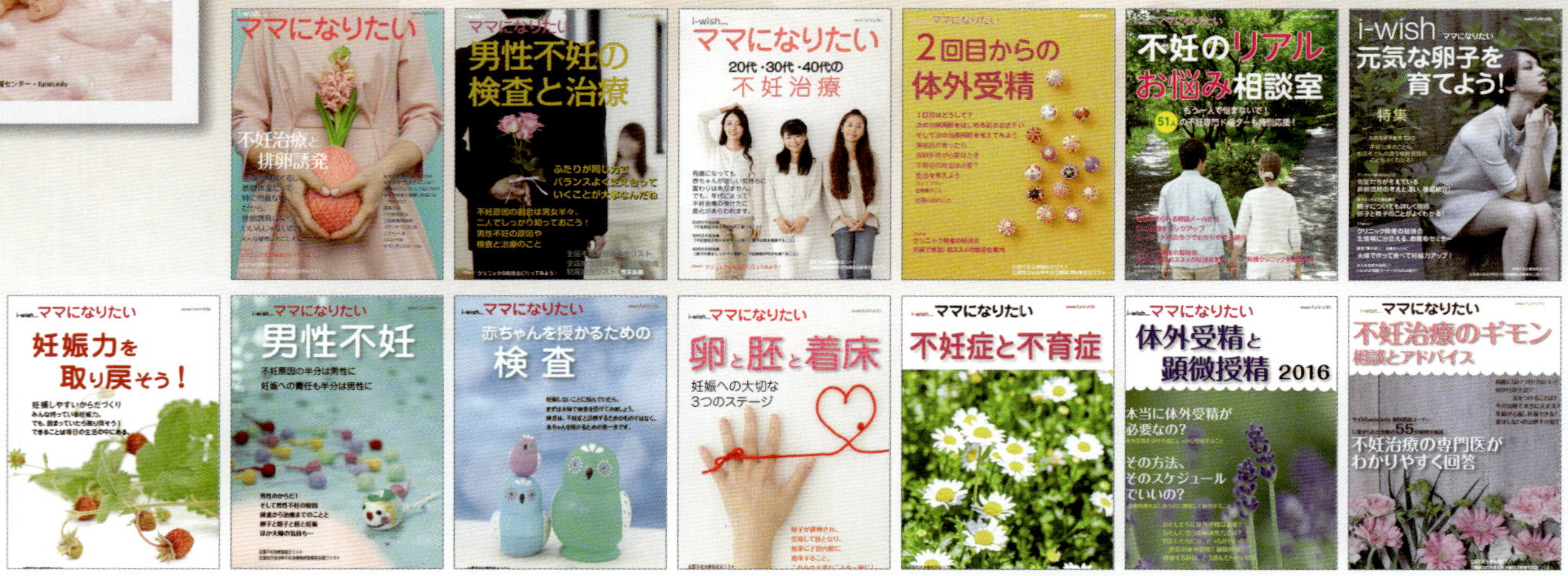

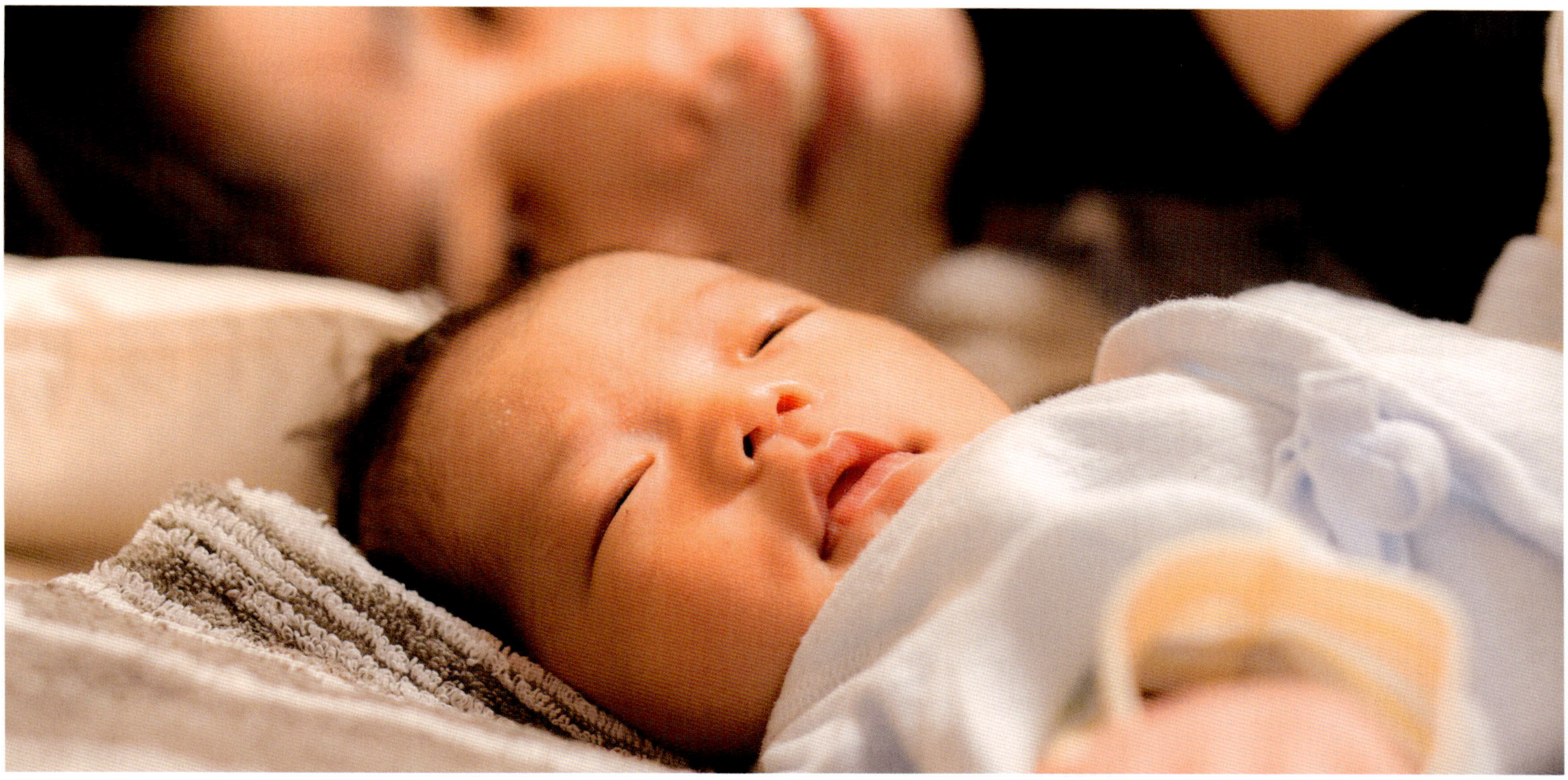

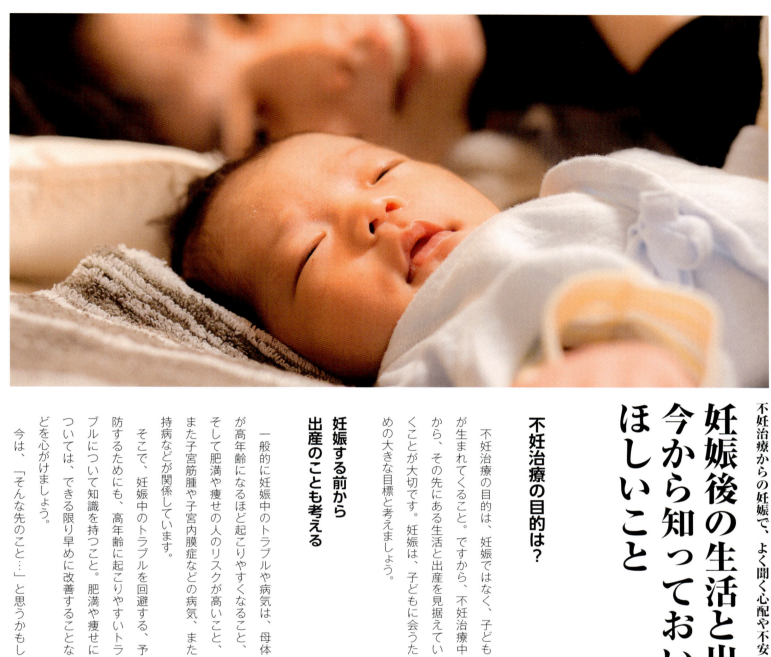

不妊治療からの妊娠で、よく聞く心配や不安

妊娠後の生活と出産 今から知っておいて ほしいこと

不妊治療の目的は？

不妊治療の目的は、妊娠ではなく、子どもが生まれてくること。ですから、不妊治療中から、その先にある生活と出産を見据えていくことが大切です。妊娠は、子どもに会うための大きな目標と考えましょう。

妊娠する前から出産のことも考える

一般的に妊娠中のトラブルや病気は、母体が高年齢になるほど起こりやすくなること、そして肥満や痩せの人のリスクが高いこと、また子宮筋腫や子宮内膜症などの病気、また持病などが関係しています。

そこで、妊娠中のトラブルを回避する、予防するためにも、高年齢に起こりやすいトラブルについて知識を持つこと。肥満や痩せについては、できる限り早めに改善することなどを心がけましょう。

今は、「そんな先のこと…」と思うかもしれませんが、あなたの赤ちゃんのために大切なことです。

妊娠すると変わること

不妊治療から妊娠反応が陽性になり、胎嚢、心拍を確認できるようになれば一安心です。その後は、赤ちゃんも順調に育つことが多く、不妊治療でお世話になった医師からも「そろそろ産科へ転院ですよ。どこに行きますか？ 紹介状を書きましょう」と言われ、どこで出産するか、また病院（産院）探しが始まります。

これまで不妊治療をしてきた多くの人、とくに治療期間の長かった人、また流産を経験した人は、治療から妊娠、出産へと気持ちを切り替えるのに不安を抱えることもあり、気持ちがついていかないと苦労する人がいるかもしれませんね。

でも、どのような方法で妊娠までたどり着いても、その先の妊娠経過や胎児の発育に妊娠の方法による違いはありません。ですから、あまり心配しすぎないようにしましょう。

アドバイザー

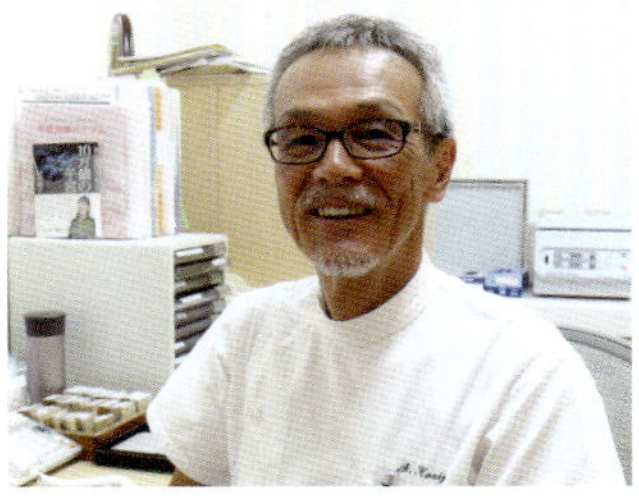

石塚産婦人科
郡山 智 先生

ただ妊娠中は、いろいろな変化が起こります。たとえば体の変化では、血液が赤ちゃんに届けやすいように水分が増え、赤ちゃんの成長に合わせて、どんどんお腹が大きくなることなどがあります。心の変化では、マタニティーブルーといわれるように泣いたり、怒ったりと情緒が不安定になる人もいます。

そのため、妊娠前と変わらない生活をすることが難しくなってくるでしょう。また、無理も禁物です。「これくらいは大丈夫」と過信しないように気を配ることも大切です。

不妊治療、とくに体外受精からの妊娠は心配ないの？

あなたが不妊治療から妊娠し、その経過にもしも何かトラブルがあったとしても、それは不妊治療で妊娠したからとか、体外受精で妊娠したからということではなく、母体や胎児の問題から起こっていることが多く、それは誰にでも起こる可能性があるということも知っておきましょう。

体外受精や顕微授精によって生まれた子どもの発達障害や内臓疾患、内臓奇形になる確率が自然妊娠で生まれた子どもよりも高いといわれることもありますが、これには今後も長い年月をかけた調査が必要で、今のところ、はっきりした結論はありません。

ただ、これまで体外受精によって生まれた子どもの多くは、順調に発育し、成長をしています。たとえば、世界初の体外受精児の女の子は、今では母親となっています。その妹もまた体外受精児で、2人とも自然妊娠で出産し、子どもを授かっています。この情報は、安心へとつながりますね。

妊娠から出産まで起こることは、誰でも同じように楽しみもあり、また注意も必要です。

妊娠合併症になりやすい？

妊娠に伴って起こるトラブルや病気のことを総称して妊娠合併症と呼んでいます。たとえば、妊娠糖尿病（妊娠前から糖尿病であった糖尿病合併妊娠と、妊娠中に初めて発見される糖代謝異常の2種類がある）、妊娠高血圧症候群（妊娠時に高血圧を発症）、前置胎盤（胎盤の位置の異常）、常位胎盤早期剥離（胎盤が早い時期に子宮から剥がれる）などから、切迫流産、切迫早産、重症妊娠悪阻（つわりがひどく、食事も水分も摂れないような状態）などもあります。

とくに妊娠糖尿病や妊娠高血圧症候群、前置胎盤、常位胎盤早期剥離は、場合によって母子の命に関わることもあります。これらは、体外受精によって妊娠した人に多いといわれますが、実際には体外受精が要因ではなく、不妊原因に関係していると考えられています。その一つとして、多嚢胞性卵巣症候群の人の場合、妊娠糖尿病や妊娠高血圧症の増加が報告されていますが、これは体外受精に限らず、人工授精などでも同様に増加しているようです。ただ、37週未満の早産、34週未満の早産、前置胎盤、常位胎盤早期剥離は、自然妊娠よりも体外受精による妊婦に増加しているようです（※1）。しかし、これにはさらなる調査が必要です。

妊娠合併症については、年齢も関係します。妊娠の方法に関係なく妊娠合併症になる可能性が高くなるため、年齢以外の要因で妊娠前に改善できることについては、今から取り組みましょう。

※1：日本産科婦人科学会誌71巻7号

帝王切開になりやすい？

不妊治療からの妊娠、とりわけ体外受精で妊娠された人の帝王切開率が高いといわれます。

なぜ、帝王切開率が高くなるかについては、「貴重児だから」という医師の話もあります。ですが、生まれてくる子は妊娠する方法の区別なく、みな貴重な子です。

一般的に帝王切開で出産となる理由としては、前置胎盤、妊娠糖尿病や妊娠高血圧症候群などの合併症、多胎妊娠、また分娩の途中で赤ちゃんに酸素が届いていない、母体への過度な負担などがあげられます。

とかく自然妊娠や自然分娩と、「自然」という言葉に気持ちが動かされやすいものですが、帝王切開も、立派な出産方法です。

もしもあなたが帝王切開による出産を勧められたら赤ちゃんのため、自分のため、家族のためと考えましょう。

一番大切なのは産む方法ではなく、命です。

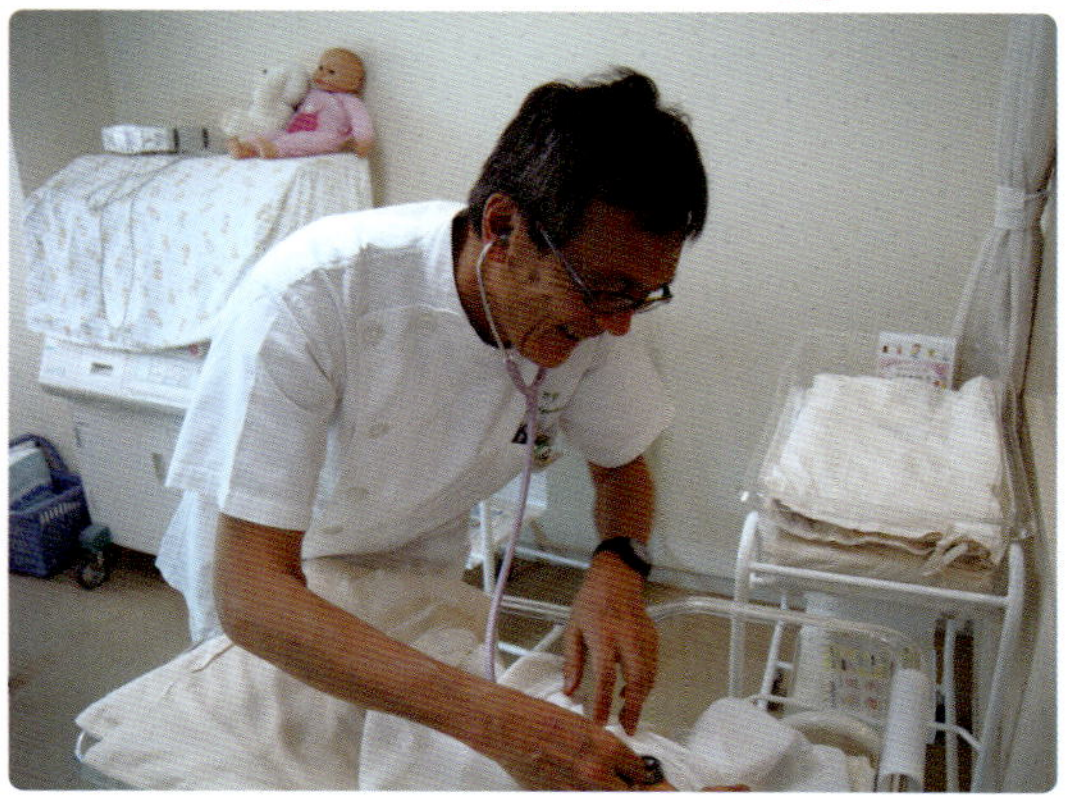

分娩をしていた頃、生まれたばかりの赤ちゃんを診る郡山智先生。優しい目。思わず笑顔になる。体外受精で生まれた子は、生まれる前に大きな旅をする。でも、生まれてきた赤ちゃんは、治療の方法なんて関係ない。みんな、かわいい。みんな、大事。

体外受精から出産まで診てきた医師の話

では、実際には？というところが大変気になりますね。クリニックといわれる個人医での不妊治療は、多くが出産の取り扱いがなく、不妊治療で妊娠した場合には産科施設への転院が必要になります。また、産科が併設されていても、不妊治療と出産では部門が違い、それぞれ不妊治療の担当医、出産の担当医と分かれていることも少なくありません。

そこで、体外受精から出産までトータルに診てきた栃木県那須塩原市にある石塚産婦人科院長の郡山智先生にお話を伺いました。

体外受精による妊娠 自然妊娠となにか違うの？

私は、2004年義父が営んでいた産婦人科医院に夫婦で合流し開業医になりました。それまでは、大きな病院で複数の医師とさまざまな専門科、さまざまな専門職のいる中で不妊治療や分娩を診てきました。当院は古くから地域に根付いた「お産」が中心の診療をしていましたので、分娩も継続しつつ、これまでも行ってきた不妊治療、体外受精が行える環境を整え、不妊治療を開始し、義父と妻と3人で力を合わせ診療にあたってきました。

これまでの不妊治療後の妊娠、分娩について振り返ってみると、一般不妊治療に関しては、妊娠、分娩において特別なことはないという印象です。ただ、初期の流産は多いように感じ、それは胎児心拍が確認された後の流産でさえも多いようです。妊娠9週から10週を過ぎる頃やっと安心できることが多いことから、とくに妊娠初期は自然妊娠よりも経過を診る必要があると思っています。

体外受精での妊娠患者に関しては、これまでのカルテを全てチェックしてみました。

体外受精で妊娠した方の86％が、そのまま当院で出産していました。当院で出産しない方は帰省分娩か、あるいは妊娠合併症などのために高次病院に転院が必要な方でした。多くの方が体外受精から出産まで通院してくれたのは、妊娠するまでの治療や治療以外にもプレマタニティビクスなどで妊娠しやすい体づくりなどのケアもし、また治療によって妊娠できたことで信頼していただけたということかなと思っています。

妊婦健診については、体外受精による妊娠だからといって特別に身構えることなく診療してきました。また、よく体外受精児は貴重児だといいますが、子どもはすべて貴重な存在です。ですから、どのような方法で妊娠したかではなく、どなたでも同じように診療をしてきました。

経過についても、切迫流産、切迫早産、妊娠糖尿病、妊娠高血圧症候群はそれほど多くはなく、年齢相当でした。一方、胎盤の位置異常はやや多い印象です。当院初の体外受精によって妊娠した患者さんは、前置胎盤で母体搬送となりました。妊娠中期、突然、出血が起こったため約1時間、祈る気持ちで一緒に救急車に乗ったことは、今でも忘れることができません。

分娩については、当院の帝王切開率は38％で、非体外受精妊娠患者に比べると明らかに高率でした。しかし、先に述べた通り体外受精だからという理由ではなく、あくまで産科的適応からの判断でしたが、結果的にはその確率は高いものでした。適応は、分娩停止、胎児機能不全（ＮＲＦＳ）、筋腫術後、双角子宮術後などさまざまです。

不妊治療後の妊婦さん、とりわけ体外受精患者さんのお産を診ることは、私にとって大きな喜びでした。この喜びがあるからこそ、辛い仕事も続けられたのかなと思っています。

体外受精患者さんが無事に出産できた時、いままでの時間がフラッシュバックして、思わず泣いてしまったことがあります。

また当地は小さな町ですので、街中で患者さまご家族に出会うこともあり、体外受精で生まれたお子さまも元気な声で挨拶してくれます。この子たちの成長が楽しみです。

多くの方は、不妊治療後の妊娠だからといって特別な心配はいりません。ただ、高年齢であったり、子宮筋腫や子宮内膜症だったり、肥満だったりなどリスクが関係します。ですから、各々がそれを自覚して、心構えておくことが大事です。

当院は現在、体外受精も分娩も行なっていませんが、一般不妊治療は続けております。

これからもできる範囲で地域に貢献できればと思っております。

ベビ待ちをハッピーに過ごす！

イマドキ 妊活 Life Vol.5

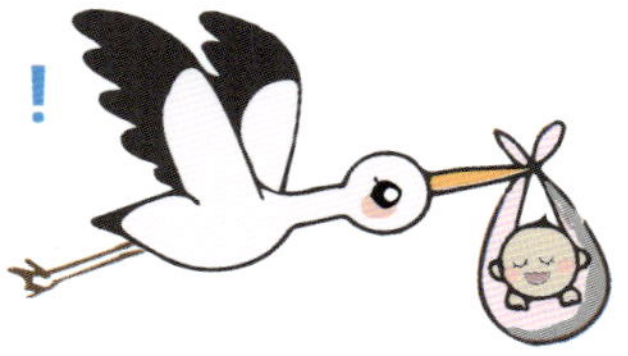

妊活とは、妊娠したい夫婦が赤ちゃんを授かるため、前向きに活動すること。思うように妊娠しないことでストレスがたまったり、不安になることもあるでしょう。けれど、妊活は夫婦が赤ちゃんに会える日を待つ幸せな時間でもあります。

ラグジュアリーに、スタイリッシュに♪ イマドキホテル事情♡

赤ちゃんを授かるためだけではなく、夫婦の愛情を確認したり、絆を深めるためにもセックスは重要なコミニケーションです。けれど、家族と同居していたり、ひとり目の子どもがいたりすれば、したくてもなかなかタイミングが合わずに回数が減ってしまったりします。そしてセックスに集中することができず、純粋に楽しむことができないという夫婦も少なくないようです。

そのような時に是非利用してみてほしいのが「カップルズホテル」。カップルズホテルとは、カップルはもちろん、女子会などにも利用のできるホテルで、レジャーホテルとも呼ばれています。ラブホテルといわれたほうがピンとくる人も多いかもしれませんが、一般的なラブホテルのイメージを超えるラグジュアリーでスタイリッシュな過ごし方を楽しめるのがカップルズホテルです。

これまでのラブホテルといえば、なんだか入りにくい雰囲気もありました。ところがイマドキは事情が変わり、ワンランク上のスタイリッシュなデザイナーズホテルや、リゾート気分をたっぷりと味わえる本格リゾートホテル、いつもと違うシチュエーションにドキドキするコンセプトルームがあるホテルなど、様々なタイプのホテルが全国各地に誕生しています。なかには、露天風呂やジャグジーがあるホテルや、南国のリゾートを思わせるプール付きのホテル、ゴルフやダーツが楽しめるホテルも。より刺激的な時間を過ごしたいふたりには、変わり種のお部屋があるホテルもオススメです。

今回は、首都圏を中心にビジネスにも使えるユーティリティホテルやボルタリングジムなどを幅広く展開、カップルズホテルの火付け役としても知られるSARAグループに、イマドキのホテル事情を聞いてきました。露天風呂でゆったり疲れを癒やしたり、思いっきりレジャーを満喫したり、ときには情熱的でスリリングな一夜を過ごしたり♡ふたりの気分に合わせて、ちょっぴり贅沢なひとときを楽しんでください♪

イマドキホテル事情①

デートにぴったり♥ レジャーも楽しめちゃう！

カップルズホテルでの女子会は今や定番！？ 驚くことに家族で利用のできるホテルもあるんですって！ 昔のラブホテルのイメージは捨てましょう。今やニーズに合わせて多目的に利用できるのが新常識！ カラオケやゲームはもちろん、ダーツやゴルフを楽しむこともでき、アクティブなおふたりにもオススメです♪

ダーツバーを貸し切り！?

ダーツバーの雰囲気そのもののクールなデザイナーズルームで、ワインやカクテルを片手に特別なひとときに酔いしれて♡

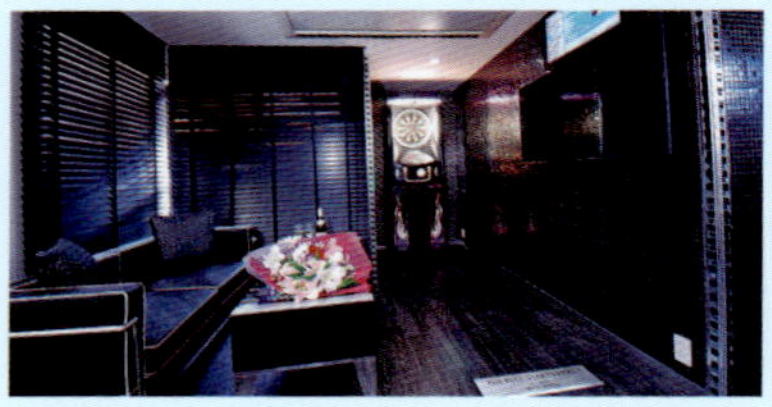

風船飛んでけ！

空をイメージした壁紙に色とりどりのバルーンが浮かぶカラフルキュートでファンシーなお部屋は可愛いもの好きの女性ならテンションが上がること間違いなし♡

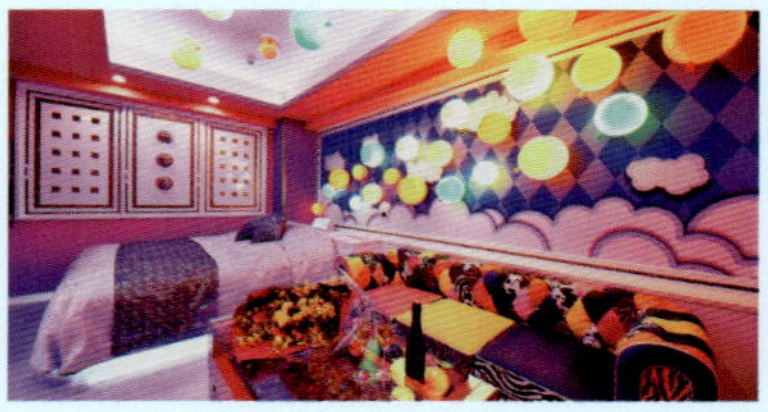

ふたりっきりのプライベートレッスン♡

全国的にも数少ないシュミレーターゴルフ完備の贅沢なスイートルームで、ふたりだけのゴルフレッスン♡寝室には100インチのプロジェクターを備え、大画面で映画も楽しめちゃう♪

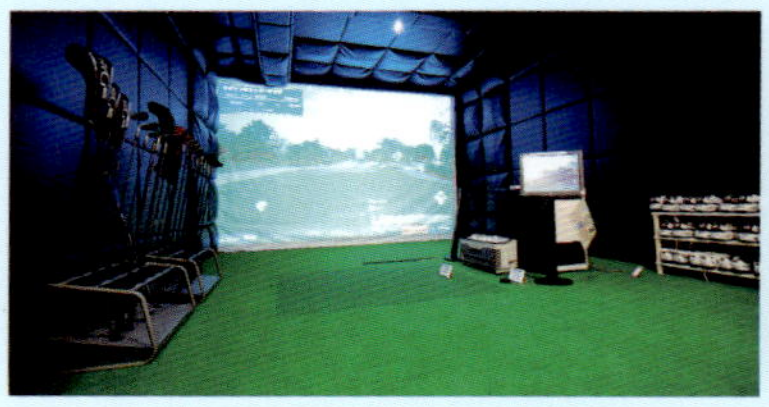

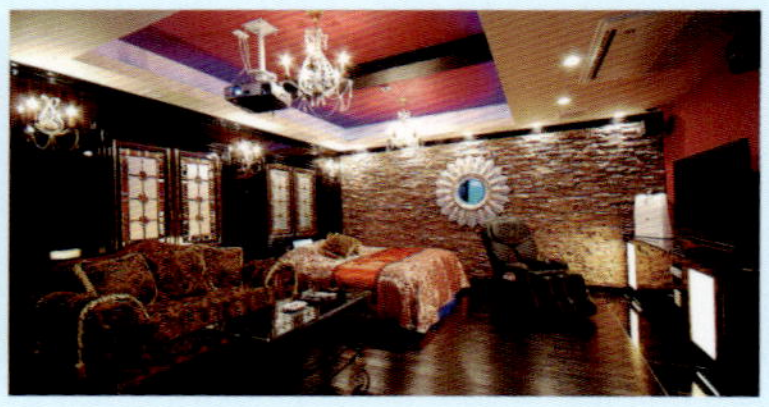

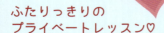

HOTEL SARA 船橋：千葉県船橋市　ホテル沙羅柏しょうなん店：千葉県柏市　HOTEL SARA 川越：埼玉県川越市　HOTEL SARA 錦糸町：東京都墨田区

イマドキホテル事情②

リーズナブルにリッチに♥ サービスタイムを利用しよう！

平日の朝から夕方まで、リーズナブルな価格で利用のできるサービスタイムは、ラブホテルの定番でした。ラブホテルから進化したカップルズホテルでは、その名残からサービスタイムを設定しているホテルが多いのも魅力です。サービスタイムを利用するなら、旅行気分が満喫できるリゾートタイプのカップルズホテルがオススメです。上質な空間で優雅なリゾートステイを楽しんで♡

ロングステイで贅沢なプチ旅行気分を満喫♪

南国沖縄をテーマにした本格派リゾートホテルでワンランク上のおもてなし。美ら海の風そよぐ安らぎの楽園をふたりで楽しみましょう。

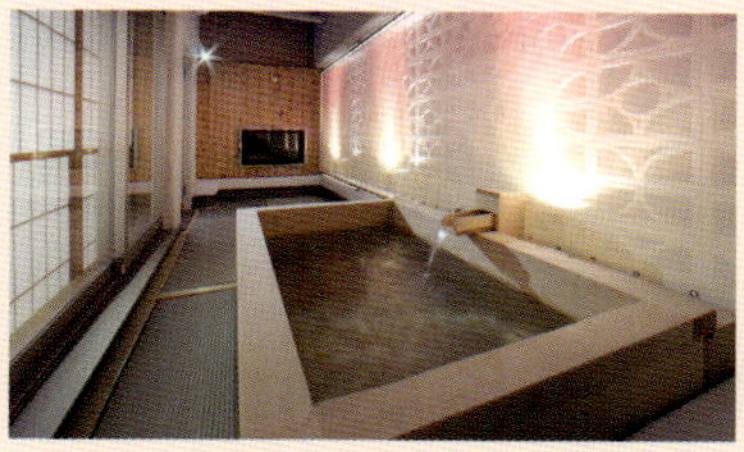

檜の香りに癒やされる和情緒たっぷりの畳風呂。夜にはライトアップで妖艶な雰囲気に。

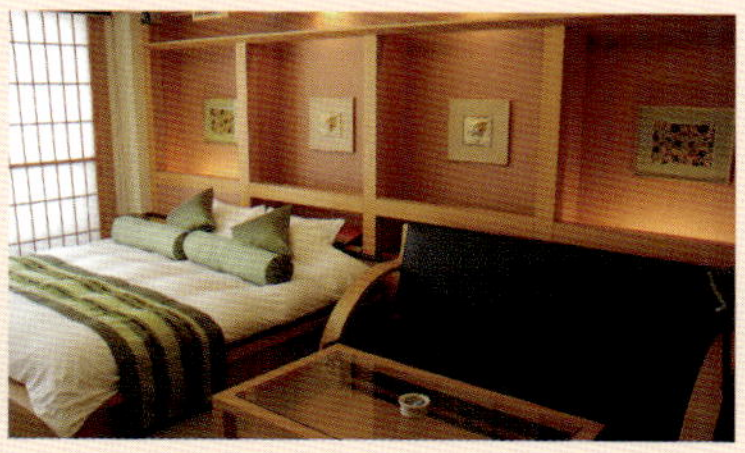

客室は沖縄の旅館をイメージした和室やリゾートホテル風の洋室から、好みや気分に合わせて選べます。

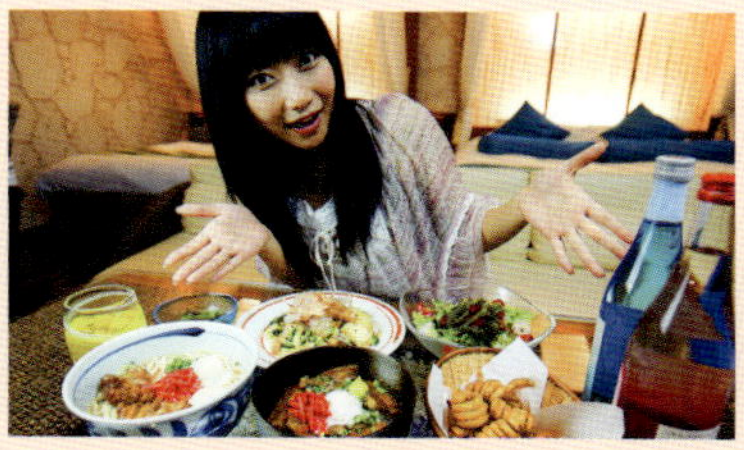

レストランやルームサービスで味わえる本格沖縄料理は、食材を沖縄から空輸で直接仕入れるこだわりぶり。泡盛と一緒に味わえばそこはもう沖縄♡

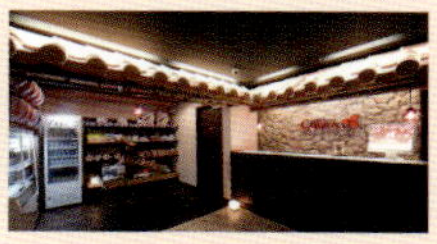

旅行気分をさらに盛り上げてくれる沖縄のお土産が買える売店も！

ふたりでリラックス至福のバスタイム♡

昼は開放的な雰囲気の中、夜は煌めく星空を眺めながらのバスタイムが堪能できる露天ジャグジー付きのお部屋や岩盤浴付きのお部屋が人気。非日常の空間はまさにリゾート♪

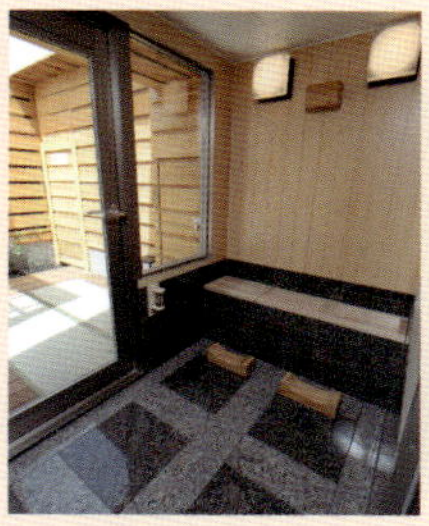

お好きな時に好きなだけ。スパ気分を味わえる岩盤浴ルーム。

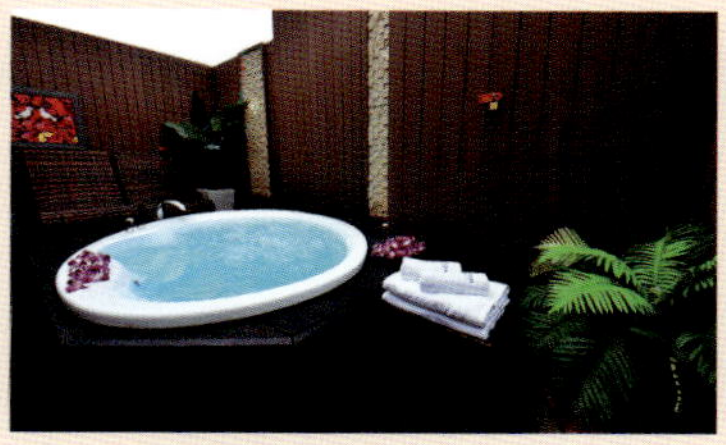

ウッドデッキに囲まれたジャグジーの露天風呂。

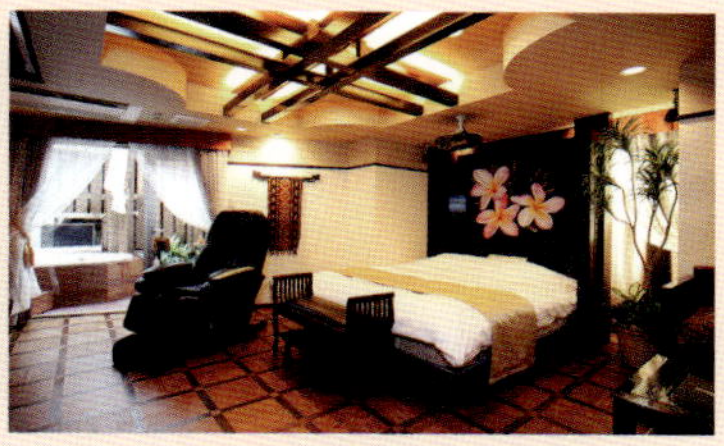

バリのコテージを思わせるアジアンテイストのデザイナーズルーム

イマドキホテル事情③

ちょっぴり刺激的にスリリングに♥ 変わり種のコンセプトホテル

非日常のシチュエーションを楽しめるコンセプトルームは、ラブホテルから生まれかわったカップルズホテルでも変わらず人気。コスプレレンタルはもちろん、美顔器やヘアアイロンなど最新美容家電を取り揃えているホテルも多いので、コンセプトに合わせたメイクや衣装でいつもと違うあなたを演出してみて。パートナーも思わずドキッとしちゃうはず。

フォトジェニックな空間で非日常のひとときを♡

「花魁」や「書の間」、「忍者の里」など日本文化をテーマにしたコンセプトルームは情緒たっぷり。インスタ映えもバッチリで女子会にも人気です。

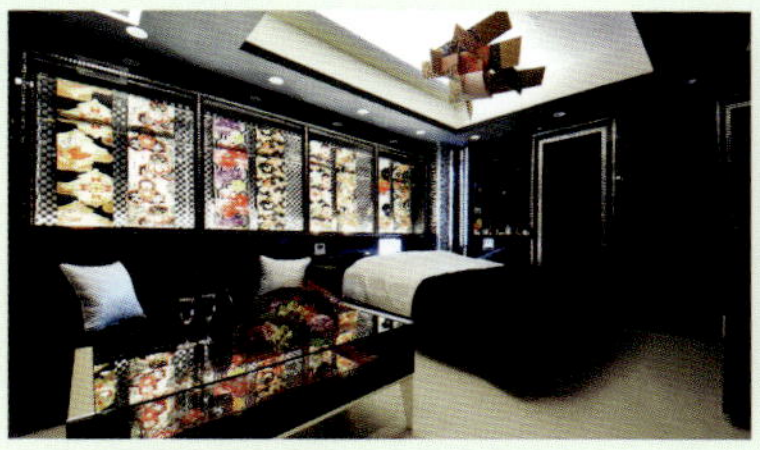

妖艶で神秘的な雰囲気のゴージャスながら落ち着いたスイートルーム「折り鶴」

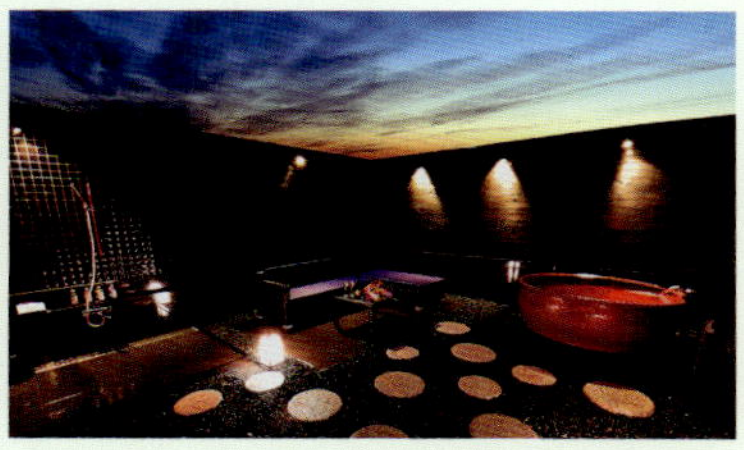

17畳分もの広さを誇る開放感あふれる貸切の露天風呂。見上げる空はふたりだけのもの♡

「プラネタリウム」や「キャンディ・キャンディ」など、コンセプトに合わせた名前がつけられた全43室のお部屋は遊び心たっぷり。「社長室」や「3年B組」など想像力が掻き立てられるお部屋も。どんな過ごし方をするかはふたり次第♡

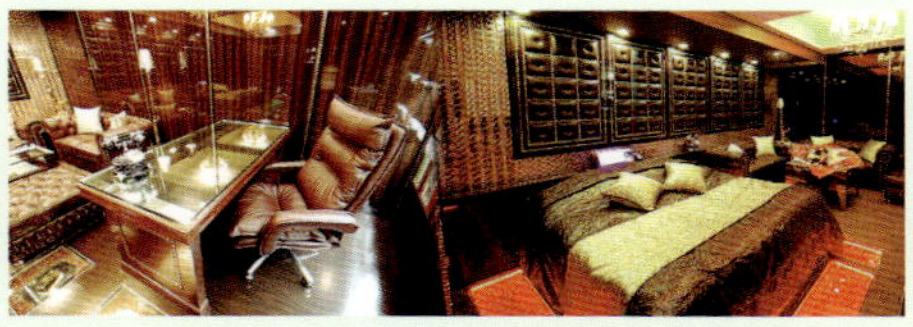

ゴージャスなお部屋の裏には社長室をイメージした空間が。80年代のトレンディードラマさながらのコンセプトルーム「社長室」

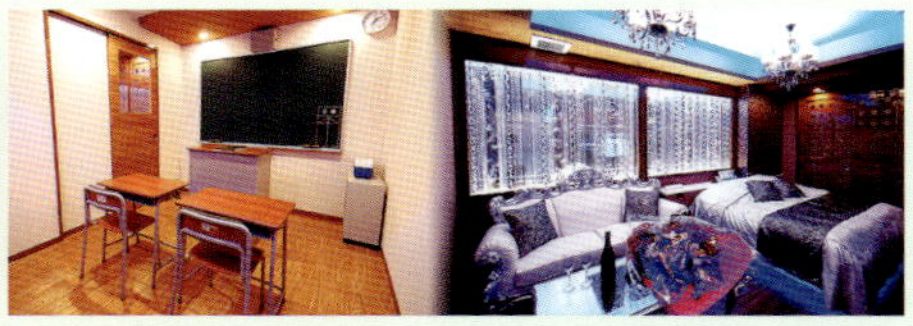

シャンデリア煌めくリッチなベッドルームで乾杯。扉を開けるとそこは…。変わり種コンセプトルームの極み「3年B組」

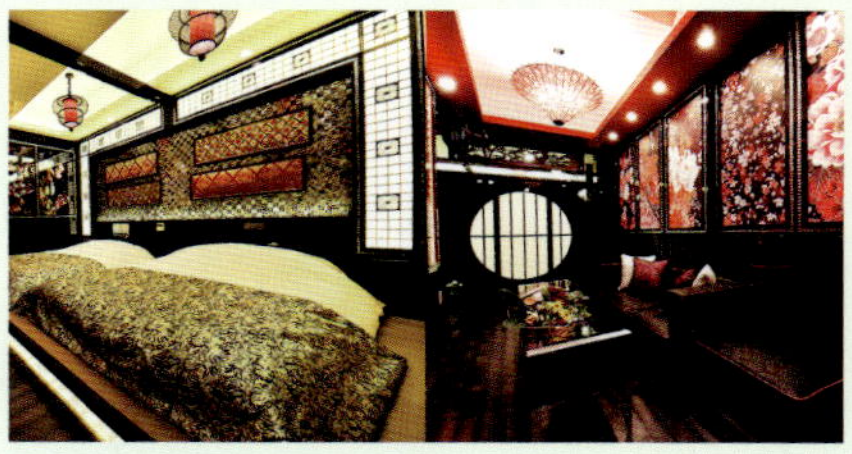

遊郭での華やかな宴をイメージした豪華絢爛なスイートルーム「花魁～遊郭～」

取材協力：SARAグループ　バニラリゾート小牧：愛知県小牧市　バニラリゾート川越：埼玉県川越市　バニラリゾートちゅら：埼玉県入間郡三芳町

Autumn 2019

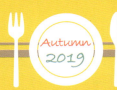

ママなり 応援レシピ

積極的に摂りたい栄養・ビタミンD、L-カルニチン

妊活中に意識して摂りたいのがビタミン D と L-カルニチンです。

ビタミン D は免疫力アップや妊娠しやすいからだ作りに欠かせない重要な成分として注目されています。また、L-カルニチンは、脂肪酸と結びつき、ミトコンドリアに入ることでエネルギーが生まれます。たくさんのミトコンドリアが存在する卵子には、エネルギー不足にならないよう、L-カルニチンの摂取が欠かせません。

今回は、旬の食材を活かしながらビタミン D が摂れるレシピや L-カルニチン、葉酸、ビタミン E などが摂れるレシピを教えていただきました。

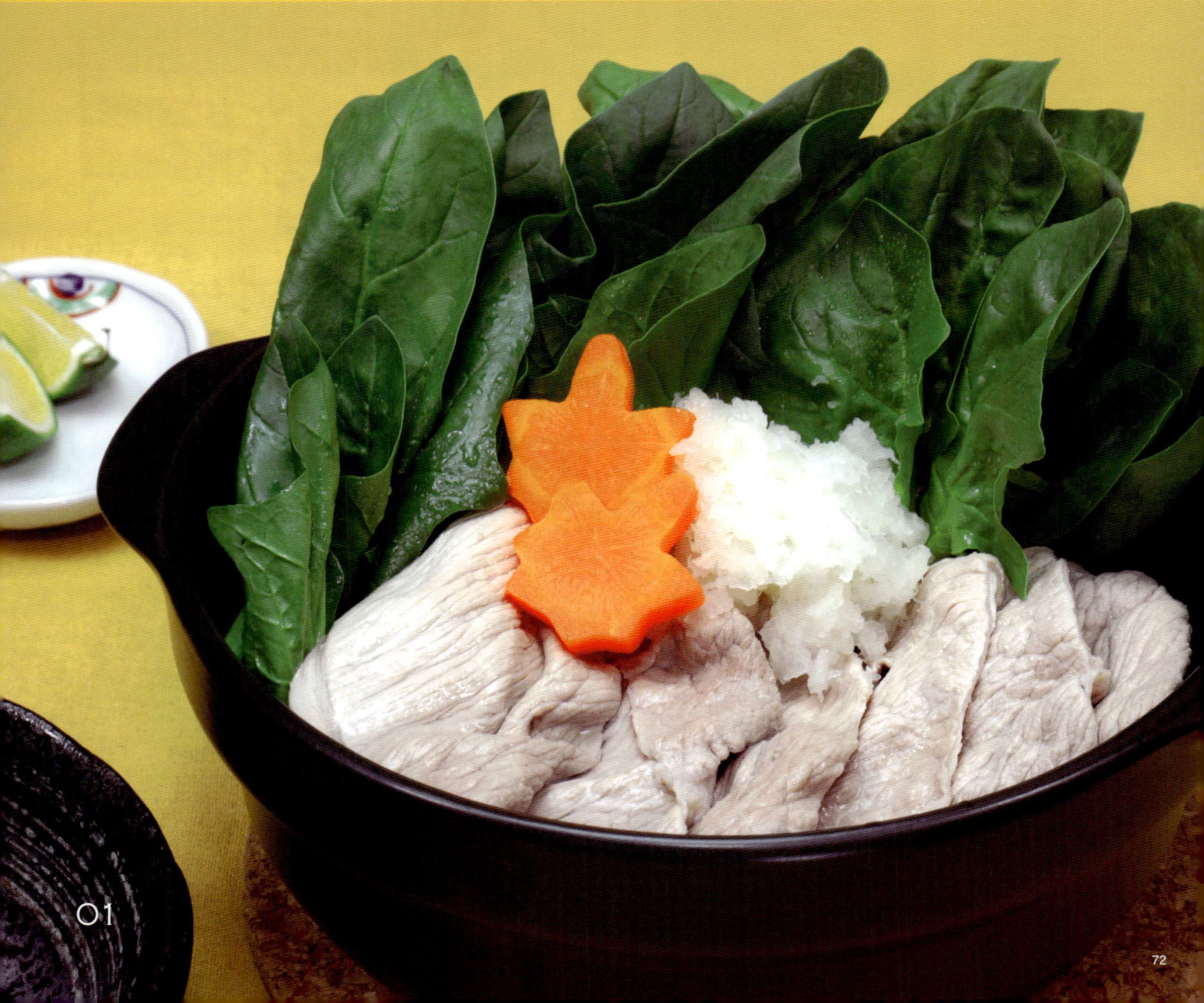

01

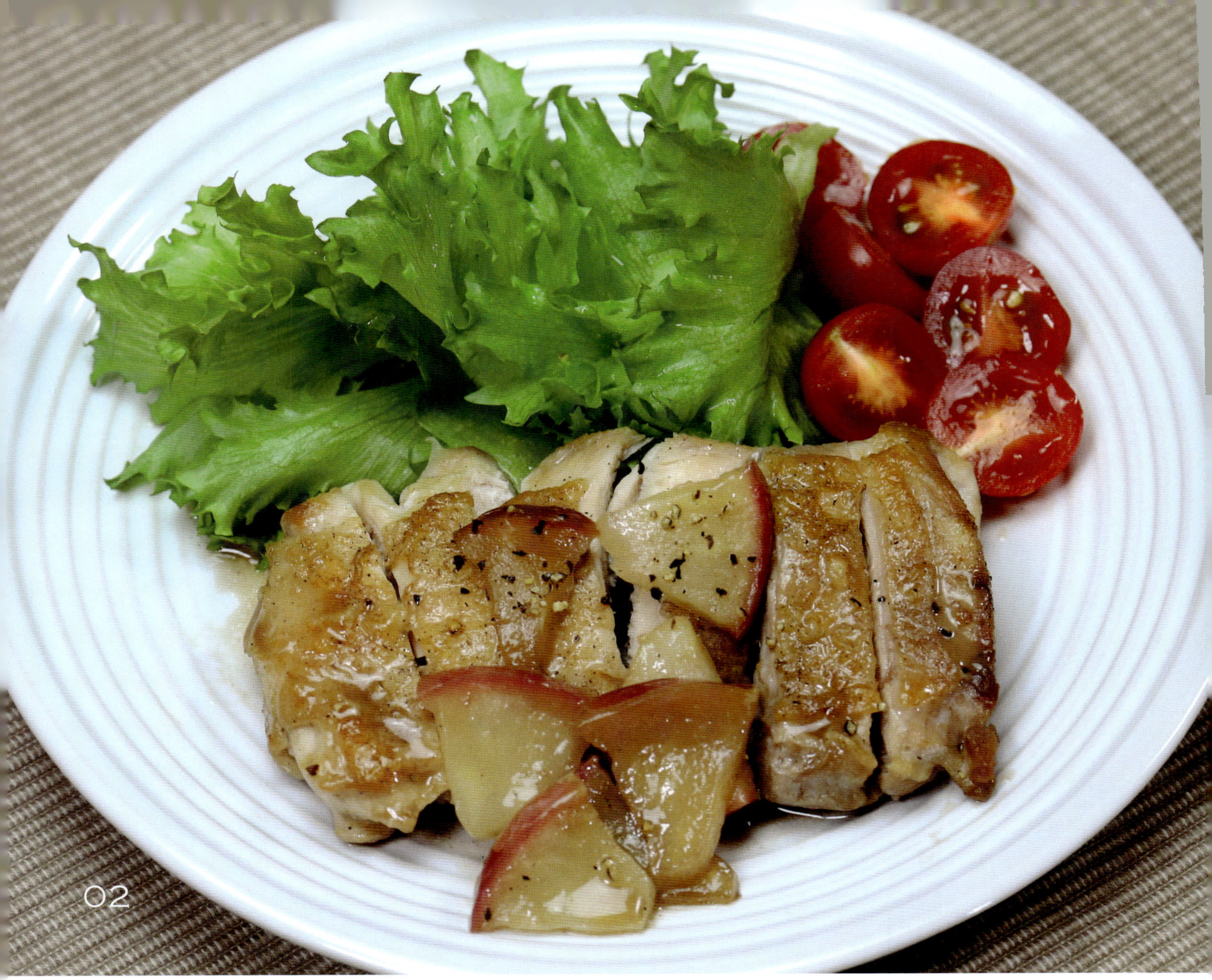

recipe 02 チキンのりんごソース

材料 [2人分]

鶏もも肉	1枚
塩	少々
こしょう	少々
サラダ油	小さじ1
りんご	1/4個
調味料	
しょうゆ	小さじ1
みりん	小さじ1/2
ウスターソース	小さじ2
赤ワイン	大さじ1
水	大さじ1

作り方

1. 鶏肉は余分な脂を除き、半分に切って塩こしょうする。
2. りんごは皮をむいて薄いいちょう切りにする。
3. フライパンにサラダ油を熱し、鶏肉を皮を下にして入れる。焼き色がついたら裏返す。
4. 調味料を加え、ひと煮立ちしたら火を中火から弱火にし、りんごを散らして蓋をする。10～15分程度、焦げないように時々ゆすりながら火を通す。

Recipe Memo

旬の果物は、生で食べるだけでなく、料理に使ってもおいしくいただけます。りんごは「一日一個で医者いらず」とも言われるほど。りんごの程よい酸味が鶏もも肉にとても合います。

recipe 01 常夜鍋

材料 [2人分]

豚薄切り肉	180g
ほうれん草	1わ
しょうが	小1かけ
酒	カップ1/2
水	カップ1(鍋に合わせて)
塩	1つまみ
大根おろし	適宜
ゆず(しぼり汁)	大さじ1
しょうゆ	適宜

作り方

1. ほうれん草はきれいに洗って長さ1/4程度のざく切りにする。
2. しょうがは皮をこそげて薄切りにする。
3. 土鍋にしょうが・酒・たっぷりの水・塩を入れ、沸かす。豚肉を広げるように入れる。肉の色が変わったらほうれん草を入れて火を通す。
4. 大根おろし·ゆず·しょうゆにつけて食べる。(大根おろしは鍋に入れても)

Recipe Memo

鍋料理は、手軽にたくさんの野菜が食べられる、嬉しい調理法。

ほうれん草に多く含まれる葉酸は、これから妊娠する人にも妊娠した後も積極的に摂ってほしい栄養素です。肉などの動物性食品と組み合わせてバランスよくいただきましょう。

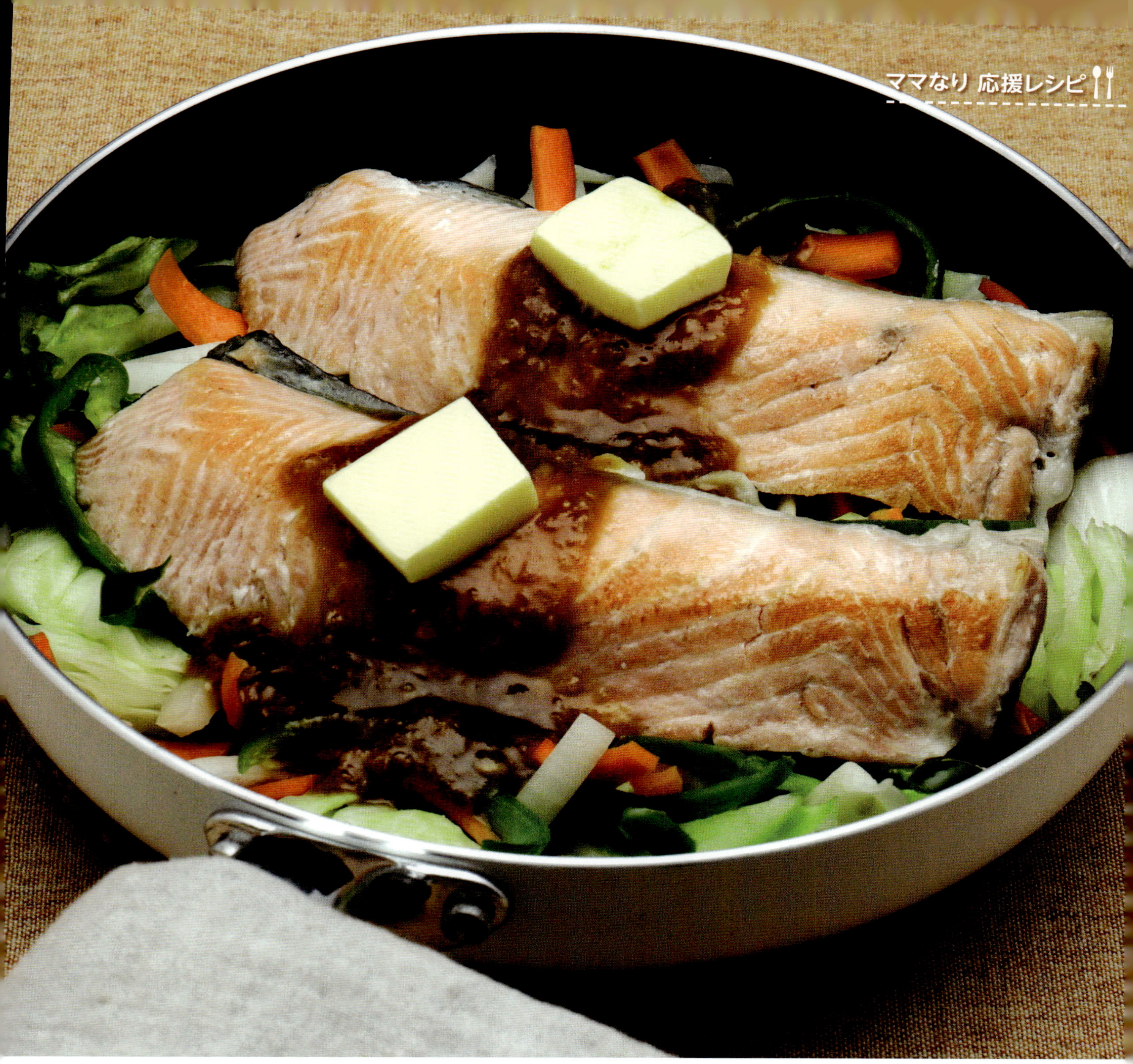

recipe 03

秋鮭のちゃんちゃん焼き

材料 [2人分]

生鮭	2切れ
キャベツ	1/4 個
玉ねぎ	1/2 個
ピーマン	1 個
にんじん	3cm
合わせみそ	
白みそ	大さじ2
しょうゆ	小さじ1
砂糖	大さじ 1
みりん	大さじ 1
バター	10g
サラダ油	小さじ1
塩	少々
こしょう	少々

作り方

1. 鮭は塩とこしょうで下味をつけておく。
2. キャベツはざく切り、玉ねぎは 1cm 幅のいちょう切り、ピーマンとにんじんは 5mm 幅の短冊切りにする。
3. フライパンにサラダ油を熱し、鮭を、皮を上にして入れる。
4. 焼き色がついたらひっくり返し、野菜を入れて合わせみそを回しかけ、蓋をして蒸し焼きにする。
5. 野菜がしんなりしたらバターをのせ、余熱で溶かす。

鮭の身を荒くほぐし、野菜と混ぜながら食べます。

Recipe Memo

鮭に多く含まれるビタミン D は、日光に当たることで体内で生成できますが、日照時間の短い季節は食品からとるのがベターです。人が集まる機会には、ホットプレートで作るのも楽しいですね。

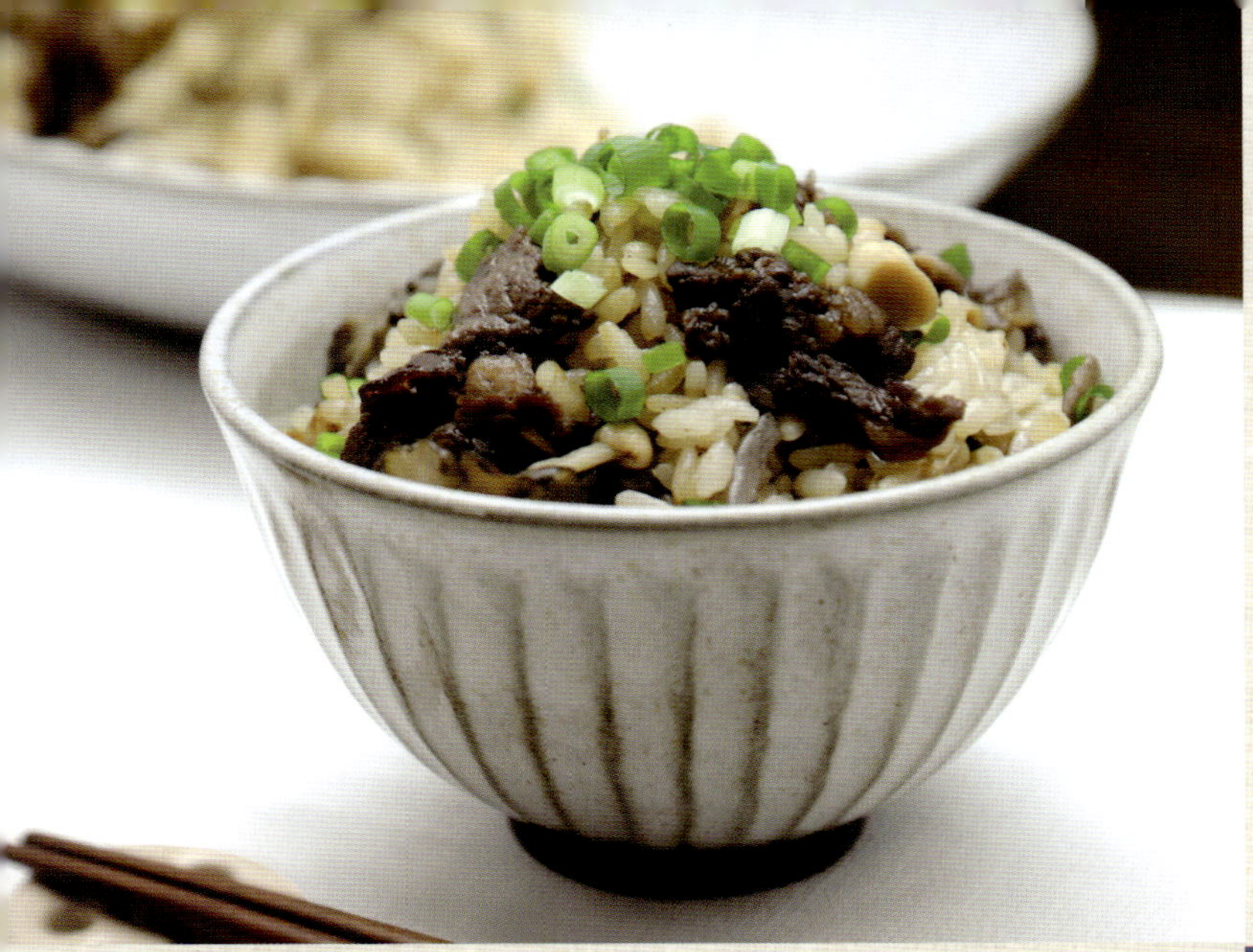

recipe
04 牛肉ときのこのご飯

材料［2人分］

- 米 …… カップ1
- 牛もも肉小間 …… 30g
- きのこ（しめじ・えのき・エリンギ・まいたけなどお好みのもの） …… 80g
- つきこんにゃく …… 10g
- サラダ油 …… 小さじ1
- しょうが …… 少々
- 酒 …… 小さじ1/2
- しょうゆ …… 大さじ1
- みりん …… 小さじ1
- 塩 …… 1つまみ
- すりごま …… 小さじ1

作り方

1. 米は洗って浸水しておく。
2. 牛肉は大きければ一口大に切っておく。しょうがは皮をこそげてせん切りにする。きのこは食べやすく切る。
3. フライパンにサラダ油を熱し、牛肉・きのこ・つきこんにゃくを軽く炒め、調味料を加えて味をからませる。
4. 米に 3 の汁気と水を加えて普通に水加減し、3 の具を上にのせて炊飯する。
5. 炊き上がったらすりごまを加え、全体に混ぜる。

L-カルニチンを多く含む牛肉を使ったごはんです。きのこは、複数の種類を合わせて調理すると旨味がグッと増します。お好みの組み合わせを探してみてください。

recipe
05 大根と豆腐のサラダ

材料［2人分］

- 大根 …… 6cm
- 豆腐 …… 1/2丁
- ツナ缶 …… 1/2缶
- かつおぶし …… 適宜
- きざみのり …… 適宜
- 白すりごま …… 大さじ1
- しょうゆ …… 小さじ2
- 酢 …… 小さじ1
- みりん …… 小さじ1
- ごま油 …… 小さじ1/2

作り方

1. 大根は薄い輪切りにしてからせん切りにする。
2. 豆腐は 2cm 角に切る。
3. 白すりごま～ごま油を混ぜ合わせ、半量を 1 の大根と和える。
4. 器に 3 を盛り、上にツナ缶・2 の豆腐をのせ、かつおぶしときざみのりをトッピングする。上から 3 の残りをかける。

大根は、切り方によって食感が変わります。パリパリした歯ざわりがお好みの方は、繊維に沿うように、縦にスライスしてからせん切りにし、氷水に 1～2分ほどさらしてみてください。イソフラボンを含む大豆製品は、日々積極的に取り入れたい食品です。

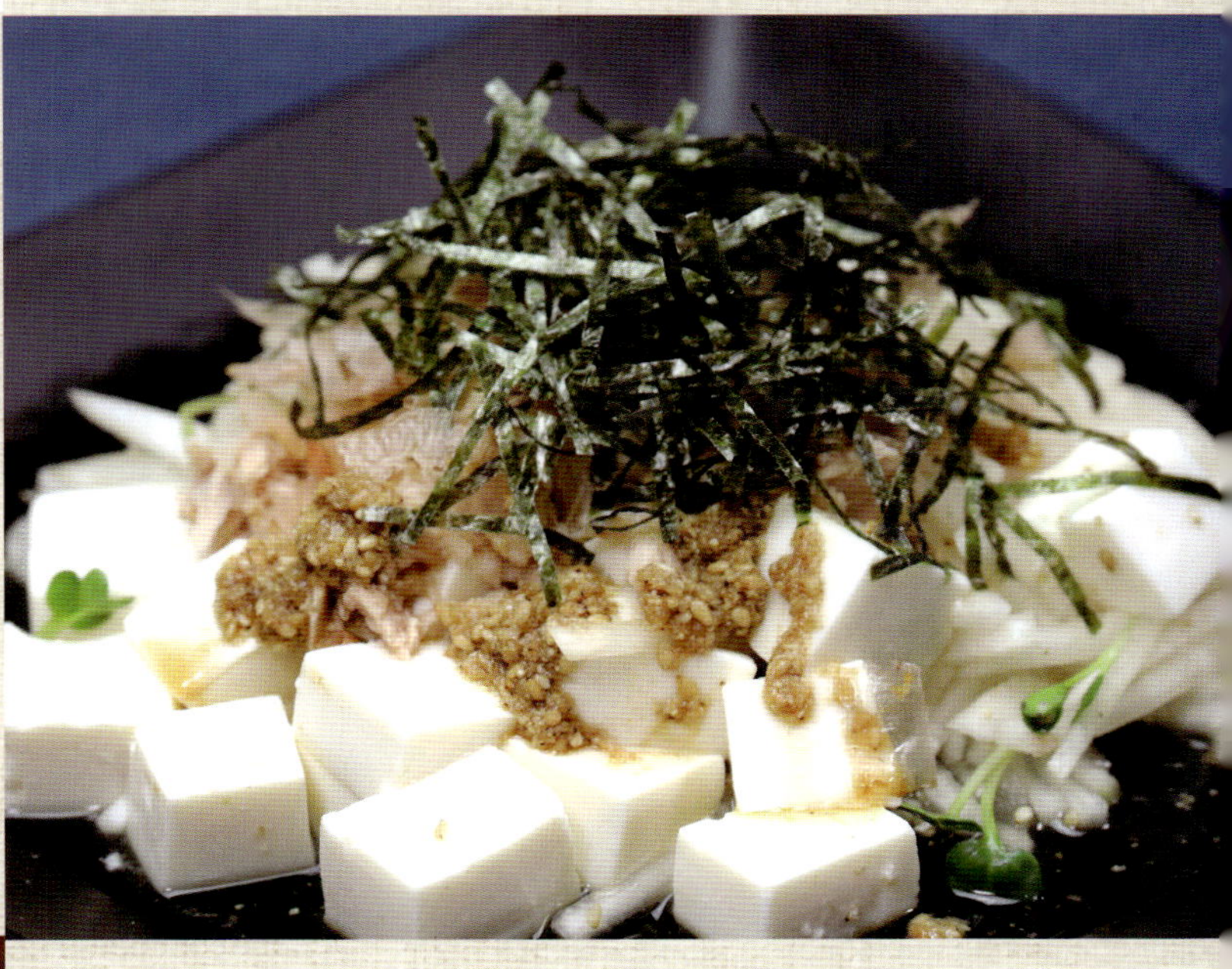

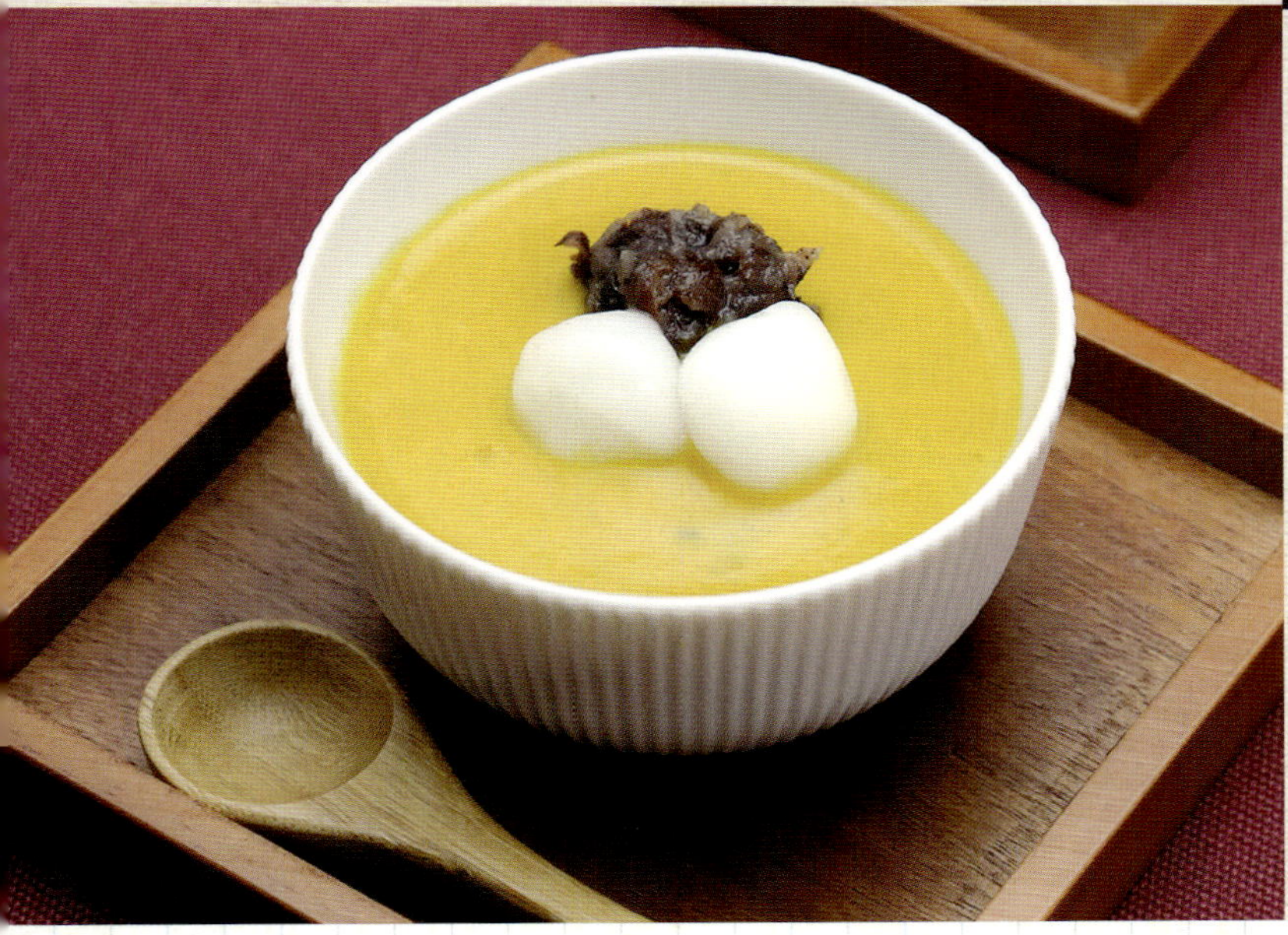

recipe
06 かぼちゃのおしるこ

材料［2人分］

- かぼちゃ …… 180g
- 砂糖 …… 大さじ1強
- ココナッツミルク …… 80g
- 白玉粉 …… 30g
- 水 …… 25cc

作り方

1. かぼちゃは皮とわたを除き、一口大に切る。
2. 白玉粉は、水を加えてよくこねておく。
3. 鍋にかぼちゃを入れ、ひたひたの水（カップ２程度）を加えてゆでる。柔らかくなったらマッシャーや木べらなどで軽くつぶす。水分が少ないようなら分量外の水を加えて好みの濃度にする。
4. 砂糖とココナッツミルクを加え、ひと煮立ちさせる。
5. 火を細くし、2 の白玉を、両手の親指と人差し指で小さく丸めながら 4 に入れていく。白玉に透明感が出るまで火を通す。

○ かぼちゃをつぶす際、ミキサーなどを使うとさらになめらかな食感になります。お好みで、缶詰のゆで小豆などをトッピングしても。

ココナッツミルクは、ココナッツの実に水を加え、すりつぶして濾したもので、抗酸化作用が高い注目の食材です。かぼちゃにも、アンチエイジング効果が期待できるビタミンＥが豊富に含まれています。心にも体にも嬉しい、温かいデザートです。

Profile　管理栄養士　日髙圭子

平成7年4月～平成28年3月　東京都職員として、学校給食の運営や食育全般に携わる。現在は、食事指導や講演、執筆などを行う。また、ウォーキング教室の講師も務める。
野菜ソムリエプロ、薬膳コーディネーター。
日本栄養士会会員、日本スポーツ栄養学会会員。

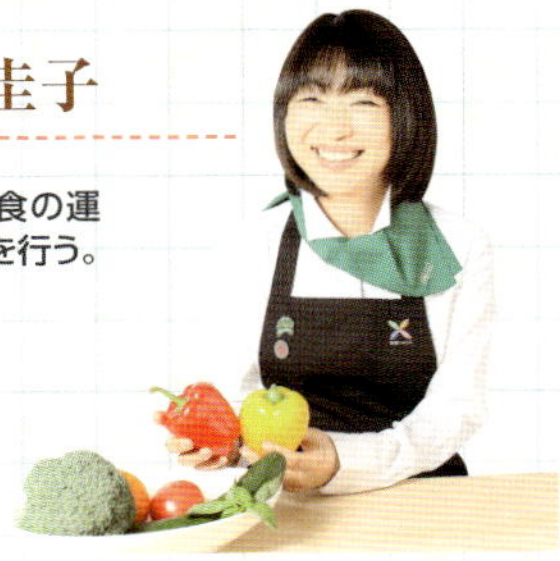

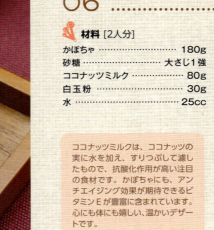

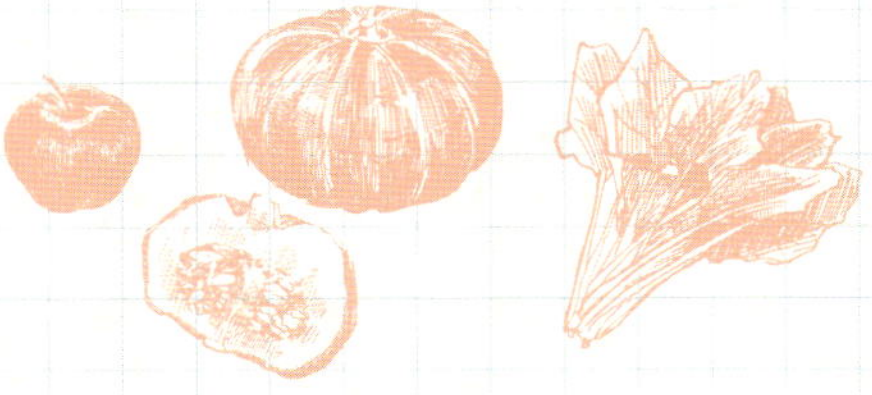

本の紹介

全国体外受精実施施設完全ガイドブック２０１９

The Quality of ART

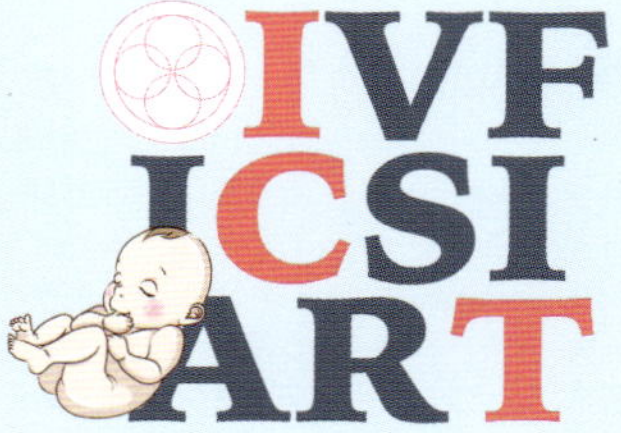

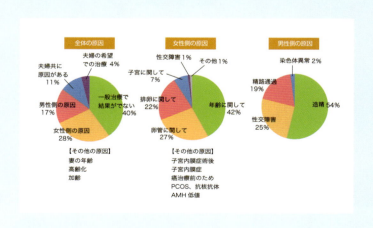

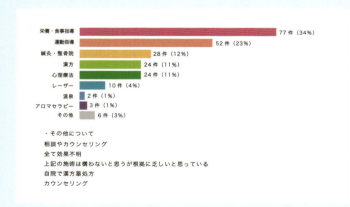

私たち不妊治療情報センターでは、毎年、全国の体外受精実施施設に対して詳細なアンケート調査を行っています。12のステージ、150以上の質問項目からなり、どのように体外受精が行われて、どのような状況なのかを知ることができます。

このアンケート結果と治療状況などの詳細データを発表するクリニック、また体外受精を支える企業の情報なども紹介しています。

体外受精の治療の現状を知り、ご夫婦が安全に安心できる治療を受け、赤ちゃんを授かることができるよう、毎年、実施施設のリストとともに細かなデータを揃えて発表しています。

今年は、どのような結果だったのでしょう。

その一部をお知らせしながら、ガイドブックの紹介をします。

アンケートの内容

1. 体外受精の治療周期をはじめる際に
2. 誘発方法と使用薬剤について
3. 採卵について
4. 採精について
5. 培養と培養室について
6. 胚移植について
7. 胚移植後の管理について
8. 妊娠判定について
9. 実施状況について
10. スタッフについて
11. 現状について
12. 体外受精の今と将来に思うこと

1 体外受精を行う場合の原因で最も多いものはなんでしょう。

体外受精を行う原因で多いものは、全体では「一般不妊治療で結果がでない」が40%を占めています。

女性側の原因では年齢が42%、男性側の原因では造精機能が54%とそれぞれ多い原因でした。

年々、不妊治療を行う女性の年齢が上昇しているといいます。一般不妊治療で結果がでなかった夫婦の中にも妻の年齢が原因と考えられるケースも多いのではないかと推測できます。

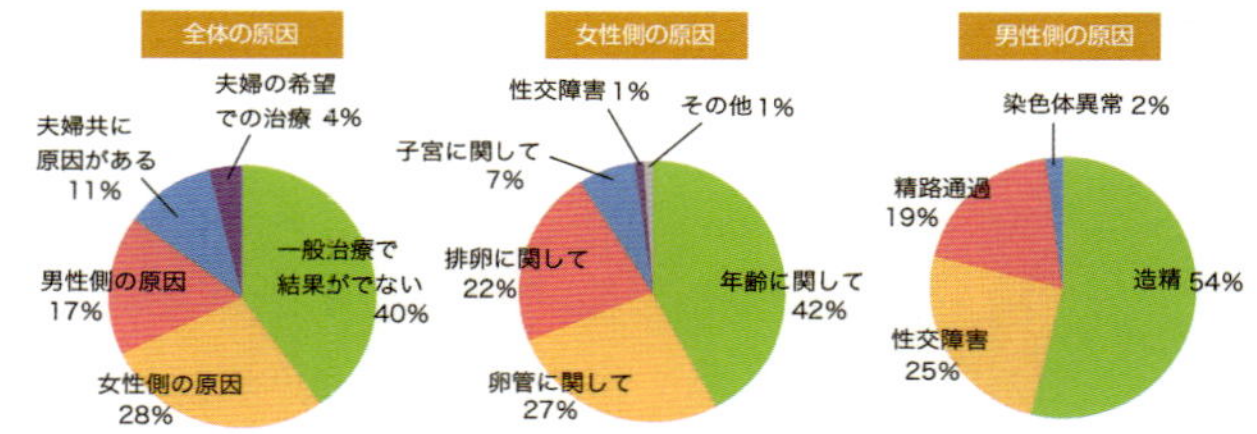

【その他の原因】
妻の年齢
高齢化
加齢

【その他の原因】
子宮内膜症術後
子宮内膜症
癌治療前のため
PCOS、抗核抗体
AMH 低値

2 治療を補助するものとして効果を感じるものは、なんでしょう。

治療に通っていても、医療に頼るばかりでなく夫婦で何かできることはないかと考える人は少なくありません。

また、できる限り効果があるものにチャレンジして、妊娠を手繰り寄せたいと思うでしょう。

では、医師は、どういったことが効果があると感じているのでしょう。

多い順に栄養・食事指導、運動指導、鍼灸・整骨院などがあげられていました。飽食の時代と言われる昨今ですが、栄養に偏りのある人は意外といるようです。

あなたの食生活はいかがですか？ 見直してみませんか？

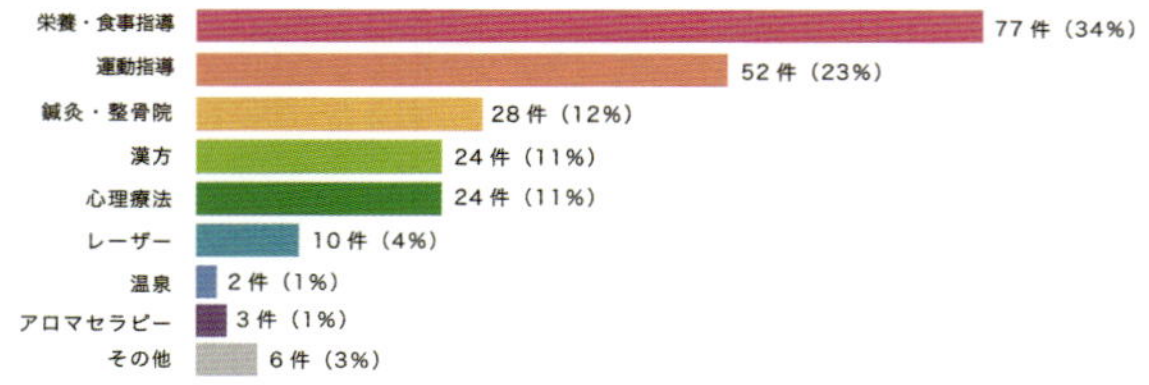

・その他について
相談やカウンセリング
全て効果不明
上記の施術は構わないと思うが根拠に乏しいと思っている
自院で漢方薬処方
カウンセリング

4 クリニックが発表する詳細データは？

クリニックの紹介と診療実績を４ページにまとめました。

とくに診療実績を読むことで、クリニックの特徴やおおよそのスケジュールなどもわかることでしょう。

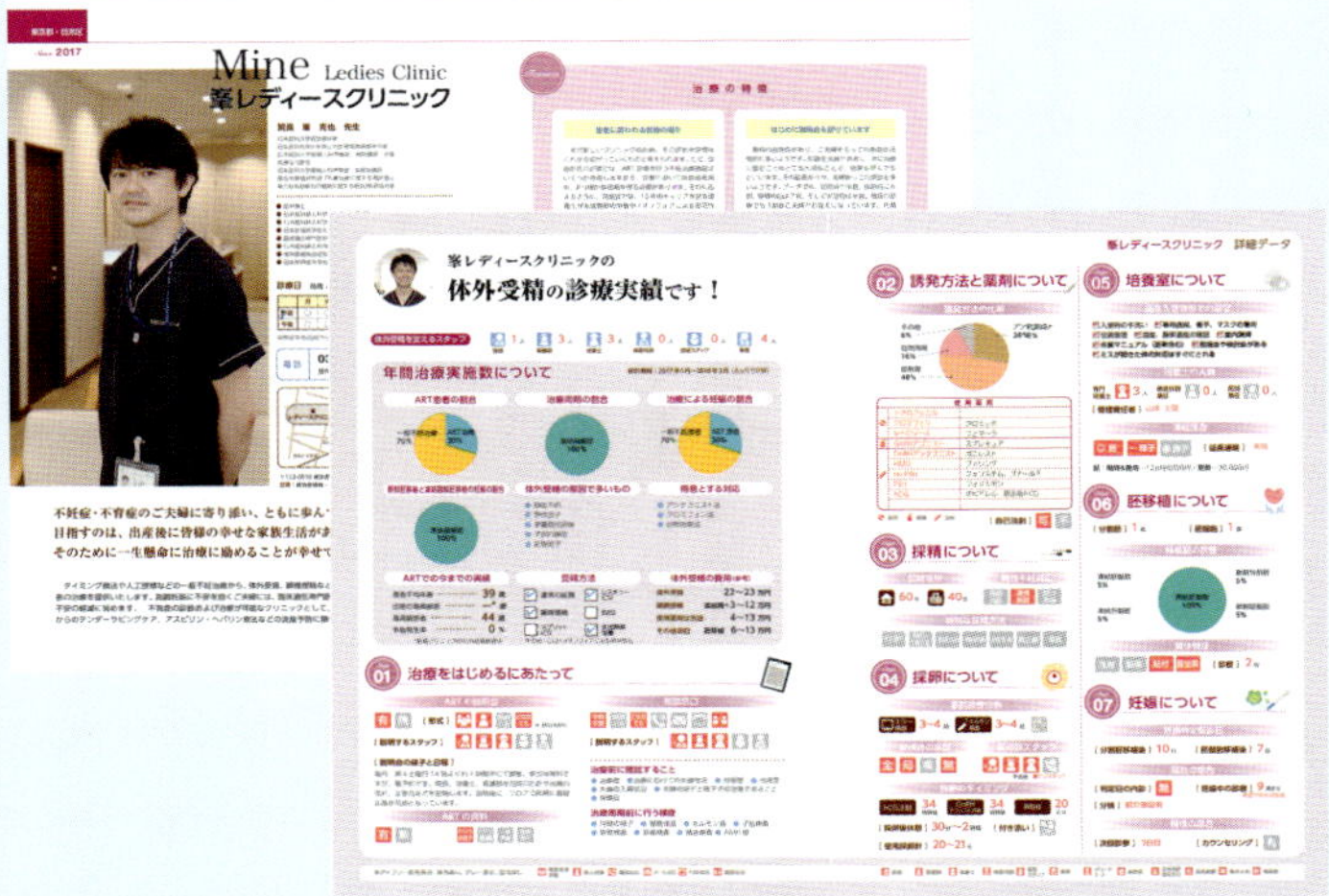

3 クリニックから寄せられたメッセージのご紹介

日本国内には、約600施設で体外受精が行われています。
クリニックには、それぞれ特徴があり、治療方針にも違いがあります。
病院選び、医師選びの参考になることでしょう。

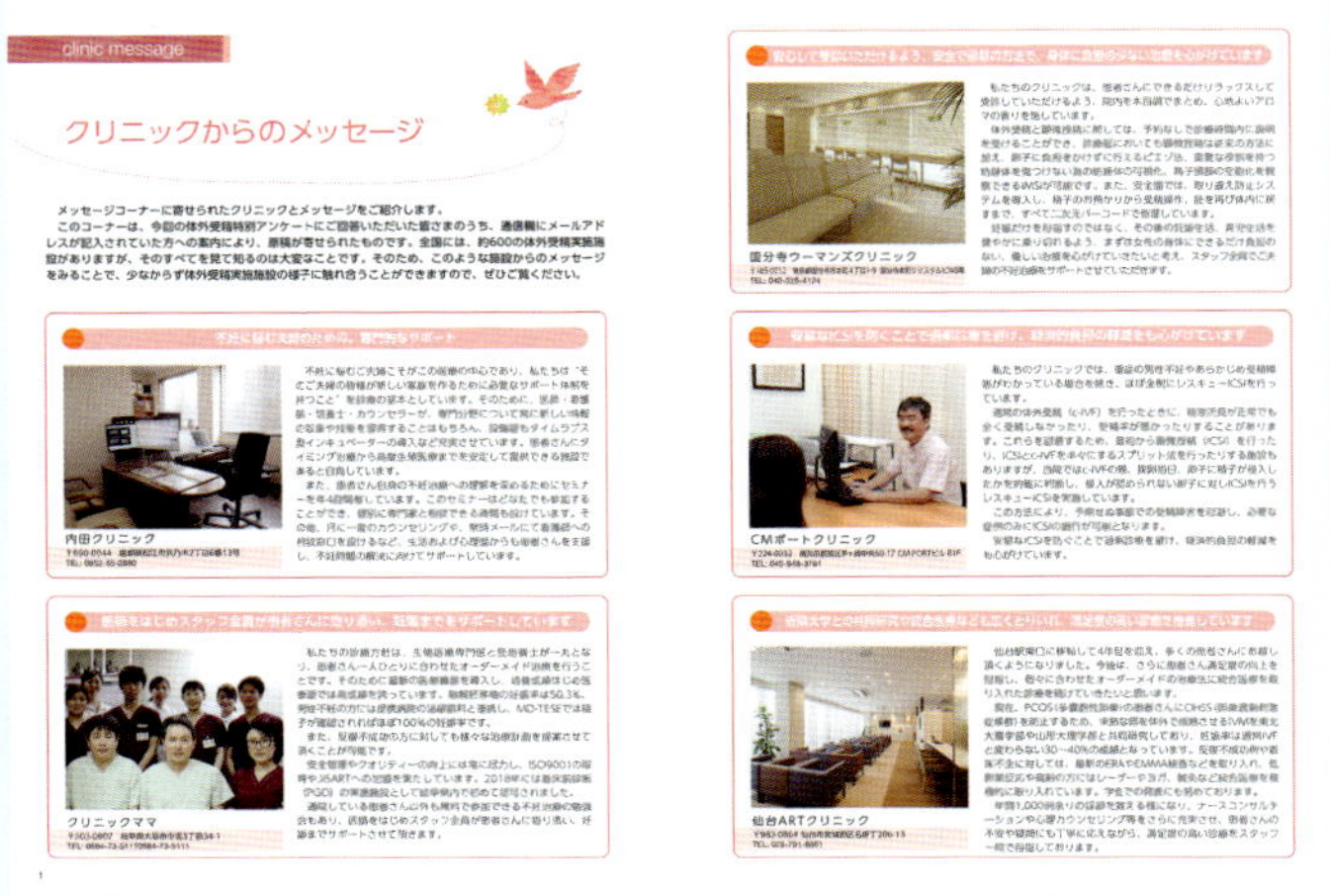

こんなデータもあるよ！

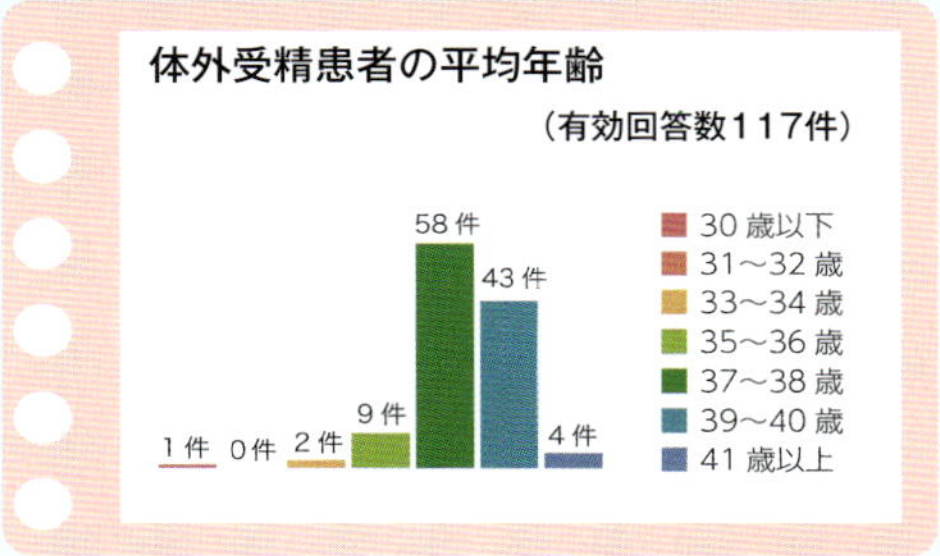

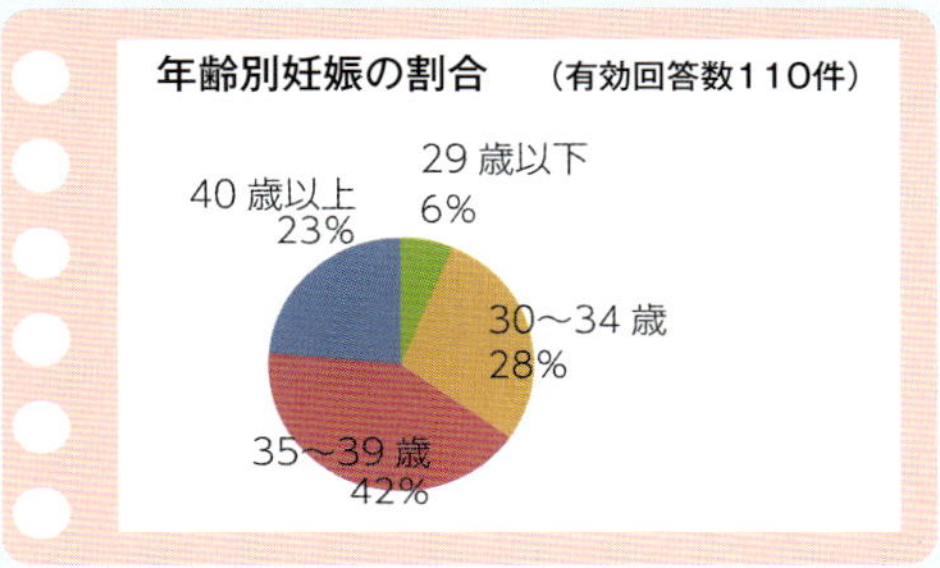

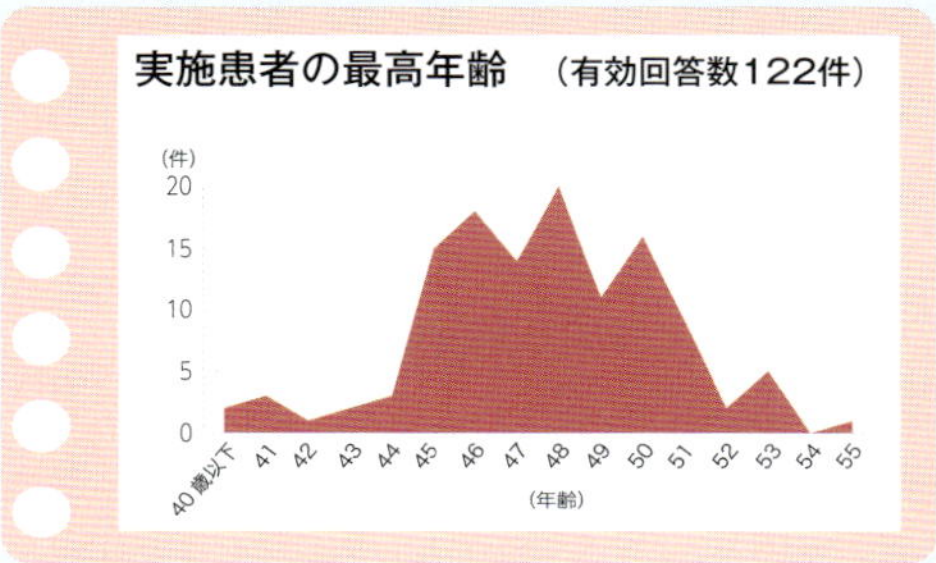

5 そのほかの読みどころ

詳細データ紹介クリニック

1. 恵愛生殖医療医院
2. クリニック ドゥ ランジュ
3. 木場公園クリニック・分院
4. 峯レディースクリニック
5. 杉山産婦人科　新宿
6. 馬車道レディスクリニック
7. 湘南レディースクリニック
8. 佐久平エンゼルクリニック
9. 髙橋産婦人科
10. ダイヤビルレディースクリニック
11. おち夢クリニック名古屋
12. レディースクリニック北浜
13. オーク住吉産婦人科
14. 岡本クリニック
15. 神戸ARTレディスクリニック

体外受精を支える企業

1. フェリング・ファーマ（株）
2. （株）ジャフコ
3. （株）オフショア
4. システムロード（株）
5. （株）ニュートリション・アクト
6. （株）アイジェノミクス・ジャパン

- クリニックからのメッセージ紹介
- 不妊治療情報センターの会員クリニック紹介
- 全国体外受精実施施設地方別、県別リスト

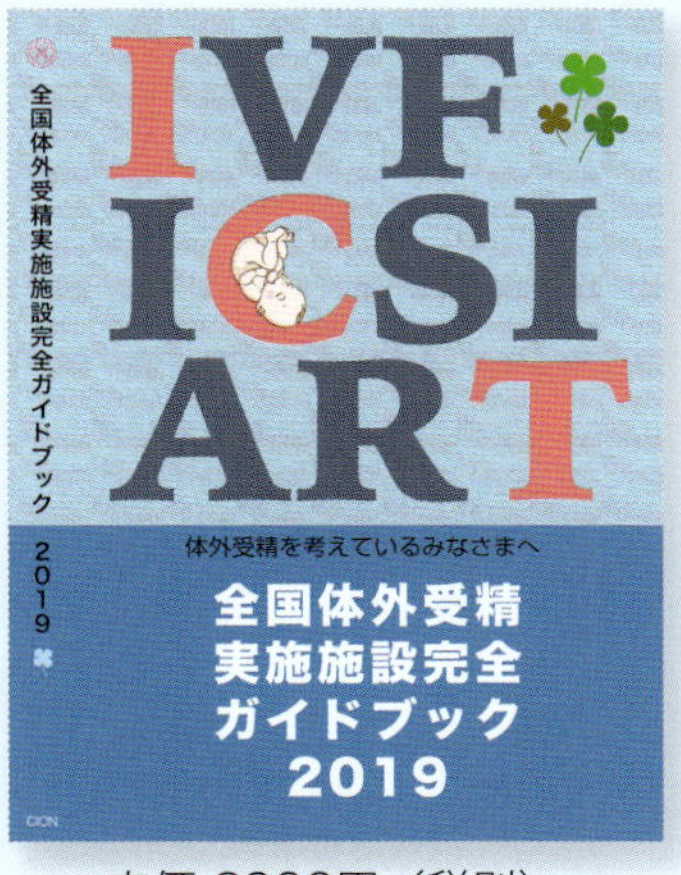

定価 2000円（税別）

※ お求めは、書店およびwebで。右のQRコードを読み取ってショップでご購入できます。　https://item.rakuten.co.jp/i-wishshop/guide2019/

「今週末あたり妻を撮りに出かけてみよう」

**妻の何気ない瞬間を
ファインダー越しに見つめながら
息をするようにシャッターを押す
予定も立てずに車に乗って、
何気ない会話の時間を楽しみながら
ふと気になったところで写真を撮る
写真を撮ることが夫婦の最大の
コミュニケーションになっています。**

妻を撮る人 栞

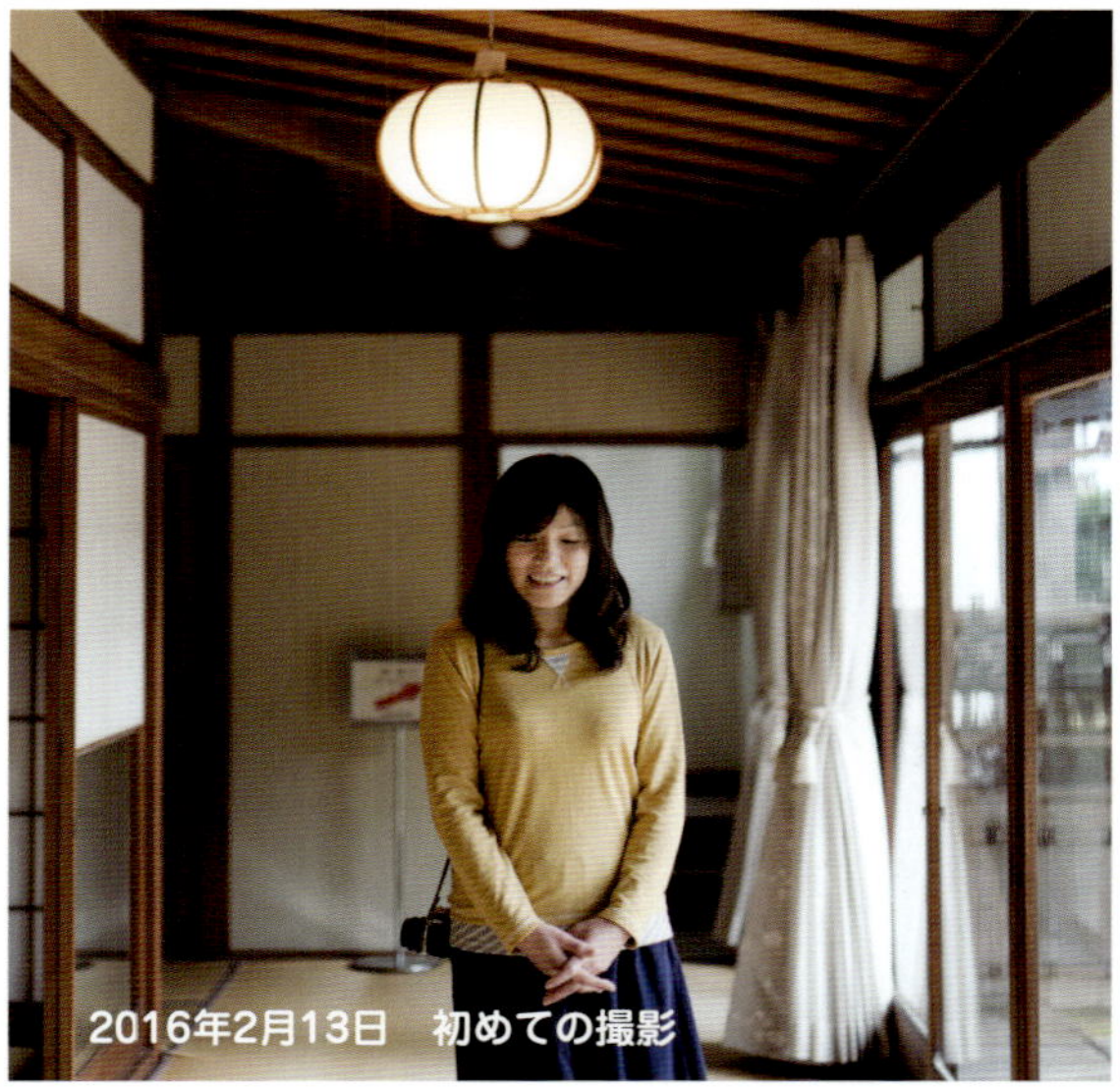

2016年2月13日　初めての撮影

■僕たちのこと、不妊治療のこと

2012年3月14日に籍を入れました。

妻は39歳　僕は28歳。

結婚当時「不妊治療」という言葉と縁がないと思っていた僕たちは、「当然、子どもができるだろう」と何も気にしていませんでした。

その想いとは裏腹に気づけば12月。「不妊治療をしよう」と言い始めたのは、僕。

翌年1月、不妊治療に抵抗がある妻を無理やり一緒に病院に連れていきました。すると医師は、

「まず、何が悪いか分からないから子宮あたりのMRIを撮りましょう」と…。

このMRI検査結果が、僕たち夫婦にとって、ひとつ目の障害に。

■子宮の外側に腫瘍が2つ

「子宮の外側に腫瘍が2つ見つかりました」

検査結果を告げる医師の言葉に、最初は、何のことか全く理解ができませんでした。

「良性か悪性か判断ができませんが、どちらにせよ腫瘍を取らないと子宮を圧迫しているので、妊娠が難しい状況です。

今の状態で腫瘍を取るならば、子宮全摘を視野に入れなければなりません。しかし、子宮を残すために薬で小さくしてから手術を行う方法もあります。この方法ならタイミング療法を行うことができます」

と、いわれました。その後の検査で腫瘍が良性だったことがわかり、薬で腫瘍を小さくする方法を選びました。

それから、不妊治療と腫瘍治療のために週1～2回の通院が始まりました。

■体外受精への挑戦

コスモスが咲き乱れてキレイだった10月。無事に摘出できるサイズまで腫瘍が小さくなり、手術日が決まりました。

手術も無事終わり、術後10日で退院し、その3カ月後の2014年1月、体外受精への挑戦が始まりました。

そこから、言われるがまま不妊治療を続け、不妊に良いと聞けば、それを根こそぎ買い集めました。食材も、ハーブも、漢方も…。

■妊娠した！けれど…

2015年、想いが伝わって妻が妊娠。

世界中に声が届くくらい夫婦で喜びを分かち合いました。

子どもを授かるということが、どれだけの奇跡なのか。

あぁ、神様！

この時、僕は人生で初めて心から感謝しました。

けれど、それも続きません。

安定期も過ぎ、お腹も大きくなってきたある日のことです。

いつものように妊婦健診に向かった妻から仕事中に1本の電話が入りました

「ごめんなさい」

その一言だけ話して、電話口で泣き崩れる妻の声。

心音が止まっていたそうです。

この日を境に妻がみるみる痩せていきました。

不妊治療もできる限りした。

死産も経験した。

妻は一生分の涙を流しました。

妻は口を開くたび泣きながら

「ごめんなさい」

「まだあなたは若いから、私と離婚して、子どもができる人と結婚した方が幸せになる。

でも、あなたが好きだから離婚する勇気がないの」

それから、ことあるごとに口喧嘩になる日がはじまりました。

■僕の気持ちの伝え方

今までなら喧嘩にならなかった、ささいなことでも喧嘩になる。

居心地の良かった我が家の空気が、いつの間にか、一番辛い場所になりました。

妻に伝えたいことが、全然伝わらない。

妻も僕に伝えたいことが、全然伝わらない。

夫婦の会話で「離婚」という言葉が飛びかった時期です。

僕は、出会った頃から妻が好きなだけで、子どもができないからって何も気持ちは変わらない。

ただ、隣に一緒にいてくれるだけで幸せなんです。

子どもがいても、いなくても妻が好き。

この気持ちは、どうやったら妻に伝わるだろう？

行き着いた思いの先は「写真を撮る」ことでした。

妻とのコミュニケーションに写真が加わった

僕は、写真を撮ることが好き。

仕事でも写真を撮るし、趣味でも写真を撮る。

だけど、なぜか妻を撮るのは抵抗がありました。

そんなある日、妻が僕に言ったんです。

「いくら仕事でも、かわいい子を撮影するなんて浮気じゃないの？」

この一言から妻を撮ることがはじまりました。

妻を撮る人として、記念すべき1枚目が冒頭にある写真です。

今、見返すと色々と初々しいですね（笑）。

お互い照れ感があり、周りに人がいると恥ずかしかったことを強烈に覚えています。

けれど、これが撮影がてら、妻とデートをするきっかけになりました。

ふたりの楽しみ

どこに行くかをふたりで話し合い、細かな予定は立てず、車の中で「あーだ、こーだ」と何気ない会話を楽しみ、到着したら観光して、気になった場所で写真を撮る。帰りの車の中では「今日は、あれが楽しかった！」と、はにかみながら話す妻の声を聞く。

居心地の悪かった家の中に優しい時間が流れるようになりました。

身も心もズタボロだった妻も、写真を通して少しづつ、少しづつ、元気を取り戻していったようです。

同じ悩みを抱えている人

同じ経験のある人

騙された！と思って、夫婦で写真を撮りあってみてください。

妻をキレイに撮る方法

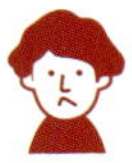

写真は、難しいよ！

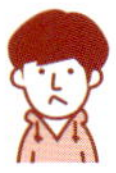

センスがないから無理！

そんな事はありません。

キレイに撮るための撮影方法って実は簡単！

1．いつでもシャッターを切ること

一番大切なことは、すごくシンプル。

「いつでもシャッターを切ること」

すごくシンプルだけど、実はすごく難しい。

- 高いカメラじゃないから
- スマホだから
- 一眼レフじゃないから
- 周りで高そうなカメラを使っている人がいるから

ほとんどがこうした理由からカメラを構えることをためらいます。

でも、カメラは何でもいい！ スマホもOK！

コンパクトデジタルカメラもOK！

難しい！ ダメ！ 無理！ と否定から入らず、シャッターを切ることが大切。

2.日の丸構図を意識する

日の丸構図って聞いたことありますか？

名前の通り被写体を真ん中に置く撮り方です。

僕は、ほとんどこの構図で撮影しています。

真ん中に妻を置いてシャッターを切ると、すごく印象が強い写真を撮ることができます。

シンプルで簡単！

だけど、この撮り方をするだけで一気に作品感が出てきます。

ぜひ夫婦で撮り合いっこをしてみてください♪

3.無言でシャッターを切らないこと

ついついシャッターを切る時って無言になりがち。

特に初めての撮影だと緊張と照れから

お互いだんまりになりがち。

でも、無言になると撮られている人は緊張します。

いつ撮ったのかもわからなかったりします。

なので、僕は、撮影中無言になることはありません。

むしろ撮る時こそ、普段言えないことをさらりと声に出すチャンス！

「キレイだね！」「かっこいい！」

「すごくいい感じ！」

普段の生活の中で、こうした言葉を伝えることは、ほぼないと思います。

ただ、心の中ではいつも思っていますよね？

写真を撮るときは、こういった言葉を伝えるチャンスです！

最初はお互い照れるかもしれないけど、嫌な気持ちはしないはず。

普段の感謝を伝えるきっかけにもなります。

もし、

- 夫婦の会話が減ってきた
- 最近夫婦ゲンカが多くなってきた
- ふたりでデートをする機会がなくなった

という悩みがあるならば、ぜひ写真というツールを使ってふたりでデートをしてみたらいかがでしょう？

カメラはスマホでもデジカメでもOK！

ぜひ、写真を通してふたりでステキな時間を過ごしてみてください♪

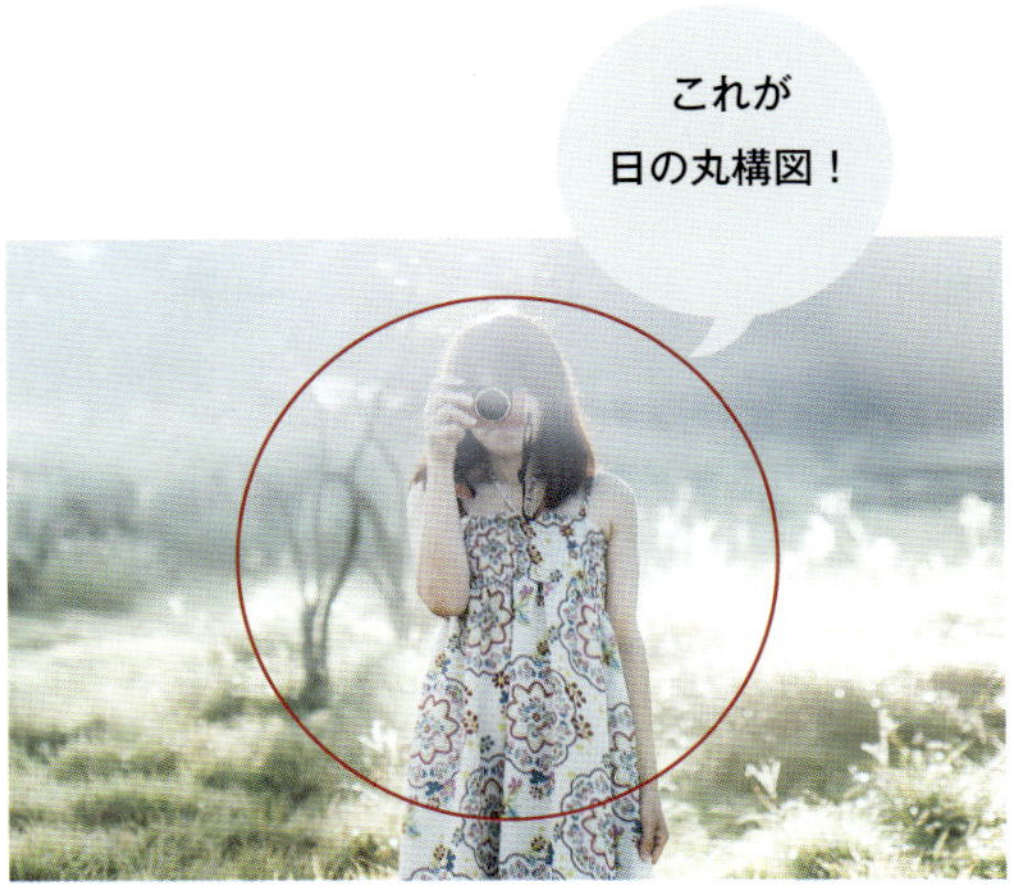
これが
日の丸構図！

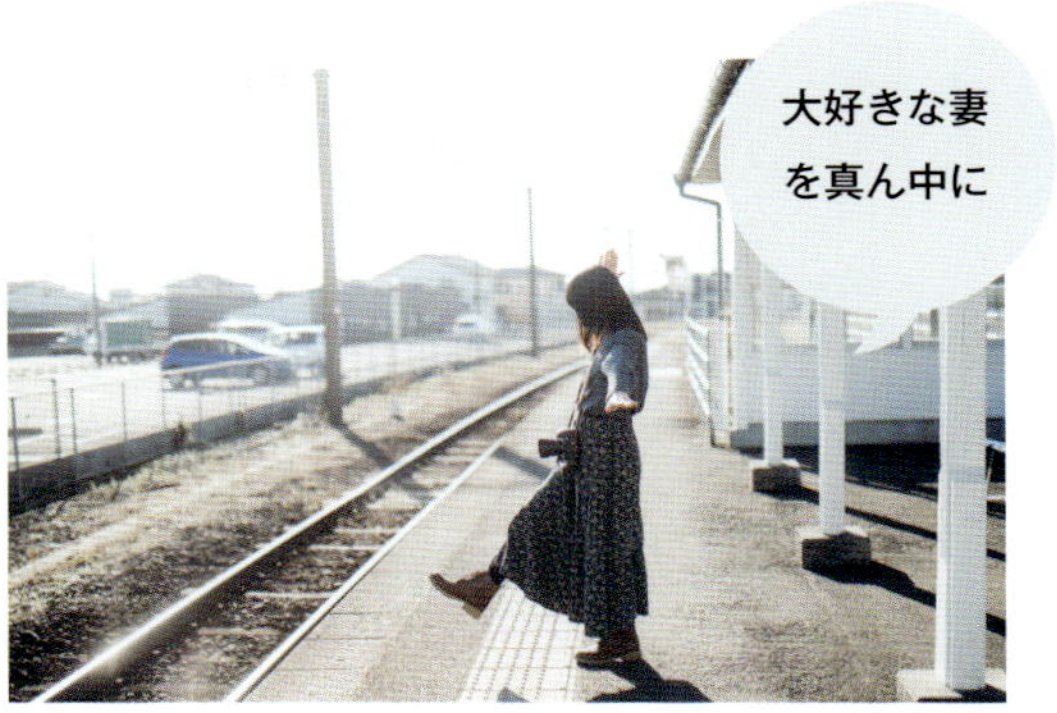
大好きな妻
を真ん中に

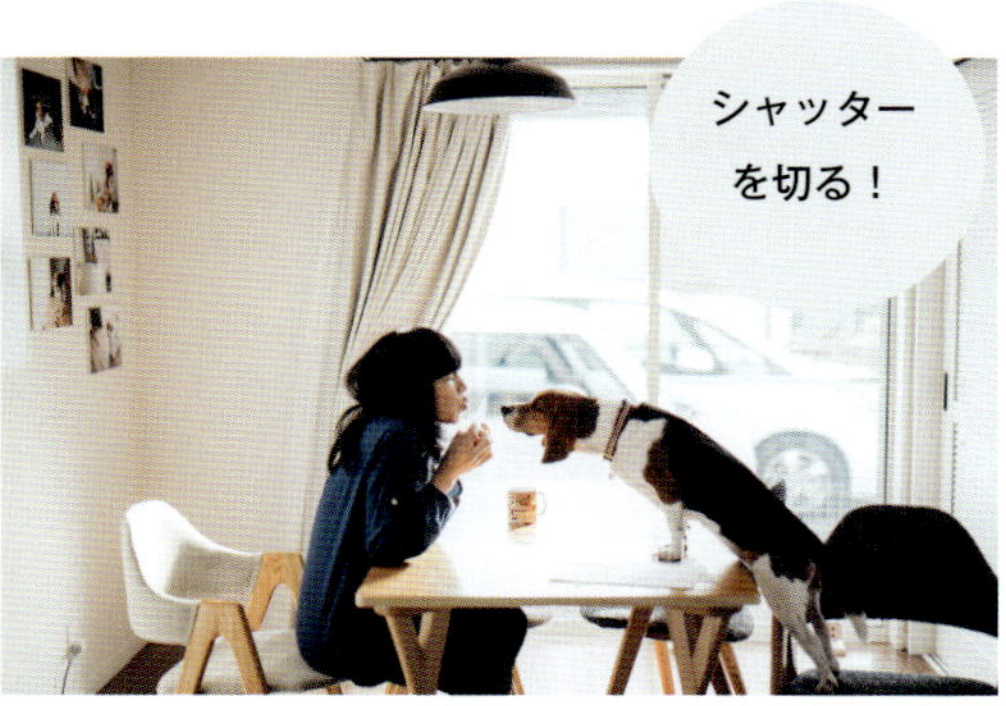
シャッター
を切る！

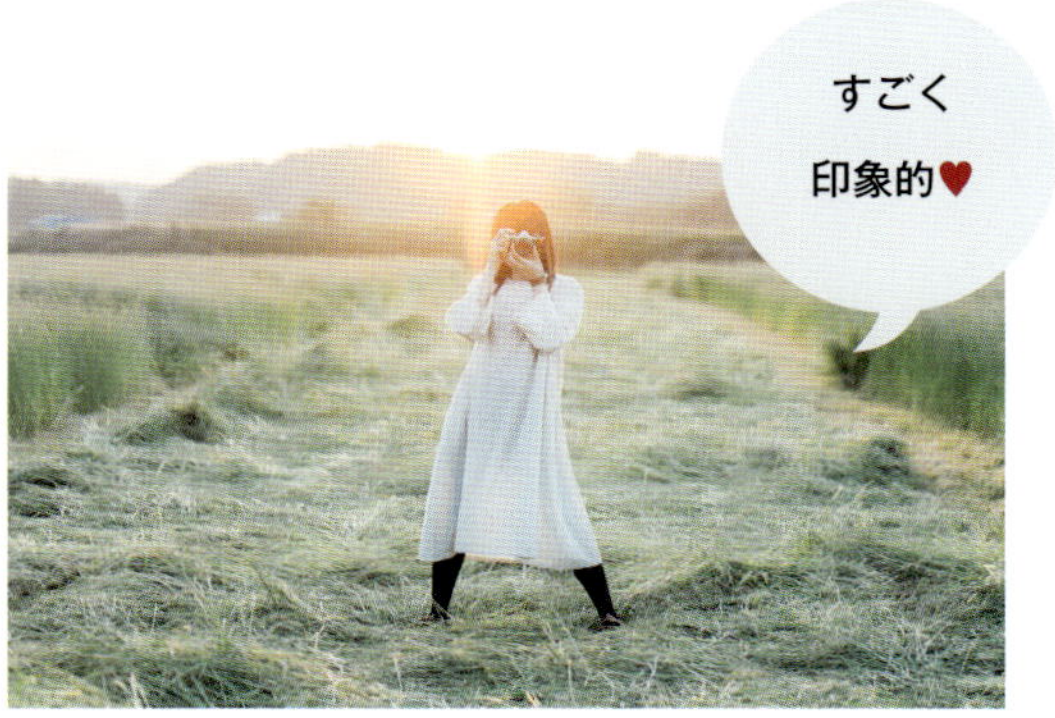
すごく
印象的♥

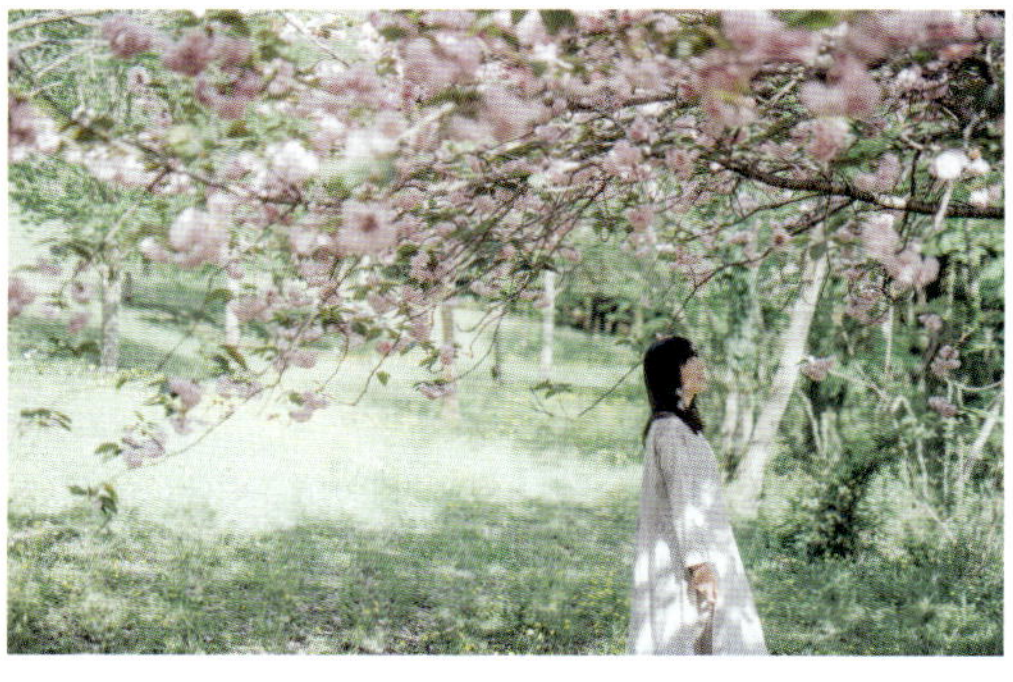

**歯医者さんは、キライ〜！

とか言ってる場合じゃない！**

いまのうちに歯医者へ行こう！

Dental Health
―― 歯とお口の健康 ――
Oral Health

ふだんから「歯医者さんは、後で…」という人もいるかもしれませんね。

でも、妊娠してからの歯医者さん通いは、いろいろと大変です。

赤ちゃんは、いつやってくるかわかりませんし、生まれたら子育てで大忙しです。

ですから、いまのうちに歯周病や虫歯のチェックをして、必要な場合には早めに治療をしましょう！

3人に1人は、歯周病 あなたは、大丈夫？

歯周病は、歯肉、歯根膜、歯槽骨、セメント質に炎症が起こっている病気の総称です。

歯周病は、痛みがなく静かに進行し、腫れや痛みに気がついた時には、歯を支えている歯槽骨に及んでいることがあります。すると歯がグラグラしてきて、食べものが噛めなくなり、さらに進行すると歯が抜けてしまうこともあります。歯周病は、多くの成人がかかっている病気で、厚生労働省が行った調査「平成29年患者調査の概況」によると「歯肉炎及び歯周疾患」の総患者数は、398万3千人で、男性は162万1千人、女性は236万3千人と発表しています※。

患者年齢については、35歳以上に多く、全体では3人に1人の割合で歯周病を持っているともいわれています。

また最近の調査で、早産の人や2500グラム以下の低出生体重児を出産した人たちの中で歯周病が進行している人は、そうでない人の7.5倍だったという結果もあります。ですから、妊娠前から歯周病のチェック、ケア、治療が重要になってきます。あなたは、大丈夫ですか？

※総患者数は、表章単位ごとの平均診療間隔を用いて算出するため、男性と女性の合計が総数に合わない場合があります。

年齢階級別歯肉炎及び歯周疾患

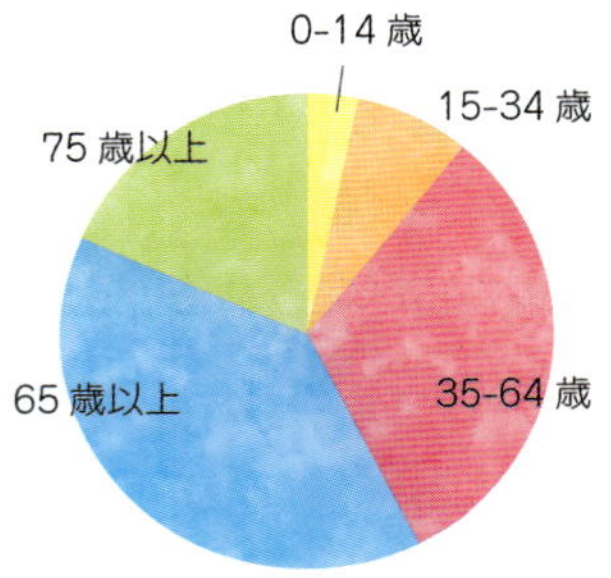

歯周病総患者数の男女比

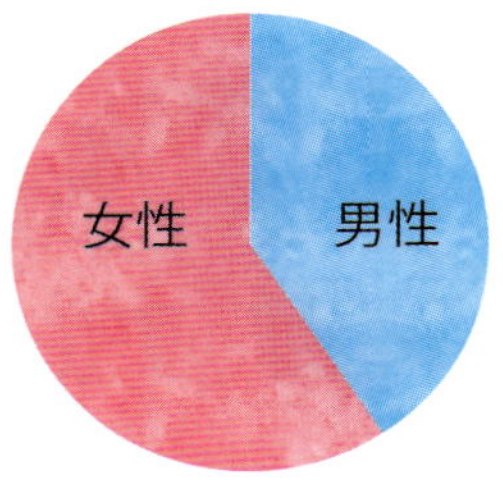

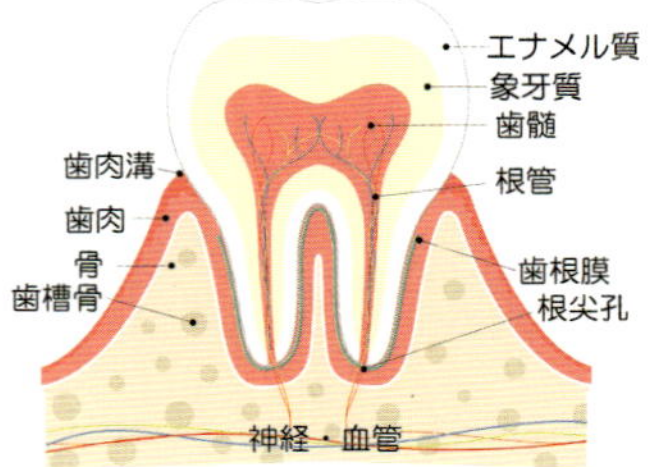

歯の構造は、左の通りです。

歯と歯肉（歯ぐき）の間には歯肉溝があります。

健康な歯肉の溝の深さは1～2mm程度です。しかし、プラーク（歯垢）がたまったことにより、細菌が繁殖して炎症を起こすと、歯肉が腫れて、歯肉溝が深くなります。これを歯周ポケットといいます。進行すると歯周ポケットはより深くなります。

さらに進行すると、歯を支える土台（歯槽骨）が溶けて歯が動くようになり歯が抜けてしまうこともあります。

これを歯周病といいます。

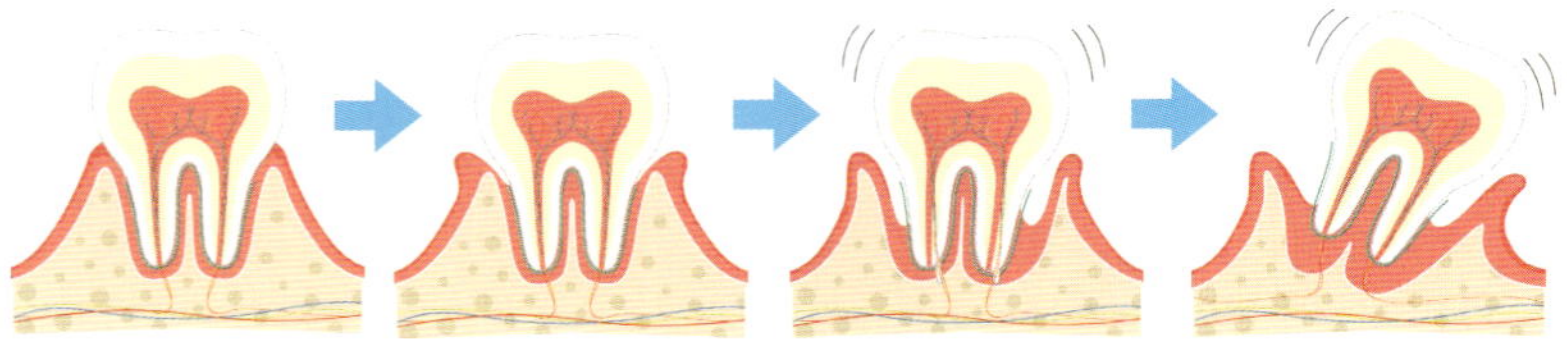

健康な状態　**軽度歯周病**　**中度歯周病**　**重度歯周病**

アドバイザー

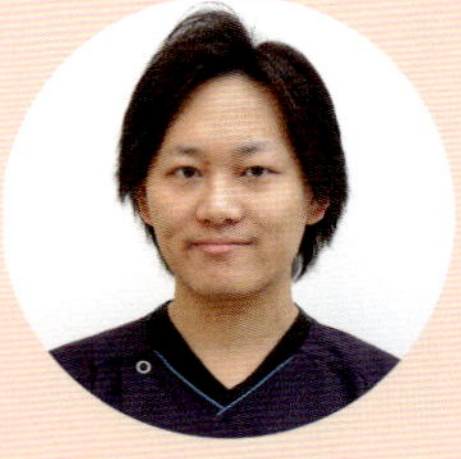

愛知県・長久手市
おちデンタルクリニック長久手
越知 正貴 院長

お口の健康は、とても大切です。妊娠を望む今だからこそ、定期的な歯科検診を受けましょう。それは、自分自身が大変な思いをしないためにも、生まれてくる赤ちゃんのためにも大切なことなのです。

不妊治療中に歯医者に行っても大丈夫？

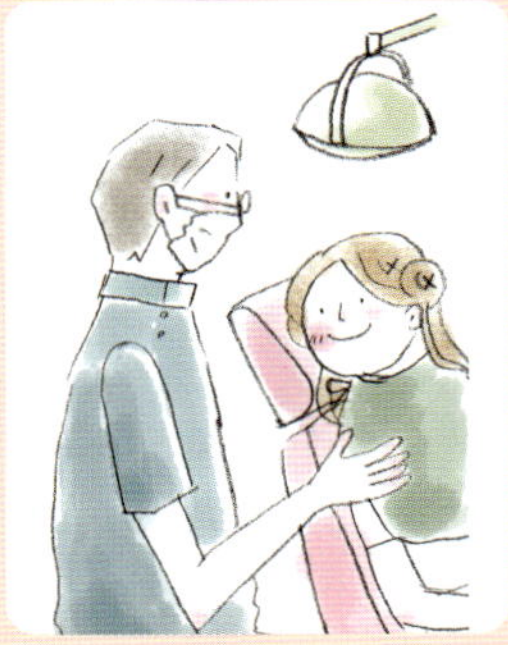

基本的には、不妊治療中でも歯科治療をすることはできます。

ただ、歯医者さんには不妊治療中であること、治療のいつの時期であるか、また、使っている薬のことなどを伝えましょう。

そして、不妊治療を受けている婦人科医にも歯科治療を受けることを伝えましょう。

体外受精を受けている場合、胚移植までの間であれば、特に問題はないといわれています。

レントゲンについても、首より上にX線が当たり、腹部に当たることはありません。

麻酔も歯の周囲の神経に効くもので、その効果は局所的で一時的なもの。全身には、ほとんど影響がなく心配いりません。

妊娠すると虫歯になりやすいの？

妊娠すると、ホルモンバランスの変化や食の好みやパターンの変化などが口の中の環境に影響することがあります。

たとえば、唾液の性質の変化による口の中のネバつきや歯磨きが不十分になることなどが要因となって虫歯になったり、歯周病が悪化したりする人もいます。つまり、妊娠したことが原因ではなく、口の中の衛生状態が低下することが虫歯や歯周病の要因になるのです。

つわりの間は、歯ブラシを口に入れただけでも吐きそうになる人もいますので、今、歯の痛みや歯ぐきの腫れがない人も歯医者さんへ行って、診てもらいましょう。

お腹が大きくなってくると治療の姿勢は大変です

妊娠後期になってお腹が大きくなってくると、歯医者さんでの治療の姿勢は大変になります。

上向きでいる時間が長くなると、息も苦しくなるでしょう。ですから、つわりが治まって安定期に入ったら、お腹が大きくなる前に歯科検診を受けておきましょう。

妊娠すると母子健康手帳をもらいますが、その中には「歯科検診」の項目もあり、母子健康手帳と一緒に交付される妊婦健康診査受診票の中には「妊婦歯科健康診査受診票」があります。

この受診票を利用すると、お住まいの自治体にある委託医療機関で、原則自己負担なしで検診が受けられますので、ぜひ活用しましょう。

ですが、何度も話しているように、基本的には妊娠前に虫歯や歯肉炎、歯周病は治療しておくことが大切です。

痛くなってから「鎮痛剤は飲んでいいの？」「歯医者さんで受けるレントゲンは大丈夫？」と気に病むよりも、いまのうちに歯医者でチェックです！

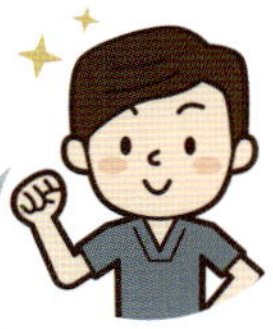

歯は、日頃からのケアが大事です。食べたら磨くこと、痛くなったら放っておかないことが大切です。

歯周病菌も虫歯と同じで感染症の一種です。おなかの赤ちゃんには、胎盤を通してママからたくさんの血液が送られます。でも、ママに感染があると胎盤を通しておなかの赤ちゃんにも感染することがあります。ですから、おなかの子の虫歯予防は、「妊娠する前！」今から行うことが重要なのです。

治療が必要な場合には、早め早めが肝心です。早く治療を開始すれば、早く治療が終わりますよ。

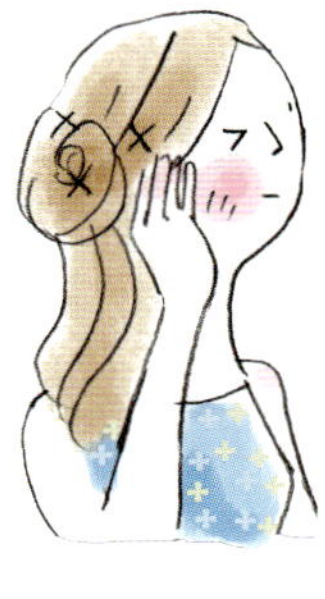

歯周病簡易チェック

1. 歯茎が下がり、歯が長く感じる
2. 歯がグラつく
3. 歯茎の色が赤い、もしくは腫れている
4. 口臭が気になる
5. 冷たい水がしみる
6. 朝起きた時に口内がネバつく
7. 歯茎から膿が出る
8. 歯を磨くと血が出る
9. 生活が不規則である
10. 歯と歯の間にすき間ができた、歯に物が挟まる
11. 歯の表面を舌でさわるとザラザラする

1つでもあてはまると歯周病の可能性が！？

スマートフォンは、早めに寝かそう！

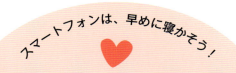

スマートフォンのブルーライトがあなたの妊娠を遠ざけていたら？

ブルーライトは
その名の通り、青色の光のことで、主にパソコンやスマートフォンなどの画面から出ている光のことをいいます。

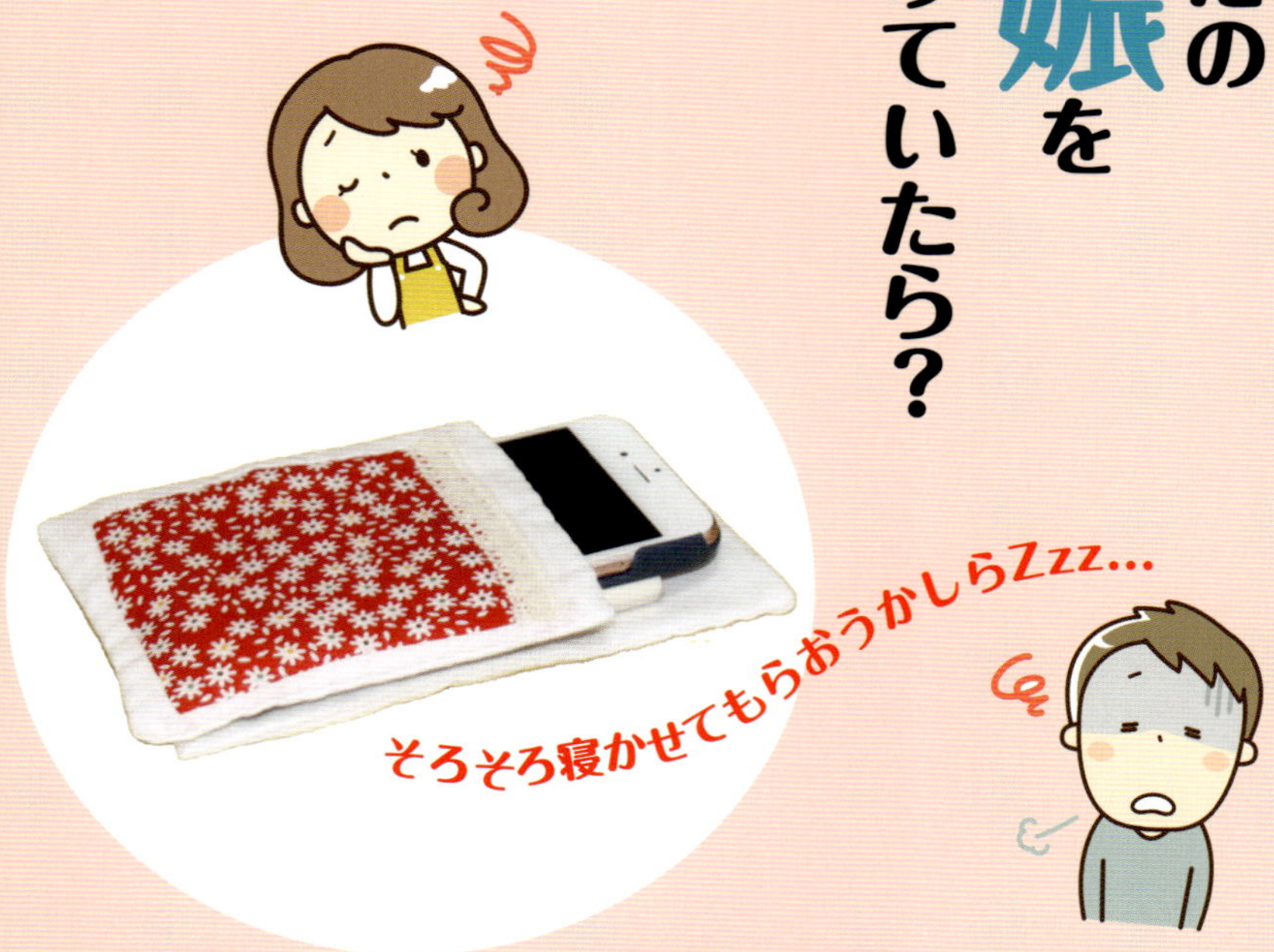

睡眠は、からだをリセットして元気を取り戻すためになくてはならないものです。

良い眠りは、元気の源で妊娠とも深い関わりがあります。

夜に光を浴び続けるとホルモンバランスが崩れる

睡眠と妊娠には深い関わりがあり、これはメラトニンというホルモンが関係しています。

メラトニンは、暗くなれば「さぁ、眠りましょうね」と眠りへ誘うように分泌が増え、明るくなれば「さぁ、起きましょうよ！」と、あなたを起こすように分泌が少なくなります。

このように、メラトニンは明るい日中には値が低く、夜になると値が高くなる日内変動があり、これが体内時計になっています。

しかし、本来暗いはずの夜間に明かりの下に居続けると分泌量が低下してしまいます。

夜間に長時間にわたって光を浴びることでホルモンバランスが乱れ、本来、からだに備わっているはずの体内リズムが崩れてしまうことがあります。そして、これが要因となって、月経不順が引き起こされるという指摘もあります。

月経不順は、不妊の一因になります。ですから、夜は暗い環境で眠ることが大切です。

質の良い眠りを得るために寝室は真っ暗がいい

質の良い眠りを得るためには、メラトニンを分泌させる準備も大切です。

メラトニンは、習慣的就寝時間の1～2時間前から分泌され始め、深夜2～3時ごろに最も盛んに分泌されます。

ですから、少なくとも深夜2～3時には暗い室内で眠っていることが理想です。先に説明したようにメラトニンは光の刺激によって分泌が抑制されるため、寝室は電気を消して、真っ暗であることが理想です。

「少し明るくないと不安…」という人は、なるべくベッドや布団から遠いところに足元用のライトを置いてみましょう。

光のほかに気をつけること

光のほかにもメラトニンの分泌を抑制するものがあります。コーヒーや紅茶、緑茶などに含まれるカフェインは、メラトニンの分泌を強く抑えるので、寝付きが悪くなるだけでなく、睡眠の質が悪くなる恐れがあります。

睡眠2～3時間前からは、カフェインの入ったものは飲まないようにしましょう。

また、睡眠2～3時間前の食事も避けるようにしましょう。わたしたちのからだは睡眠に向けて体温が下がり始めます。これもメラトニンの作用なのですが、睡眠前に食事をすると、食べたものを消化しようと内臓が活動して体温が上がってしまい、寝付きにくくなってしまいます。

寝る間際に熱いお風呂に入るのも寝付きを妨げます。時間に少し余裕を持って、睡眠2時間前までに入浴するか、寝る間際なら、ぬるめのお湯につかるようにしましょう。

メラトニンを増やす5つのポイント

1	**寝る時間、起きる時間を習慣化させよう！**	習慣化させると寝る1～2時間前からメラトニンが分泌され始めるようになり、時間になれば自然と眠くなります。
2	**寝る前2～3時間にはスマートフォンを寝かそう！**	ブルーライトを浴びてしまうとメラトニンの分泌が弱まります。自分よりも先にスマートフォンには寝てもらいましょう。テレビを観たり、パソコンを使ったりするのも控えましょう。
3	**寝室は真っ暗にしましょう！**	メラトニンが十分に分泌されて、働いてもらうようにするには明るくないほうがいいのです。真っ暗が苦手な人は、寝ている場所から遠いところに足元ライトをつけましょう。
4	**カフェインの入った飲み物は控えましょう！**	カフェインは、メラトニンの分泌を強く抑えてしまいます。寝る2～3時間前から控えましょう。
5	**幸せホルモンのセロトニンを増やそう！**	メラトニンの原料になるセロトニンを増やすことがメラトニンの分泌につながります。朝は光を浴び、リズミカルな運動をし、トリプトファンを含むものを食べましょう。

メラトニンと卵子の質の関係

メラトニンには抗酸化作用があります。また、卵巣にもメラトニンがあり、日内変動があることもわかっています。特に卵胞液中にはメラトニンが高濃度にあり、それは血中濃度の2倍以上にもなり、卵胞の発育に比例して増加します。

卵子は、酸化ストレスに弱く、質が低下することから、メラトニンが正常に分泌されること、つまり質の良い眠りを得ることは卵巣にとっても、卵子にとっても良いことなのです。最近では、卵子の質があまりよくない人を対象に、メラトニンのサプリメントを勧めるクリニックもあるようです。

「私もぜひ飲んでみたい」と考える人もいると思いますが、自己判断でメラトニンのサプリメントを飲用するのはやめましょう。

体質や持病によっては、トラブルや持病が悪化することもあり、また摂取する量についても注意が必要です。必ず主治医に相談をしてからにしましょう。

寝る前のスマートフォンも寝ながらスマートフォンも妊活期は控えましょう！

さぁ、ここまでお話をしたら、スマートフォンを控えてほしい理由をきっとお察しいただけたことと思います。

スマートフォンから出るブルーライトは特に強く、寝る前に長時間に浴びることでメラトニンの分泌を弱めてしまうということ。

したがって、寝る2～3時間前にはスマートフォンを使うのを控え、寝ながらのスマートフォン使用もやめるように心がけましょう。

健やかな眠りのため、いくら部屋を暗くしても、スマートフォンを使いブルーライトを浴び続けていてはメラトニンが働いてくれません。

メラトニンにきちんと働いてもらい、質の良い眠りを得るためにも夜間のスマートフォンの使い方は要注意です。

またブルーライトは、さまざまなものから発せられています。パソコンやスマートフォンなどのLEDディスプレイやLED照明には多く、テレビからも出ています。

「ブルーライトをカットするメガネをしていれば大丈夫！」と思うかもしれませんが、夜になったら寝る、そして十分な睡眠時間をとることが大切です。

昼間の過ごし方

昼間にたくさん光を浴びることも、質の良い眠りを得るためには必要です。

夜間に多く分泌されるメラトニンは、幸せホルモンと呼ばれるセロトニンを原料にしています。セロトニンは、朝、光を浴びることが刺激となって分泌が活発になります。

セロトニン不足が、メラトニン不足にもつながります。セロトニンを増やすには、日光を浴びる、リズミカルな運動をする、アミノ酸の一種であるトリプトファンを含むものを食べるようにしましょう。

vol.57

i-wish ママになりたい　相談コーナー

相談とお返事

1 早発閉経で、子どもは無理だと言われました。なにか方法はないでしょうか。

2 再度の卵管造影検査か、卵管鏡下卵管形成術を受けるか、どちらがよいでしょう。

3 未婚でも人工授精を受けることはできますか？

4 排卵がうまくいかず治療を休んでいますが、診察はしてもらったほうがいいですか？

5 原因が早く知りたいので、１回目の胚移植で陰性だったら、ＥＲＡ検査などを受けたいです。

6 子宮内膜が厚くなりません。いい方法はありますか？

7 子どもがほしいという夫。でも、夫の協力が得られずつらいです。

8 人工授精当日に排卵済みと言われました。前日、排卵したかも？と電話でも伝えたのに…

9 精巣上体炎が原因で男性不妊になったのでしょうか？

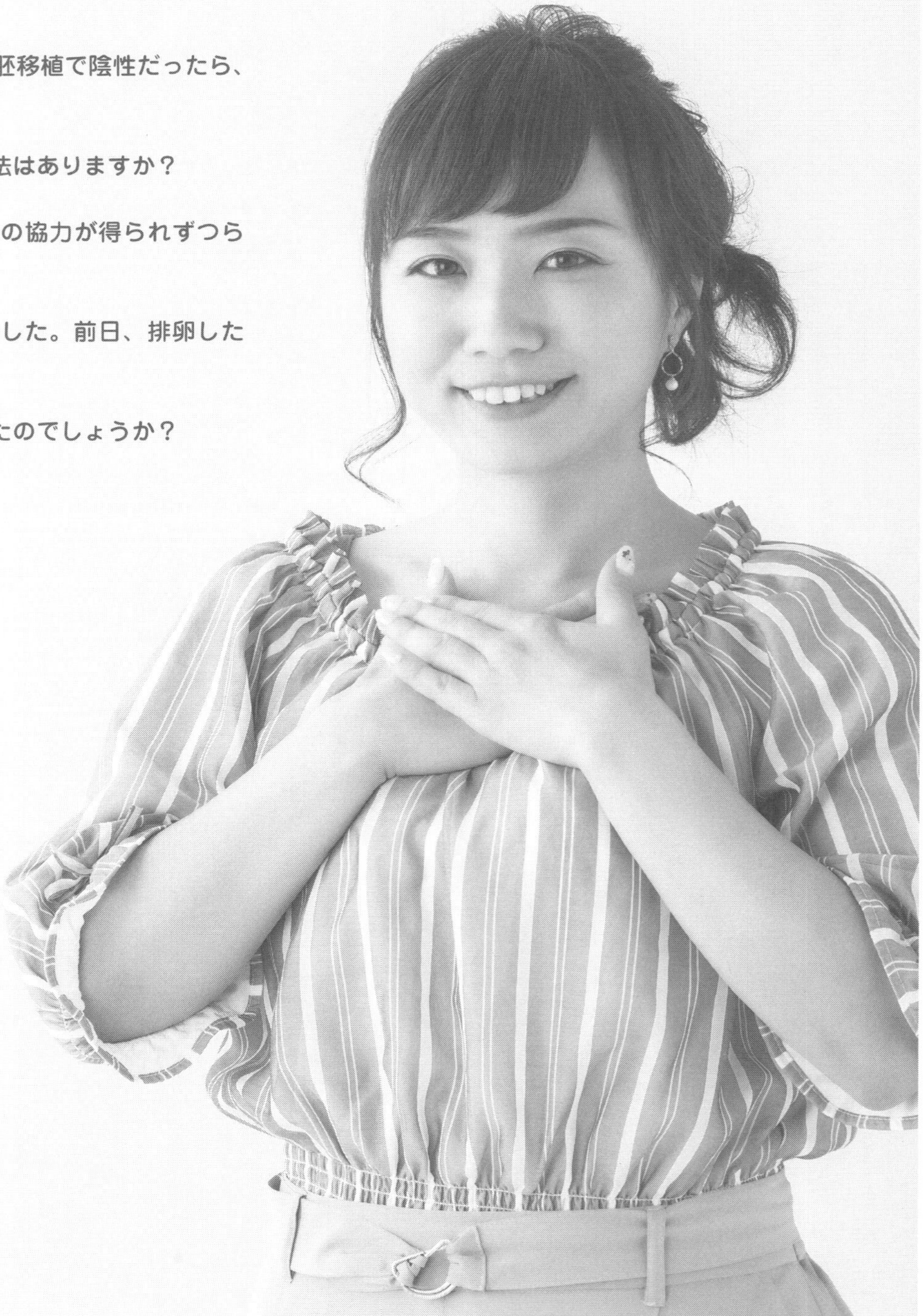

相談1
早発閉経で、子どもは無理だと言われました。なにか方法はないでしょうか。

36〜40才ー韓国

相談

相談するところがなく、このサイトにたどり着きました。私は、13歳から数回の生理が来ただけで止まってしまい、14歳から婦人科通院を始め、ずっとカウフマン療法を続けていました。

22歳の時に、早発閉経と診断され、それと同時に子どもは99・9％無理だろうと告げられました。ＦＳＨもＬＨも高く、卵巣が機能していないとのことでした。

その後は、別に子どもが産めないのなら、嫌な思いをして通院して薬を飲まなくてもいいと思うようになり、病院にも気が向いた時にしか行かなくなりました。32歳で子どもを産めないことを承知で主人（韓国人）と結婚し、ダメ元で不妊治療を受けてみようと韓国で有名な不妊治療専門の病院に通い始めたのですが、医師には『できることはない』と告げられ、現在37歳に至ります。他の病院も行ってみましたが、答えは同じでした。

もう年齢も年齢ですし、体もこの状態なので、子どもも無理なのも十分に承知しています。ただ、後悔だけはしたくありません。本当に何もできることは何一つないのでしょうか？

日本で治療を受けても同じなのでしょうか？

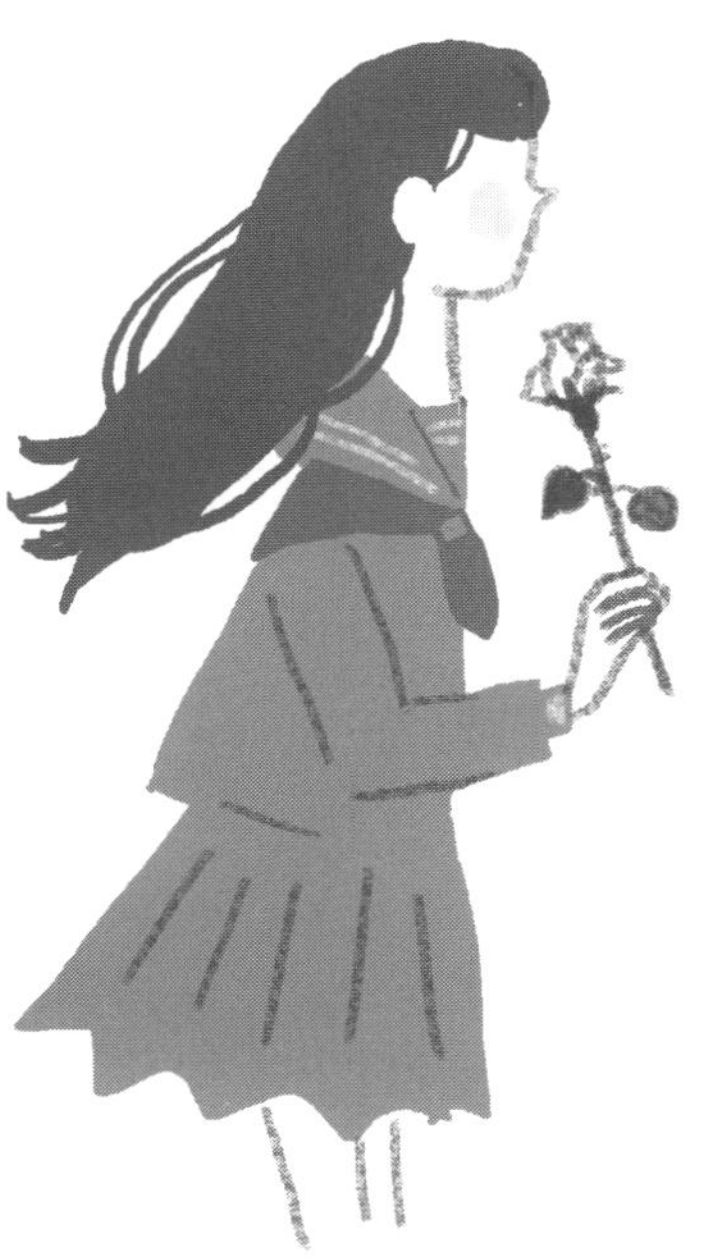

お返事

不妊治療が行える状態なのか、日本での治療法で何かできることがないのか、探しているのですね。

22歳の時に早発卵巣不全（ＰＯＩ）と診断されているとのことですが、日本ではＰＯＩに関する治療法が研究されています。

閉経は、平均50歳くらいで訪れます。その頃の卵巣の中には1000個ほどの原始卵胞（卵）が残っているといわれていますが、卵巣機能が低下しているため卵胞はなかなか育ちません。平均的な閉経よりも早くこうした状態になるのがＰＯＩです。

また、卵巣にある卵は、自分と同じ年齢です。ですから、あなたの卵子も37歳です。

早発卵巣不全の場合、残っている卵は少なくても、年齢的に若いわけですから、排卵されるまでに卵子が育てば、治療における結果も通常に迎える閉経時よりも高いといわれています。

難しい状況もあろうかと思いますが、考えられる方法としてＩＶＡという治療法をご紹介します。

ＩＶＡは、腹腔鏡手術にて卵巣の組織を一部切除し、これを体外環境で特殊な培養液で培養し卵胞を発育させ、卵巣に戻し、さらに成長を促して排卵に向わせるという治療法です。

東京では、山王病院リプロダクション・婦人科内視鏡治療センターにて、河村和弘医師（国際医療福祉大学医学部産婦人科教授）が治療に当たっています。

同医師は、この他、2施設でも治療に携わり、また、世界的な普及を目指していることから、日本だけでなく、海外でも妊娠例があります。

一度、インターネットで調べてみて検討されてはいかがでしょう？ i-wishママになりたいでも、「ステップアップ治療はあり？なし？」で、このＩＶＡを紹介しましたので、読んでいただけるとよくわかるかと思います。

海外への発送になるので、アマゾンなどを利用されるとよいでしょう。

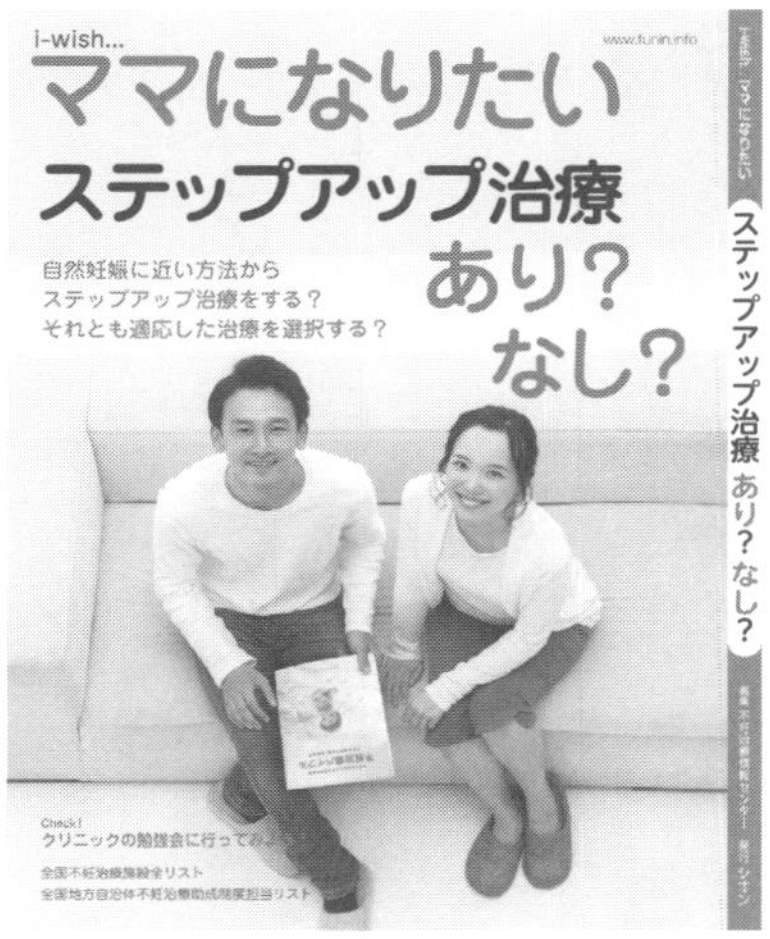

i-wishママになりたい
ステップアップ治療はあり？ なし？
¥1,200-
ISBN 978-4-903598-67-3

相談2 再度の卵管造影検査か、卵管鏡下卵管形成術を受けるか、どちらがよいでしょう。

20〜25歳 ー 福岡県

相談

昨年の12月に卵管造影をしたところ卵管両側閉鎖と診断され、「体外受精をオススメします」と言われました。その前に卵管鏡下卵管形成術を受けるために、この手術が受けられる病院を教えてもらい、旦那と話し合った結果、来年、そのための検査、手術を受けようという事になり、その病院の通院をやめました。

その後、今年2月に妊娠して子どもを授かる事ができたのですが、4月に稽留流産でダメでした。また赤ちゃんを授かりたいと思っているのですが、もう一度、卵管造影をした方が良いのか、卵管鏡下卵管形成術を受けたほうが良いのか、このまま自然に授かるのを待つべきなのかわかりません。それから、2月に風疹のワクチンを接種しました。影響はあるのでしょうか？

今後、どうするべきかアドバイスをお願いします。

お返事

体外受精を勧められて、その後に自然妊娠できたのは、よかったですね。流産は、悲しいことですが、あなたが十分に妊娠できる力があることがわかったのは、よかったことだと思います。

造影剤を流したことで卵管が開通したのかもしれませんね。ただ、一度開通しても、また狭くなったり、塞がってしまうこともあるので、再度の検査は必要になるかと思います。

今後については、昨年の12月にレントゲン撮影を伴う子宮卵管造影検査を行っていたのであれば、1年に1回の検査が基本ですので、卵管の疎通性については、通気、通水で検査が受けられると思います。

その結果、閉塞している場合には、卵管形成術を検討されてもよいのではないでしょうか。

ただし、卵管形成術で開通しても、ずっと開通したままではなく、再度、狭窄、閉塞してしまうこともありますので、事前にリスクなどを医師に確認されるとよいでしょう。

体外受精の場合には卵管に問題があった状態でも、妊娠を目指すことができますが、どちらの方向性で進めていくかは、ご主人ともよく相談して決めるのがよいですね。

風疹ワクチンを接種した後は、2カ月間の避妊期間が必要です。

現在は避妊期間が明けているので問題はないと思います。

相談3 未婚でも人工授精を受けることはできますか？

36〜40才 ー 長野県

相談

未婚ですが、どうしても子どもが欲しく、ある知り合いの独身の方から精子提供を受けて、人工授精をしたいと思っています。

未婚でも人工授精を受けてくれる病院を教えていただけるとありがたいです。

お返事

現在、国内で不妊治療が行えるカップルは、法律のもとの婚姻関係であることが条件となり、事実婚のカップルであれば、事実婚と認められる住民票などの提出が必要となり、パートナーの同意書が必要です。

したがって、パートナーがいない状態での不妊治療は行えないのが現状です。

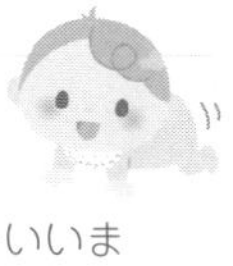

事実婚とは？

ふたりの男女が主体的・意図的な選択によって、婚姻届を出さないまま共に生活を営む場合をいいます。これは、届出を出すことができないような社会的要因がある場合が含まれる「内縁」とは区別されて用いられることが多いようです。

子どもが生まれた場合、父親が「認知」することによって法律上の親子関係が生じ、法律上の親子関係がない場合、父親には子どもの扶養義務がありません。また、法律婚の場合は父母の共同親権ですが、事実婚においてはどちらか一方しか親権者になれません。

相談

4

排卵がうまくいかず治療を休んでいますが、診察はしてもらったほうがいいですか？

31〜35歳ー福岡県

相談

2年前に一度妊娠しましたが、初期で流産しました。その半年後になかなか妊娠できないことから産婦人科に通い、タイミング療法を開始し、今年からは不妊専門クリニックに6月まで通っていました。クリニックではタイミング法と人工授精を3回行っています。

そんな中、6月は排卵間際だったところで卵胞がしぼんでしまい、今回は無排卵だろうと診断を受け、心が折れてしまい一度治療をお休みすることにしました。

しかし、7月に入っても生理が始まりません。基礎体温も6月からずっと低温期のままです。

周りの妊娠、出産報告に正直かなりのストレスを感じており、それが原因かと思っています。また、生理が来ないことで、私はますます不妊体質に陥ってしまい、このまま妊娠ができないのではと心配です。

私のような場合、このまま生理が来るのを待っていてもいいのでしょうか？

それとも、治療をお休みしようと決めてきましたが、一度病院で診察してもらった方がいいのでしょうか。

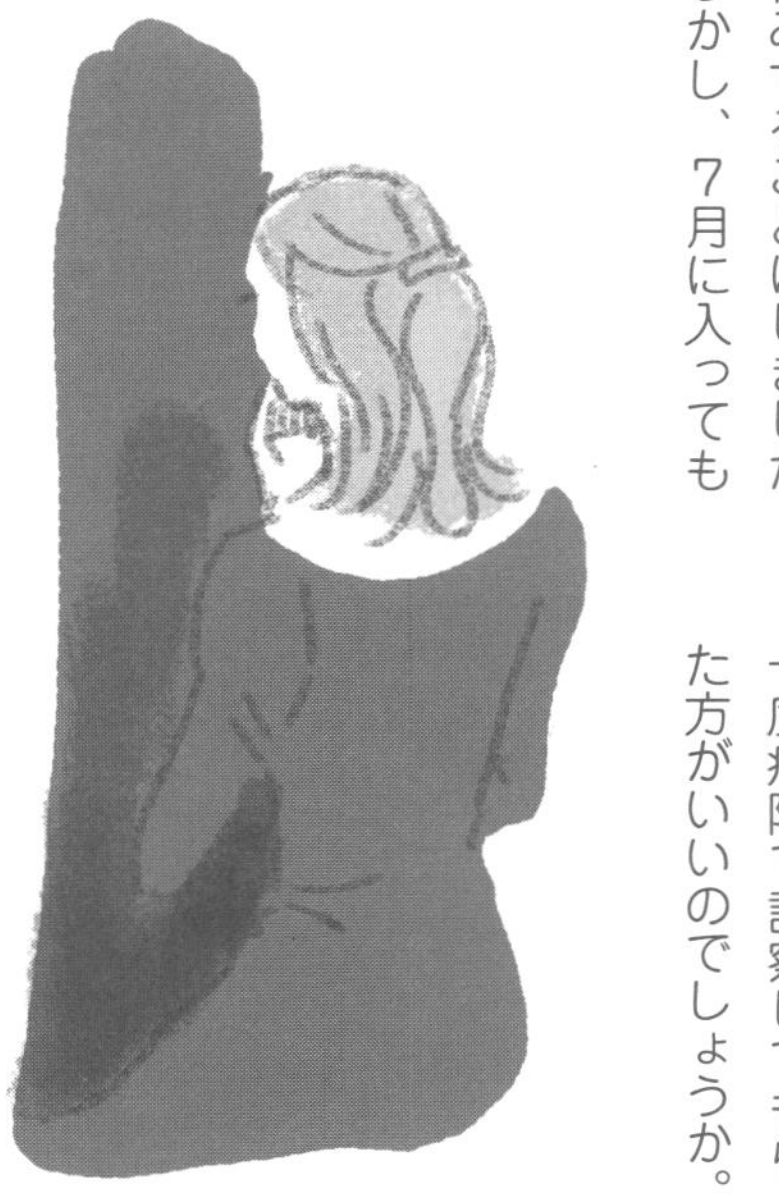

お返事

2年前に流産というつらい経験をされ、その後、不妊治療をはじめられたのですね。

ここ最近は、卵胞がしぼんでしまったり、無排卵月経だったりと難しい状態が続いて心が疲れてしまったようで、いろいろと心配が重なりますね。

毎月排卵に向かってくる卵胞は、良い状態のものもあればそうでないものもあります。

今回は、たまたま排卵ができない卵胞が発育してきたため、排卵ができなかったということも考えられます。これは、誰にでも起こり得ることですので、このこと自体はあまり心配をされなくて大丈夫です。

その後の状況として、低温期が続いているとのことですので、次回の月経開始は遅くなってしまうかもしれません。

治療自体は、いったんお休みしていても、月経は起こしたほうが良いと思いますので、一度医師に相談してみてください。

6月の月経サイクルが順調ではなかったことは、あまり心配せずに、少し休んで、心が元気になったら治療を再開しましょう。

周りの妊娠や出産報告でストレスを感じることもあるかと思いますが、一度、妊娠をしている実績はありますので、次のチャンスまで焦らずに待ちましょう。

また、妊娠成立には、女性側の問題だけでなく、精子の力も重要ですので、ご主人の精液検査も合わせて考えてみてください。

お互いに良いタイミングであれば良い結果につながることも十分に考えられるのではないかと思います。

排卵のこと、卵子のこと

基本的に、排卵があり月経があります。でも、毎月、順調にあるとは限りません。なかには、卵胞の育ちが良くなかったために排卵が起こらず月経周期が乱れることがあります。また、あたかも排卵をしたようなホルモン環境を示し、基礎体温が高温期へと移行しても、実は排卵されてないまま、卵胞が卵巣に残ってしまっていることもあります（黄体化非破裂卵胞）。

また、順調に卵胞は育ったけれど、卵胞内に卵子がなかったり、卵子が変性してしまっていたりすることや、排卵された卵子に染色体異常があり、精子と出会っても受精ができなかったり、受精しても胚が順調に育たなかったりすることもあります。

こうした月経周期は、どなたにも起こる可能性があります。

相談

5 原因が早く知りたいので、1回目の胚移植で陰性だったら、ERA検査などを受けたいです。

36〜40才ー秋田県

相談

今年の春から転院し、生殖補助医療にステップアップしたところ、受精障害がわかり、顕微授精でしか可能性がないことを知りました。今、凍結胚盤胞は4つあります。

また、転院先で子宮内膜ポリープがまだ残っていることがわかり、今月半ばに内膜掻爬手術をします。ポリープを取ってもらった後に病理組織学的検査で新たな原因がわかることを期待してもいいのでしょうか？

それでもまだ妊娠する気がしません。夫44歳。私39歳です。

転院したクリニックは、移植して陰性だった場合の原因を突き止める検査の種類が豊富なようです。でもホームページを見ていると3回陰性でないと、このような検査をしないようなことが書いてあります。

でも私は、闇雲に移植するより原因を早く知りたいと思うので、1回陰性であれば他の検査もしたいです。

病院に提案してもいいのでしょうか？

方針から外れているからよくないのでしょうか？

種類がいくつかあるので、どの検査を受けたらいいかもよくわからないです。あと、遺伝カウンセリングとはどういうものなのでしょうか？

有意義な内容なのか、どうなんでしょう？

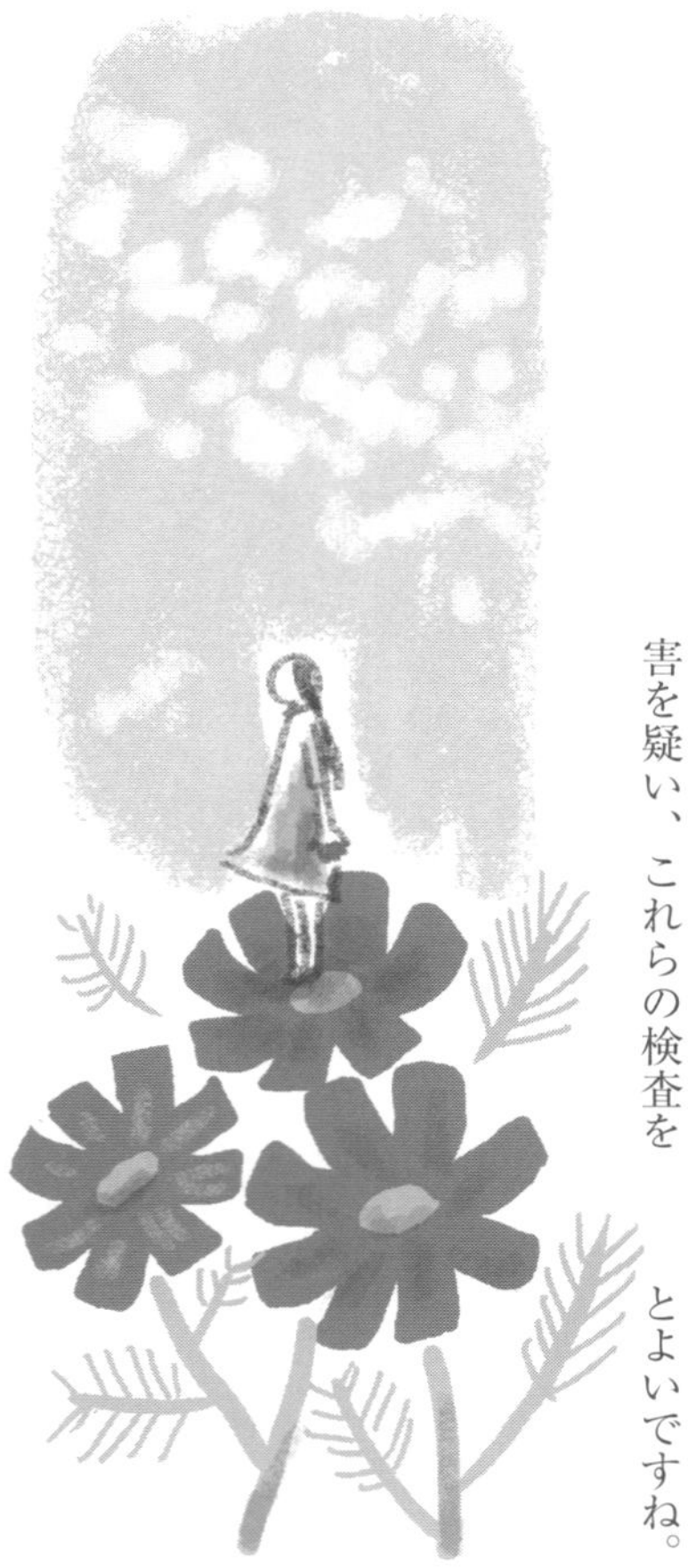

お返事

子宮内膜ポリープ切除手術後の病理学検査については、採取したポリープに悪い組織がないかを調べる検査ですので、その検査によって、不妊の原因が特定されるということではありません。

胚移植を3回行い陰性であった場合に行う検査については、移植時期を知るためのＥＲＡ（子宮内膜着床能検査）、子宮内の乳酸桿菌量を知るためのＥＭＭＡ（子宮内マイクロバイオーム検査）、子宮内の細菌の中で特に慢性子宮内膜炎の原因となる細菌を検出するＡＬＩＣＥ（感染性慢性子宮内膜炎検査）のことではないかと思います。

1回の移植あたりの平均的な妊娠率は約30%ですので、3回移植し、妊娠反応が出なかった場合に着床障害を疑い、これらの検査を行うことがあります。

検査を早めに希望したいということであれば、直接、医師に相談してみるのがよいでしょう。どの検査も高額で、通常は必要があると判断された場合に行うことが多いと思います。

遺伝カウンセリングは、夫婦のいずれかに染色体異常を持つ場合、生まれてくる子どもへの影響がどのくらいあるのかなどについて、専門的にカウンセリングを行うものです。

治療を受ける中で、いろいろなことを不安に感じることもあるかと思います。クリニックには、カウンセラーや体外受精コーディネーターがいると思いますので、今、何が必要なのかを相談されてはいかがでしょう。

あまり心配せずに、落ち着いた状態で治療をされるとよいですね。

ERA検査（Endometrial Receptivity Analysis：子宮内膜着床能検査）

体外受精において、良好胚移植を複数回行っても妊娠しない、反復着床不成功例に対して行う検査で、検査をした3割近くの人に着床時期にズレがあるといわれています。

EMMA検査（子宮内マイクロバイオーム検査）

子宮内膜の細菌の種類と量を調べ、バランスが正常かどうかを見る検査です。特に乳酸桿菌（Lactobacilli）の割合が、着床に関係しているといわれています。

ALICE検査（感染性慢性子宮内膜炎検査）

不妊症患者の30%が慢性子宮内膜炎にかかっているということから、慢性子宮内膜炎を起こす細菌を調べます。

相談６

子宮内膜が厚くなりません。いい方法はありますか？

36～40才ー愛媛県

相談

結婚3年、今、体外受精を行っています。採卵4回、胚移植7回していますが結果が出ません。

内膜がいつも薄く、ホルモン補充周期でも、6.5ミリほどです。ちなみにホルモンは正常だそうです。

内膜を厚くする治療は確立されていないということで、たまにヨガをするのと、ビタミンEとLアルギニンサプリなども試しました。

ERA検査も考えていますが病院の先生いわく、「内膜の薄さが着床に至らない大きい原因かなぁ」と。採卵では5つぐらい卵子が採れて胚盤胞まで成長するのは1～2個ぐらいです。

これから治療の先が見えず転院を考えています。

もし、内膜に対する治療法があれば教えていただきたいです。

お返事

子宮内膜の厚さが薄いとのことですが、6.5ミリとあるのは採卵確定時期の数値なのか、胚移植時の数値なのでしょうか。採卵決定時期の厚さであれば、着床期にはもう少し厚くなっていると思います。ただ、胚移植時の数値であっても、形状がきれいであれば問題はないだろうという医師もいます。

今までに、７回の胚移植を行っているとのことですので、今後考えられることの１つとして、ＥＲＡ検査も視野に入れているとのことですが、先生はやはり内膜の厚さが問題ではないかと考えているようですね。

また、子宮内膜にはビタミンＤが含まれていますが、ビタミンＤが不足している場合には補うこともよいと思いますので、血液検査で確認されてみてはいかがでしょうか。

ＥＲＡ検査のほかに、子宮内の乳酸桿菌量を知るためのＥＭＭＡ（子宮内マイクロバイオーム検査）、子宮内の細菌の中で特に慢性子宮内膜炎の原因となる細菌を検出するＡＬＩＣＥ（感染性慢性子宮内膜炎検査）なども考えられます。

できる検査を受け、今後の治療に後悔がないようにされることもよいと思いますし、検査を行った結果、何もなければ今までの方法でよいということにもなるでしょう。

子宮周りの血流を促す方法としては、ヨガはよいと思いますし、サプリメントのビタミンＤや貧血があれば鉄分を補うとよいと思います。

また、子宮内膜が厚くならない人のために難治性不妊に対する多血小板血漿（ＰＲＰ）を用いた治療があります。

自分の血液から抽出した高濃度の血小板を子宮内に注入するＰＲＰ療法によって子宮内膜が厚くなることが期待できるというもので、新しい治療法です。

東京になってしまいますが、山王病院リプロダクション・婦人科内視鏡治療センターで行っていますので、さまざまな治療をしても妊娠が成立しない、また検査を行っても要因がわからない場合には、一度、問い合わせをしてみてはいかがでしょうか。

ＰＲＰ療法については、「i-wish ママになりたい ステップアップ治療はあり？なし？」で紹介をしております。よろしかったらお読みください。85ページに紹介があります。

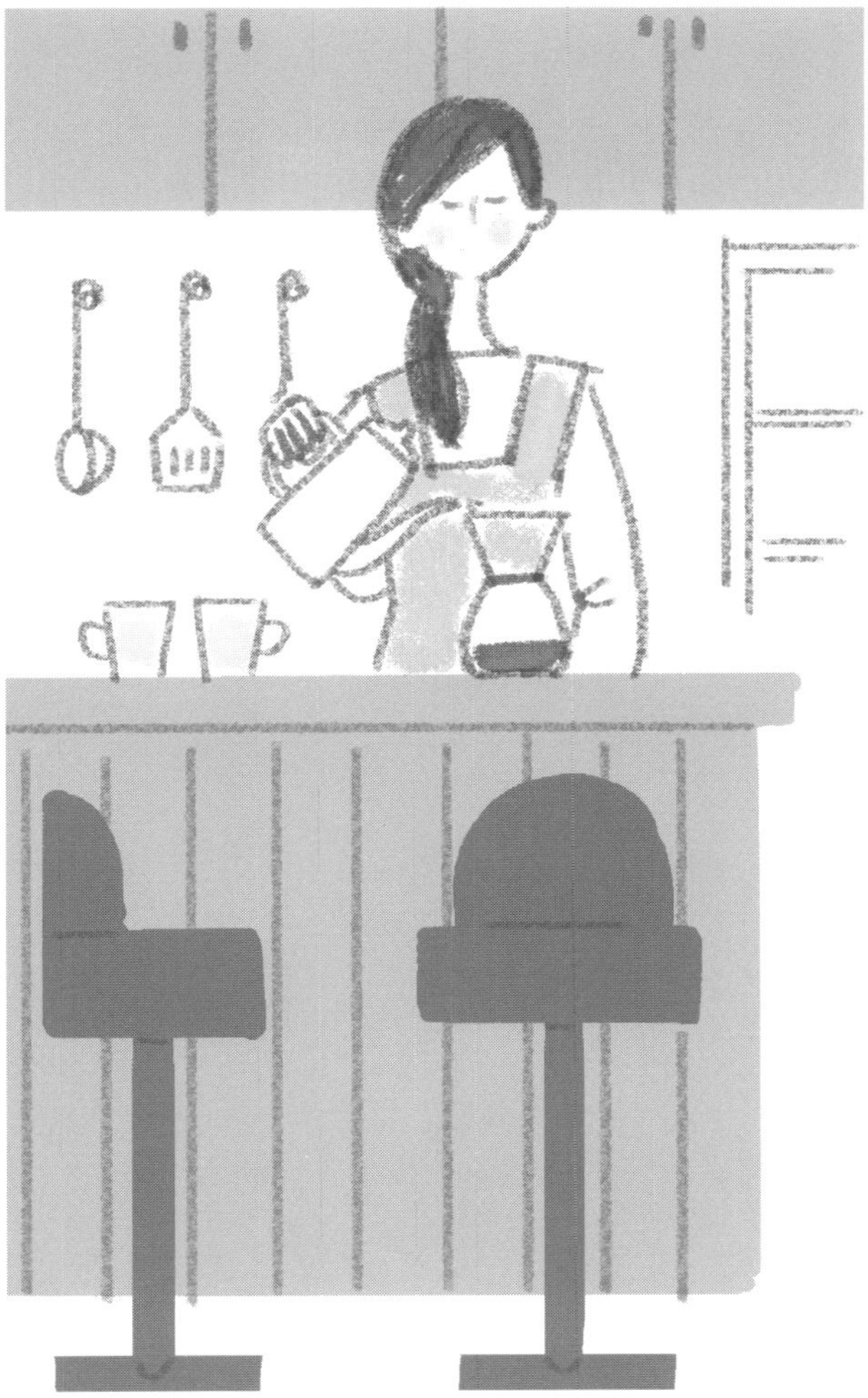

相談 7

子どもがほしいという夫。でも、夫の協力が得られずつらいです。

31～35歳 ー 埼玉県

相談

結婚4年目。夫も私も子どもが好きです。

けれど私は、「もし子どもができなかったら、2人で楽しく暮らしていければいい」と考え、夫に話したところ、「そんな人生は、絶対に嫌だ」と言われました。ただ、私が新しい職場に入ったばかりで、仕事も続けたかったため、半年は待って欲しいと伝えたところ了承してくれました。

そして半年後、妊活を始めようと伝えたのに、それから1年間全くセックスがありませんでした。

子どもが欲しいことは確認しあいましたが、何度催促しても何もなく、最後には「仕事の都合とか、いつもおまえの都合に合わせてる」と責められました。

しかし、話し合いを続け、翌月からタイミングを合わせてセックスをすることにしましたが、夫はEDになっていました。病院を勧めましたが、嫌がって行ってくれません。

その後、シリンジ法で1年間試みましたが、全くだめでした。私は、その間に健康作りでジムに通ったり、体を冷やさないようにしたり、できることをしてみました。

私が病院に行けば、都合が合うときには一緒に行くというので、病院に通いはじめましたが、一向に行く気配もなく、通院を人ごとの様に見ている夫に怒りを覚えます。

併せて、会社のランチグループはいつも子どもの話ばかりで、それを3年間も我慢してきたのに、「子育てはもう1回といわれてもしたくない」と言っていた人さえ妊娠しています。

その大きくなるおなかを毎日見るのはきつく、とても見ていられず、さらに子どもの話が増える毎日に限界を感じてグループから抜けました。気が合う人もいたので残念ですが、しかたありません。職場がつらくてストレスを抱えていたのに、そこでは3人が妊娠中だったのです。

もう全てが嫌になりました。頑張れば結果が出るということではないのはわかっていますが、子どもが欲しいという夫には協力してもらえず、仲良くしたかったグループで傷つき、孤独になり、妊婦からの引き継ぎの仕事でさらにストレスがかかり、毎日、1人で泣いています。どうしたらいいでしょうか。

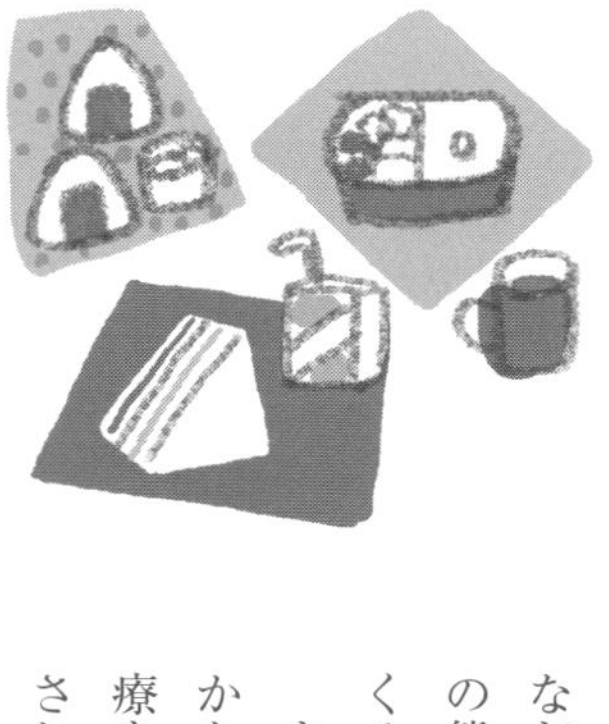

お返事

おふたりとも、子どもを望んでいる気持ちは一緒なのですね。

シリンジ法で1年間様子をみてきたとのことですので、今後は一歩、歩みを進めてみましょう。

ご主人の精液の検査はされましたか？ 精子の濃度や運動率はとても重要ですので、まずはご夫婦にとって必要な検査をされるのがよいでしょう。

そのためには、ご主人にも病院へ足を運んでもらうようにしないとなりませんね。例えば「ご主人にも話したいことがあるので、次の診察日は夫婦できてください」となるように、カウンセラーや看護師に相談してみてください。

ご主人と一緒に、専門のスタッフから妊娠のこと、検査のことの説明から、今後は、どうしたらいいのかなどの話を聞くと、ご主人の態度も少しずつ変わってくるのではないでしょうか。

また、性生活がうまく行かない夫婦は多く、不妊治療を行うある医師は、通院される多くの夫婦が性生活を十分に持てていないとよく話しています。

では、どうするか？

子どもを授かる方法として、検査の結果によって人工授精や、原因次第では体外受精ということも考えられます。性生活は、夫婦の思いにまかせることで排卵日にセックスをしなければならないという重圧からは解放されるでしょう。

男性は、そうしたさまざまなプレッシャーから「妻だけED」になる人もいます。性に対して淡白になっている人や、性に関するさまざまな映像的な情報が手に入りやすいのも要因のひとつだという医師もいます。

そこで、検査、治療とは別に、プレッシャーなく性生活が持てるようなら挑戦してみるという考えを持っておくことも、夫婦にとって大切なことでしょう。

お仲間のことも、あまり悩まずに。いつかあなたも、子どもの話に花を咲かせる時がきます。心に無理をさせてまで、仲良くしようとがんばらなくても大丈夫ですよ。

相談 8

人工授精当日に排卵済みと言われました。前日、排卵したかも？と電話でも伝えたのに…

36〜40才ー 熊本県

相談

先日、はじめて人工授精をすることになりました。

排卵検査薬の結果から、4月も5月も11日、12日あたりが排卵日でした。ところが、結果的には排卵日予想の判断が誤っており、人工授精ができませんでした。

病院で先生に確認してもらっても、排卵日を見誤り、人工授精をする機会を逃してしまうことはよくあるのでしょうか。

下記のような経過の場合、10日に受診した段階で、11日に人工授精をしましょう、という判断には至らないのでしょうか。

また、このようなことがないように、アメリカでは排卵日前と当日に人工授精をすると聞いたことがありますが、その点、確実な処置をしてくれる病院は東京にございますでしょうか。7月より東京在住になるので教えて欲しいです。

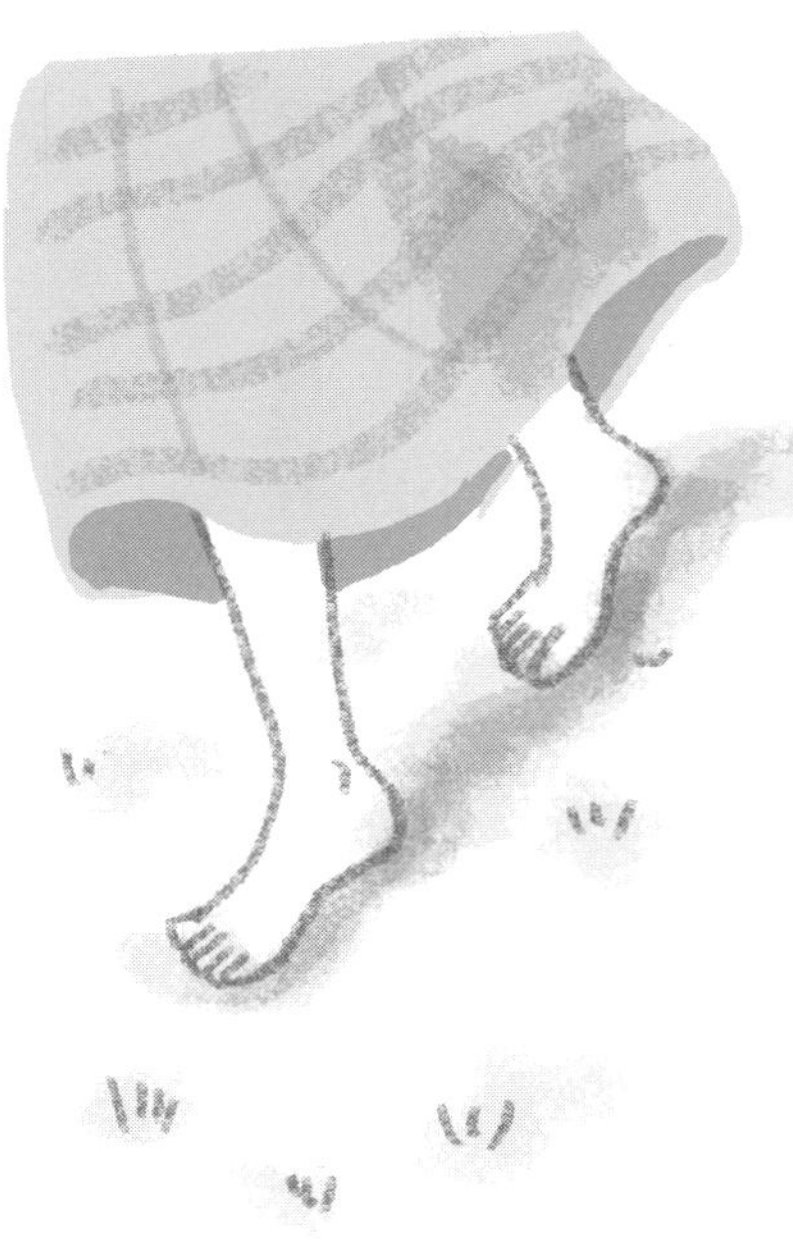

【経過】

◆6／5　卵胞が大きくなっていないので10日に再来院するように指示がある

◆6／10　卵胞サイズ、縦：17ミリ、内膜7ミリで、まだ2日はかかるから12日に再来院するように指示がでる

◆6／11　排卵検査薬が午前陽性、午後陰性となったため、病院へ電話して、排卵してしまったかもしれないことを伝えるが、検査薬は参考程度、先生が午後休診のため予定通り、明日来院をとのこと

◆6／12　午前中　エコーですでに卵胞がなく、内膜11ミリ。先生は「11日に排卵してしまってますね」と言うのみ

初めての人工授精で楽しみにしていたので、今回の事態には本当にびっくりして、悲しい思いをしております。

どうぞよろしくお願い致します。

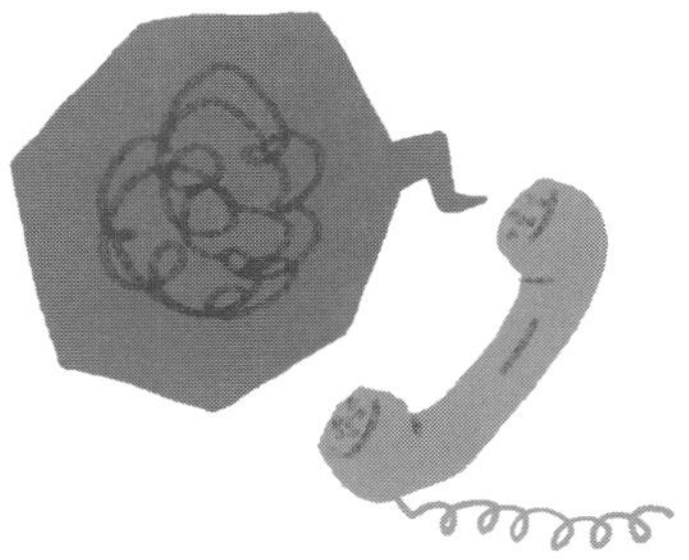

お返事

経過のお話から、わかること、考えられることをお話します。

卵胞径は16ミリ以上で成熟卵胞とみなしますが、大きさだけでは成熟度が判断できないので、血液検査でホルモン値をみて排卵日を予測していきます。

卵胞の大きさからすると、10日には成熟卵胞の大きさではあるため、翌11日に人工授精の予定でもよかったのかもしれません。しかし、午後から休診と病院の都合もあり、12日の診察の結果で、人工授精を行う予定だったのでしょう。

はじめての人工授精で楽しみにしていた気持ちを考えると、びっくりもし、つらい思いをされたことでしょう。今は、落ち着かれましたか？

人工授精は、一番良いタイミングで受けられることが何よりも大事です。

病院によっては、卵胞径だけでなく、ホルモン値も考慮して人工授精の予定を組む施設もあります。お引っ越しされた後は、後悔のない治療を受けられるように、お住いの近く、通いやすい場所にあるクリニックなどから2、3施設ピックアップして、不妊治療や体外受精の勉強会などに出席してみると、病院選びがしやすいかと思います。

アメリカでの治療についてはよくわかりませんが、日本でも、排卵日予測の日に人工授精を行い、その翌日などに性生活を持つように指導しているところもあります。

施設によって、治療方法の違いがあり、また、人工授精を受ける人の状態、状況によって2回行ったほうがいいのか、行わなくてもいいのかに違いがあると思います。

私どもでは、どこの施設で排卵日前と当日に人工授精を行っているかはわかりませんが、クリニックのオフィシャルサイトで人工授精の方法について詳しく説明しているところもありますので、気になったクリニックから確認していただくのがよいかと思います。

相談

9

精巣上体炎が原因で男性不妊になったのでしょうか?

31〜35歳 ー 東京都

相談

男性不妊で今日から専門の病院に通い始めました。

妻が一緒に通っていたクリニックで並行して、内服薬、生活習慣の指導を受けていました。

この婦人科クリニックで顕微授精の移植を3回しましたが、結果はいずれも残念なものでした。その後、不妊治療専門の鍼灸院に夫婦で通いました。

今まで、複数回の精液検査を受けましたが、数値は良くなく、顕微授精レベルです。

今日の病院の検査で超音波検査、精巣サイズ計測、精液検査、採血、精索静脈瘤は手術を推奨するレベルではないと言われました。

精液検査は高密度な検査をしてもらい、次回結果を聞きに行きます。

ここで、長らく気になっていることを質問します。

以前、精巣上体炎（クラミジア）になったことがあり、（妻と避妊をしないでセックスをしてから2週間後ぐらいに右側精巣が大きく腫れる、排尿痛、精液の色が濃くなるなど）今までこんなことになったことはなく、妻のほかにはコンドームを使用しないでのセックスはしたことがなかったので、ショックを隠しきれませんでした。今でもこのことが気がかりです。妻との関係は良好です。

妻も検査し、クラミジアに感染していたことが分かり、病院に通い、お互いに治療しました。

精巣上体炎になったことを理由に、もともと、異常はなかったのに、精子が作られにくくなる、精液検査の所見が悪くなるということはまれにあるのでしょうか?

お返事

精索静脈瘤は手術のレベルではなくてよかったですね。

精巣上体炎については、精子の通り道が狭くなったり、詰まったりすることから、射精精液中に精子の数が少ない乏精子症や、精子が1個も見つからない閉塞性無精子症になることがあります。しかし、これまで顕微授精ができ、受精もし、胚も成長し、移植ができていること。そして、さまざまな検査の結果から精索静脈瘤は手術適応ではないとのことですから、現時点では、深刻な問題ではないと思われます。

次回の診察時に出る結果を聞きながら、精巣上体炎についても先生に質問してみてください。

ただ、精巣上体炎に罹患する前の精子の状態がわからないので、男性不妊に至った原因がクラミジア感染による精巣上体炎かどうかは、肯定も否定もできないという話になるかもしれません。

またクラミジアは、オーラルセックスでも感染しますので、なぜ感染したのかについてもわかりません。

でも、ご夫婦で治療ができ、関係も良好なら問題はないですね。

精子の所見は、その都度変化していますので、次回の治療に向けて、まずは検査結果を聞き、治療できることがあれば行うことと、精子が活性化されるよう適度な運動やバランスの良い食事を心がけましょう。

個人的には栄養ドリンク剤をお勧めしています。

採卵日予測の1週間前からリポビタンDスーパーを毎日1本飲用し、採卵前日にはリポビタンDスーパーと、ユンケル1本飲用することで、採卵当日の精子の運動率がよくなるということもありますので、よろしければ試してみてください。

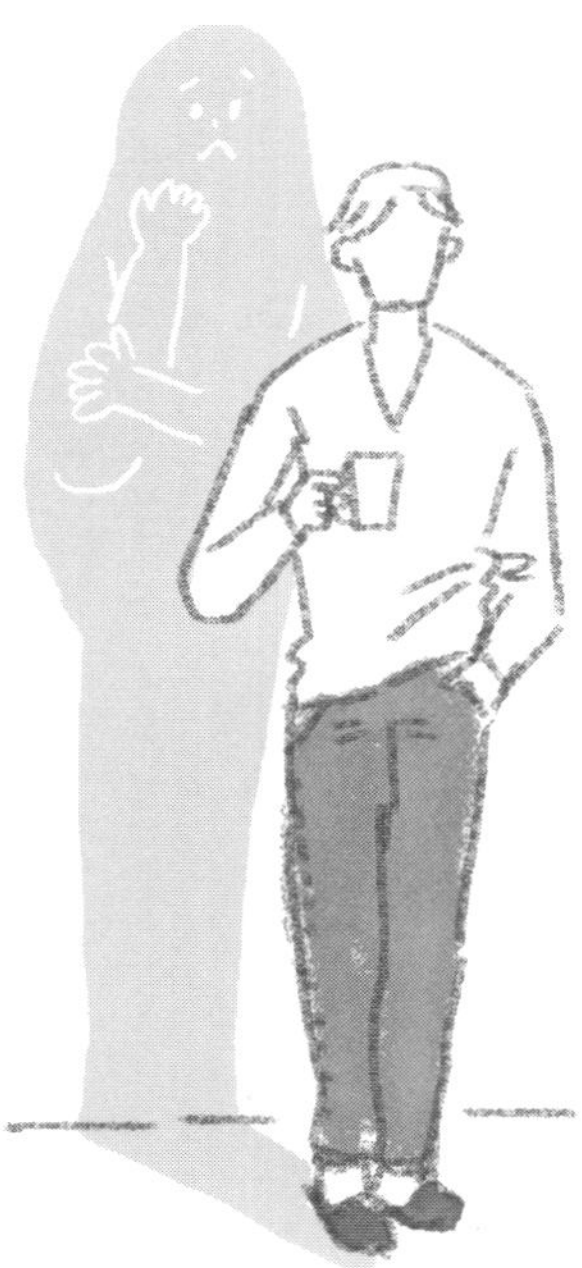

精液所見の下限基準値（WHOの基準、2010年）

精液量	1.5ml 以上
pH	7.2 以上
精子濃度	1ml 中に 1,500 万個以上
精子運動率	運動精子が 40%以上、 前進運動精子が 32%以上
正常形態精子	4%以上
生存率	58%以上
白血球	1ml 中に 100 万個未満

※精液所見の参考

LIST

全国の不妊治療 病院＆クリニック

2019

最寄りの病院（クリニック）はどこにあるの…？
あなたの街で不妊治療を受けるためのお役立ち情報です
より詳しく紹介したピックアップガイダンスは
以下の内容にてご案内しています

●印は日本産科婦人科学会に生殖補助医療実施施設として登録のある病院・クリニックです。
ただし、編集部のアンケート調査から実績上の理由等により、一部、表記に違いがあります。
また、無登録でも生殖補助医療を行っている施設もありますので詳しくは直接ご確認下さい。

病院情報、ピックアップガイダンスの見方／各項目のチェックについて

●あいうえおクリニック
Tel.000-000-0000　あいうえお市000-000　since 1999.5

医師2名　培養士2名
心理士1名(内部)

◆倫理・厳守宣言
医師／する ……■
培養士／する ……■

診療日		月	火	水	木	金	土	日	祝祭日
	am	●	●	●	●	●	●		
	pm	●		●		●			

予約受付時間　8・9・10・11・12・13・14・15・16・17・18・19・20・21・22時

ブライダルチェック＝○　婦人科検診＝○

夫婦での診療 …………●
患者への治療説明 ……●
使用医薬品の説明 ……●
治療費の詳細公開 ……●
治療費助成金扱い …有り
タイミング療法 …………●
人工授精 ………………●
人工授精（AID）…………×
体外受精 ………………●
顕微授精 ………………●
自然・低刺激周期採卵法 ○
刺激周期採卵法(FSH,hMG) ●
凍結保存 ………………●
男性不妊 ○連携施設あり
不育症 …………………×
妊婦検診 ………10週まで
2人目不妊通院配慮 ……●
腹腔鏡検査 ……………×
漢方薬の扱い …………×
新薬の使用 ……………△
カウンセリング ………△
運動指導 ………………×
食事指導 ………………×
女性医師がいる ………×

料金目安
初診費用　2500円～
体外受精費用　35万～40万
顕微授精費用　40万～45万

私たちの街のクリニック紹介コーナーにピックアップガイダンスを設けました。ピックアップガイダンスは不妊治療情報センター・funin.info（不妊インフォ）にある情報内で公開掲載を希望されたあなたの街の施設です。

◆倫理・厳守宣言 ってな～に？

不妊治療では、精子や卵子という生命の根源を人為的に操作する行為が含まれます。倫理的にも十分気をつけなければならない面がありますから、その確認の意志表示を求めました。読者や社会への伝言として設けてみました。ノーチェックは□、チェックは■です。ご参考に！

ただし、未チェックだからといって倫理がないというわけではありません。社会での基準不足から、回答に躊躇していたり、チェックして後で何かあったら…と心配されての結果かもしれません。ともかく医療現場でのこの意識は大切であって欲しいですね。

◆ブライダルチェック ってな～に？

結婚を控えている方、すでに結婚され妊娠したいと考えている方、または将来の結婚に備えてチェックをしたい方などが、あらかじめ妊娠や分娩を妨げる婦人科的疾患や問題を検査することです。女性ばかりでなく男性もまた検査を受けておく対象となります。

◆料金目安 この見方って？

初診費用は、検査をするかどうか、また保険適用内かどうかでも違ってきます。一般的な目安としてご覧ください。数百円レベルの記載の所は、次回からの診療でより詳しく検査が行なわれるものと考えましょう。

顕微授精は体外受精プラス費用の回答をいただいた場合にはプラスを表示させていただきました。

○＝実施している
●＝常に力を入れて実施している
△＝検討中である
×＝実施していない

病院選びや受診時のご参考に！

不妊治療費助成制度が全国的に実施される中、患者様がより安心して受診でき、信頼できる病院情報が求められています。この情報にはいろいろな要素が含まれます。ピックアップガイダンスの内容を見ながら、あなたの受診、病院への問合せなどに前向きに、無駄のない治療をおすすめ下さい！

北海道

● エナ麻生ARTクリニック
Tel.011-792-8850　札幌市北区

● さっぽろARTクリニック
Tel.011-700-5880　札幌市北区

● 北海道大学病院
Tel.011-716-1161　札幌市北区

● さっぽろARTクリニックn24
Tel.011-792-6691　札幌市北区

● 札幌白石産科婦人科病院
Tel.011-862-7211　札幌市白石区

● 青葉産婦人科クリニック
Tel.011-893-3207　札幌市厚別区

● 五輪橋マタニティクリニック
Tel.011-571-3110　札幌市南区

● 手稲渓仁会病院
Tel.011-681-8111　札幌市手稲区

● セントベビークリニック
Tel.011-215-0880　札幌市中央区

● 金山生殖医療クリニック
Tel.011-200-1122　札幌市中央区

● 円山レディースクリニック
Tel.011-614-0800　札幌市中央区

● 時計台記念クリニック
Tel.011-251-1221　札幌市中央区

● 神谷レディースクリニック
Tel.011-231-2722　札幌市中央区

● 札幌厚生病院
Tel.011-261-5331　札幌市中央区

● 斗南病院
Tel.011-231-2121　札幌市中央区

● 札幌医科大学医学部付属病院
Tel.011-611-2111　札幌市中央区

● 中央メディカルクリニック
Tel.011-222-0120　札幌市中央区

● おおこうち産婦人科
Tel.011-233-4103　札幌市中央区

● 福住産科婦人科クリニック
Tel.011-836-1188　札幌市豊平区

● KKR札幌医療センター
Tel.011-822-1811　札幌市豊平区

● 美加レディースクリニック
Tel.011-833-7773　札幌市豊平区

琴似産科婦人科クリニック
Tel.011-612-5611　札幌市西区

● 札幌東豊病院
Tel.011-704-3911　札幌市東区

● 秋山記念病院
Tel.0138-46-6660　函館市石川町

製鉄記念室蘭病院
Tel.0143-44-4650　室蘭市知利別町

● 岩城産婦人科
Tel.0144-38-3800　苫小牧市緑町

● とまこまいレディースクリニック
Tel.0144-73-5353　苫小牧市弥生町

● レディースクリニックぬまのはた
Tel.0144-53-0303　苫小牧市北栄町

● 森産科婦人科病院
Tel.0166-22-6125　旭川市7条

● みずうち産科婦人科医院
Tel.0166-31-6713　旭川市豊岡4条

● 旭川医科大学附属病院
Tel.0166-65-2111　旭川市緑が丘

帯広厚生病院
Tel.0155-24-4161　帯広市西6条

● 慶愛病院
Tel.0155-22-4188　帯広市東3条

釧路赤十字病院
Tel.0154-22-7171　釧路市新栄町

● 北見レディースクリニック
Tel.0157-31-0303　北見市大通東

● 中村記念愛成病院
Tel.0157-24-8131　北見市高栄東町

青森

● エフ. クリニック
Tel.017-729-4103　青森市浜田

● レディスクリニック・セントセシリア
Tel.017-738-0321　青森市筒井八ツ橋

青森県立中央病院
Tel.017-726-8111　青森市東造道

● 八戸クリニック
Tel.0178-22-7725　八戸市柏崎

● 婦人科 さかもとともみクリニック
Tel.0172-29-5080　弘前市早稲田

● 弘前大学医学部付属病院
Tel.0172-33-5111　弘前市本町

安斎レディスクリニック
Tel.0173-33-1103　五所川原市一ツ谷

岩手

● 岩手医科大学付属病院
Tel.019-651-5111　盛岡市内丸

畑山レディスクリニック
Tel.019-613-7004　盛岡市北飯岡

● さくらウイメンズクリニック
Tel.019-621-4141　盛岡市中ノ橋通

産科婦人科吉田医院
Tel.019-622-9433　盛岡市若園町

平間産婦人科
Tel.0197-24-6601　奥州市水沢区

岩手県立二戸病院
Tel.0195-23-2191　二戸市堀野

秋田

藤盛レィディーズクリニック
Tel.018-884-3939　秋田市東通仲町

中通総合病院
Tel.018-833-1122　秋田市南通みその町

● 秋田大学医学部附属病院
Tel.018-834-1111　秋田市広面

● 清水産婦人科クリニック
Tel.018-893-5655　秋田市広面

市立秋田総合病院
Tel.018-823-4171　秋田市川元松丘町

秋田赤十字病院
Tel.018-829-5000　秋田市上北手猿田

あきたレディースクリニック安田
Tel.018-857-4055　秋田市土崎港中央

池田産婦人科クリニック
Tel.0183-73-0100　湯沢市字両神

● 大曲母子医院
Tel.0187-63-2288　大曲市福住町

佐藤レディースクリニック
Tel.0187-86-0311　大仙市戸蒔

● 大館市立総合病院
Tel.0186-42-5370　大館市豊町

山形

山形市立病院済生館
Tel.023-625-5555　山形市七日町

● 山形済生病院
Tel.023-682-1111　山形市沖町

レディースクリニック高山
Tel.023-674-0815　山形市嶋北

● 山形大学医学部附属病院
Tel.023-628-1122　山形市飯田西

国井クリニック
Tel.0237-84-4103　寒河江市中郷

● ゆめクリニック
Tel.0238-26-1537　米沢市東

米沢市立病院
Tel.0238-22-2450　米沢市相生町

● すこやかレディースクリニック
Tel.0235-22-8418　鶴岡市東原町

たんぽぽクリニック
Tel.0235-25-6000　鶴岡市大字日枝

● 山形県立河北病院
Tel.0237-73-3131　西村山郡河北町

宮城

● 京野アートクリニック
Tel.022-722-8841　仙台市青葉区

● 東北大学病院
Tel.022-717-7000　仙台市青葉区

● 東北医科薬科大学病院
Tel.022-259-1221　仙台市宮城野区

桜ヒルズウイメンズクリニック
Tel.022-279-3367　仙台市青葉区

● たんぽぽレディースクリニックあすと長町
Tel.022-738-7753　仙台市太白区

● 仙台ソレイユ母子クリニック
Tel.022-248-5001　仙台市太白区

● 仙台ARTクリニック
Tel.022-741-8851　仙台市宮城野区

うつみレディスクリニック
Tel.0225-84-2868　東松島市赤井

大井産婦人科医院
Tel.022-362-3231　塩竈市新富町

● スズキ記念病院
Tel.0223-23-3111　岩沼市里の杜

福島

● いちかわクリニック
Tel.024-554-0303　福島市南矢野目

● 福島県立医科大学附属病院
Tel.024-547-1111　福島市光が丘

● アートクリニック産婦人科
Tel.024-523-1132　福島市栄町

福島赤十字病院
Tel.024-534-6101　福島市入江町

● あべウイメンズクリニック
Tel.024-923-4188　郡山市冨久山町

● ひさこファミリークリニック
Tel.024-952-4415　郡山市中ノ目

太田西ノ内病院
Tel.024-925-1188　郡山市西ノ内

寿泉堂綜合病院
Tel.024-932-6363　郡山市駅前

● あみウイメンズクリニック
Tel.0242-37-1456　会津若松市八角町

● 会津中央病院
Tel.0242-25-1515　会津若松市鶴賀町

● いわき婦人科
Tel.0246-27-2885　いわき市内郷綴町

北海道地区／ ピックアップ クリニックガイダンス PICK UP

北海道

●金山生殖医療クリニック

札幌市

Tel.011-200-1122　札幌市中央区北一条西4-1-1 三甲大通公園ビル2F　since 2017.4

医師1名 培養士2名
心理士0名

◆倫理・厳守宣言
医　師/する…■
培養士/する…■

診療日		月	火	水	木	金	土	日	祝祭日
	am	●	●	●	●	●	●	▲	
	pm	●	★		★	●			

予約受付時間　7・8・9・10・11・12・13・14・15・16・17・18・19・20・21・22時

ブライダルチェック＝○　婦人科検診＝×

月・金曜午後13〜15時、火・木曜午後16〜19時、水・土曜13時まで、日曜隔週

夫婦での診療 …………●
患者への治療説明 ……●
使用医薬品の説明 ……●
治療費の詳細公開 ……●
治療費助成金扱い ……●
タイミング療法 ………●
人工授精 ………………●
人工授精（AID） ………×
体外受精 ………………●

顕微授精 ………………●
自然・低刺激周期採卵法 ●
刺激周期採卵法(FSH,hMG) ○
凍結保存 ………………●
男性不妊 ………………●
不育症 …………………●
妊婦健診………○8週まで
2人目不妊通院配慮 …●
腹腔鏡検査 ……………×

漢方薬の扱い …………●
新薬の使用 ……………●
カウンセリング ………○
運動指導 ………………○
食事指導 ………………○
女性医師がいる ………●

料金目安
初診費用　2万円~（全検査実施で）
体外受精費用 26万円~
顕微授精費用 31万円~

● 千葉大学医学部附属病院
Tel.043-226-2121 千葉市中央区

● 亀田IVFクリニック幕張
Tel.043-296-8141 千葉市美浜区

● みやけウィメンズクリニック
Tel.043-293-3500 千葉市緑区

川崎レディースクリニック
Tel.04-7155-3451 流山市東初石

● おおたかの森ARTクリニック
Tel.04-7170-1541 流山市西初石

ジュノ・ヴェスタクリニック八田
Tel.047-385-3281 松戸市牧の原

● 大川レデイースクリニック
Tel.047-341-3011 松戸市馬橋

松戸市立総合医療センター
Tel.047-712-2511 松戸市千駄堀

● 本八幡レディースクリニック
Tel.047-322-7755 市川市八幡

● 東京歯科大学市川総合病院
Tel.047-322-0151 市川市菅野

● さち・レディースクリニック
Tel.047-495-2050 船橋市印内町

北原産婦人科
Tel.047-465-5501 船橋市習志野台

● 船橋駅前レディースクリニック
Tel.047-426-0077 船橋市本町

● 津田沼IVFクリニック
Tel.047-455-3111 船橋市前原西

● 窪谷産婦人科IVFクリニック
Tel.04-7136-2601 柏市柏

● 中野レディースクリニック
Tel.04-7162-0345 柏市柏

● さくらウィメンズクリニック
Tel.047-700-7077 浦安市北栄

● パークシティ吉田レディースクリニック
Tel.047-316-3321 浦安市明海

● 順天堂大学医学部附属浦安病院
Tel.047-353-3111 浦安市富岡

● そうクリニック
Tel.043-424-1103 四街道市大日

● 東邦大学医療センター佐倉病院
Tel.043-462-8811 佐倉市下志津

● 高橋レディースクリニック
Tel.043-463-2129 佐倉市ユーカリが丘

● 日吉台レディースクリニック
Tel.0476-92-1103 富里市日吉台

● 成田赤十字病院
Tel.0476-22-2311 成田市飯田町

増田産婦人科
Tel.0479-73-1100 匝瑳市八日市場

旭中央病院
Tel.0479-63-8111 旭市イ

● 宗田マタニティクリニック
Tel.0436-24-4103 市原市根田

● 重城産婦人科小児科
Tel.0438-41-3700 木更津市万石

● 薬丸病院
Tel.0438-25-0381 木更津市富士見

ファミール産院 たてやま
Tel.0470-24-1135 館山市北条

● 亀田総合病院　ARTセンター
Tel.04-7092-2211 鴨川市東町

東京

● 杉山産婦人科　丸の内
Tel.03-5222-1500 千代田区丸の内

● あいだ希望クリニック
Tel.03-3254-1124 千代田区神田鍛冶町

● 小畑会浜田病院
Tel.03-5280-1166 千代田区神田駿河台

三楽病院
Tel.03-3292-3981 千代田区神田駿河台

杉村レディースクリニック
Tel.03-3264-8686 千代田区五番町

エス・セットクリニック<男性不妊専門>
Tel.03-6262-0745 千代田区神田岩本町

● 日本橋ウィメンズクリニック
Tel.03-5201-1555 中央区日本橋

● Natural ART Clinic 日本橋
Tel.03-6262-5757 中央区日本橋

八重洲中央クリニック
Tel.03-3270-1121 中央区日本橋

黒田インターナショナルメディカルリプロダクション
Tel.03-3555-5650 中央区新川

こやまレディースクリニック
Tel.03-5859-5975 中央区勝どき

● 聖路加国際病院
Tel.03-3541-5151 中央区明石町

● 群馬大学医学部附属病院
Tel.027-220-7111 前橋市昭和町

● 横田マタニティーホスピタル
Tel.027-234-4135 前橋市下小出町

● いまいウイメンズクリニック
Tel.027-221-1000 前橋市東片貝町

前橋協立病院
Tel.027-265-3511 前橋市朝倉町

● 神岡産婦人科
Tel.027-253-4152 前橋市石倉町

● ときざわレディスクリニック
Tel.0276-60-2580 太田市小舞木町

● 光病院
Tel.0274-24-1234 藤岡市本郷

クリニックオガワ
Tel.0279-22-1377 渋川市石原

宇津木医院
Tel.0270-64-7878 佐波郡玉村町

埼玉

● セントウィメンズクリニック
Tel.048-871-1771 さいたま市浦和区

● JCHO埼玉メディカルセンター
Tel.048-832-4951 さいたま市浦和区

● すごうウィメンズクリニック
Tel.048-650-0098 さいたま市大宮区

● 秋山レディースクリニック
Tel.048-663-0005 さいたま市大宮区

● 大宮レディスクリニック
Tel.048-648-1657 さいたま市大宮区

● かしわざき産婦人科
Tel.048-641-8077 さいたま市大宮区

● あらかきウィメンズクリニック
Tel.048-838-1107 さいたま市南区

● 丸山記念総合病院
Tel.048-757-3511 さいたま市岩槻区

● 大和たまごクリニック
Tel.048-757-8100 さいたま市岩槻区

● ソフィア祐子レディースクリニック
Tel.048-253-7877 川口市西川口

● 永井マザーズホスピタル
Tel.048-959-1311 三郷市上彦名

● 産婦人科菅原病院
Tel.048-964-3321 越谷市越谷

● ゆうレディースクリニック
Tel.048-967-3122 越谷市南越谷

● 獨協医科大学埼玉医療センター
Tel.048-965-1111 越谷市南越谷

● スピカレディースクリニック
Tel.0480-65-7750 加須市南篠崎

● 中村レディスクリニック
Tel.048-562-3505 羽生市中岩瀬

● 埼玉医科大学病院
Tel.049-276-1297 入間郡毛呂山町

● 埼玉医科大学総合医療センター
Tel.049-228-3674 川越市鴨田

● 恵愛生殖医療医院
Tel.048-485-1185 和光市本町

● 大塚産婦人科
Tel.048-479-7802 新座市片山

● ウィメンズクリニックふじみ野
Tel.049-293-8210 富士見市ふじみ野西

● ミューズレディスクリニック
Tel.049-256-8656 ふじみ野市霞ヶ丘

● 吉田産科婦人科医院
Tel.04-2932-8781 入間市野田

● 瀬戸病院
Tel.04-2922-0221 所沢市金山町

● さくらレディスクリニック
Tel.042-992-0371 所沢市くすのき台

● 熊谷総合病院
Tel.048-521-0065 熊谷市中西

平田クリニック
Tel.048-526-1171 熊谷市肥塚

Women's Clinic ひらしま産婦人科
Tel.048-722-1103 上尾市原市

上尾中央総合病院
Tel.048-773-1111 上尾市柏座

みやざきクリニック
Tel.0493-72-2233 比企郡小川町

千葉

● 高橋ウイメンズクリニック
Tel.043-243-8024 千葉市中央区

● 千葉メディカルセンター
Tel.043-261-5111 千葉市中央区

茨城

● いがらしクリニック
Tel.0297-62-0936 龍ヶ崎市栄町

● 筑波大学附属病院
Tel.029-853-3900 つくば市天久保

● つくばARTクリニック
Tel.029-863-6111 つくば市竹園

● つくば木場公園クリニック
Tel.029-886-4124 つくば市松野木

● 筑波学園病院
Tel.029-836-1355 つくば市上横場

● 遠藤産婦人科医院
Tel.0296-20-1000 筑西市中舘

● 根本産婦人科医院
Tel.0296-77-0431 笠間市八雲

江幡産婦人科病院
Tel.029-224-3223 水戸市備前町

● 石渡産婦人科病院
Tel.029-221-2553 水戸市上水戸

● 植野産婦人科医院
Tel.029-221-2513 水戸市五軒町

岩崎病院
Tel.029-241-8700 水戸市笠原町

● 小塙医院
Tel.0299-58-3185 小美玉市田木谷

原レディスクリニック
Tel.029-276-9577 ひたちなか市笹野町

● 福地レディースクリニック
Tel.0294-27-7521 日立市鹿島町

栃木

宇都宮中央クリニック
Tel.028-636-1121 宇都宮市中央

● 平尾産婦人科医院
Tel.028-648-5222 宇都宮市鶴田

● かわつクリニック
Tel.028-639-1118 宇都宮市大寛

● 福泉医院
Tel.028-639-1122 宇都宮市下栗町

● ちかざわLadie'sクリニック
Tel.028-638-2380 宇都宮市城東

高橋あきら産婦人科医院
Tel.028-663-1103 宇都宮市東今泉

かしわぶち産婦人科
Tel.028-663-3715 宇都宮市海道町

● 済生会 宇都宮病院
Tel.028-626-5500 宇都宮市竹林町

● 獨協医科大学病院
Tel.0282-86-1111 下都賀郡壬生町

● 那須赤十字病院
Tel.0287-23-1122 大田原市中日原

匠レディースクリニック
Tel.0283-21-0003 佐野市奈良渕町

佐野厚生総合病院
Tel.0283-22-5222 佐野市堀米町

● 城山公園すずきクリニック
Tel.0283-22-0195 佐野市久保町

● 中央クリニック
Tel.0285-40-1121 下野市薬師寺

● 自治医科大学病院
Tel.0285-44-2111 下野市薬師寺

石塚産婦人科
Tel.0287-36-6231 那須塩原市三島

● 国際医療福祉大学病院
Tel.0287-37-2221 那須塩原市井口

群馬

セントラル・レディース・クリニック
Tel.027-326-7711 高崎市東町

● 高崎ARTクリニック
Tel.027-310-7701 高崎市あら町

産科婦人科舘出張　佐藤病院
Tel.027-322-2243 高崎市若松町

● セキールレディースクリニック
Tel.027-330-2200 高崎市栄町

矢崎医院
Tel.027-344-3511 高崎市剣崎町

● 上条女性クリニック
Tel.027-345-1221 高崎市栗崎町

公立富岡総合病院
Tel.0274-63-2111 富岡市富岡

● JCHO群馬中央病院
Tel.027-221-8165 前橋市紅雲町

東京

銀座こうのとりレディースクリニック
Tel.03-5159-2077 中央区銀座

はるねクリニック銀座
Tel.03-5250-6850 中央区銀座

両角レディースクリニック
Tel.03-5159-1101 中央区銀座

オーク銀座レディースクリニック
Tel.03-3567-0099 中央区銀座

銀座レディースクリニック
Tel.03-3535-1117 中央区銀座

楠原ウィメンズクリニック
Tel.03-6274-6433 中央区銀座

銀座すずらん通りレディスクリニック
Tel.03-3569-7711 中央区銀座

銀座ウイメンズクリニック
Tel.03-5537-7600 中央区銀座

虎の門病院
Tel.03-3588-1111 港区虎ノ門

東京AMHクリニック銀座
Tel.03-3573-4124 港区新橋

新橋夢クリニック
Tel.03-3593-2121 港区新橋

東京慈恵会医科大学附属病院
Tel.03-3433-1111 港区西新橋

芝公園かみやまクリニック
Tel.03-6414-5641 港区芝

リプロダクションクリニック東京
Tel.03-6228-5351 港区東新橋

六本木レディースクリニック
Tel.0120-853-999 港区六本木

オリーブレディースクリニック麻布十番
Tel.03-6804-3208 港区麻布十番

赤坂見附宮崎産婦人科
Tel.03-3478-6443 港区元赤坂

美馬レディースクリニック
Tel.03-6277-7397 港区赤坂

赤坂レディースクリニック
Tel.03-5545-4123 港区赤坂

山王病院 リプロダクション・婦人科内視鏡治療センター
Tel.03-3402-3151 港区赤坂

クリニック ドゥ ランジュ
Tel.03-5413-8067 港区北青山

たて山レディスクリニック
Tel.03-3408-5526 港区南青山

東京HARTクリニック
Tel.03-5766-3660 港区南青山

北里研究所病院
Tel.03-3444-6161 港区白金

京野レディースクリニック高輪
Tel.03-6408-4124 港区高輪

城南レディスクリニック品川
Tel.03-3440-5562 港区高輪

浅田レディース品川クリニック
Tel.03-3472-2203 港区港南

秋葉原ART Clinic
Tel.03-5807-6888 台東区上野

よしひろウィメンズクリニック 上野院
Tel.03-3834-8996 台東区東上野

あかさか産婦人科クリニック
Tel.03-3844-9236 台東区西浅草

日本医科大学付属病院 女性診療科
Tel.03-3822-2131 文京区千駄木

順天堂大学医学部附属順天堂医院
Tel.03-3813-3111 文京区本郷

東京大学医学部附属病院
Tel.03-3815-5411 文京区本郷

東京医科歯科大学医学部附属病院
Tel.03-5803-5684 文京区湯島

中野レディースクリニック
Tel.03-5390-6030 北区王子

東京北医療センター
Tel.03-5963-3311 北区赤羽台

日暮里レディースクリニック
Tel.03-5615-1181 荒川区西日暮里

臼井医院
Tel.03-3605-0381 足立区東和

池上レディースクリニック
Tel.03-5838-0228 足立区伊興

アーク米山クリニック
Tel.03-3849-3333 足立区西新井栄町

真島クリニック
Tel.03-3849-4127 足立区関原

あいウイメンズクリニック
Tel.03-3829-2522 墨田区錦糸

大倉医院
Tel.03-3611-4077 墨田区墨田

木場公園クリニック・分院
Tel.03-5245-4122 江東区木場

東峯婦人クリニック
Tel.03-3630-0303 江東区木場

五の橋レディスクリニック
Tel.03-5836-2600 江東区亀戸

クリニック飯塚
Tel.03-3495-8761 品川区西五反田

はなおかIVFクリニック品川
Tel.03-5759-5112 品川区大崎

昭和大学病院
Tel.03-3784-8000 品川区旗の台

東邦大学医療センター大森病院
Tel.03-3762-4151 大田区大森西

とちぎクリニック
Tel.03-3777-7712 大田区山王

キネマアートクリニック
Tel.03-5480-1940 大田区蒲田

ファティリティクリニック東京
Tel.03-3477-0369 渋谷区東

恵比寿ウィメンズクリニック
Tel.03-6452-4277 渋谷区恵比寿南

日本赤十字社医療センター
Tel.03-3400-1311 渋谷区広尾

恵比寿つじクリニック ＜男性不妊専門＞
Tel.03-5768-7883 渋谷区恵比寿南

桜十字渋谷バースクリニック
Tel.03-5728-6626 渋谷区宇田川町

フェニックスアートクリニック
Tel.03-3405-1101 渋谷区千駄ヶ谷

はらメディカルクリニック
Tel.03-3356-4211 渋谷区千駄ヶ谷

篠原クリニック
Tel.03-3377-6633 渋谷区笹塚

みやぎしレディースクリニック
Tel.03-5731-8866 目黒区八雲

とくおかレディースクリニック
Tel.03-5701-1722 目黒区中根

峯レディースクリニック
Tel.03-5731-8161 目黒区自由が丘

三軒茶屋ウィメンズクリニック
Tel.03-5779-7155 世田谷区太子堂

三軒茶屋ARTレディースクリニック
Tel.03-6450-7588 世田谷区三軒茶屋

梅ヶ丘産婦人科
Tel.03-3429-6036 世田谷区梅丘

藤沢レディースクリニック
Tel.03-5727-1212 世田谷区喜多見

国立生育医療研究センター
Tel.03-3416-0181 世田谷区大蔵

ローズレディースクリニック
Tel.03-3703-0114 世田谷区等々力

陣内ウィメンズクリニック
Tel.03-3722-2255 世田谷区奥沢

田園都市レディースクリニック 二子玉川分院
Tel.03-3707-2455 世田谷区玉川

にしなレディースクリニック
Tel.03-5797-3247 世田谷区用賀

用賀レディースクリニック
Tel.03-5491-5137 世田谷区上用賀

池ノ上産婦人科
Tel.03-3467-4608 世田谷区上北沢

慶應義塾大学病院
Tel.03-3353-1211 新宿区信濃町

杉山産婦人科 新宿
Tel.03-5381-3000 新宿区西新宿

東京医科大学病院
Tel.03-3342-6111 新宿区西新宿

新宿ARTクリニック
Tel.03-5324-5577 新宿区西新宿

うつみやす子レディースクリニック
Tel.03-3368-3781 新宿区西新宿

加藤レディスクリニック
Tel.03-3366-3777 新宿区西新宿

国立国際医療研究センター病院
Tel.03-3202-7181 新宿区戸山

東京女子医科大学病院
Tel.03-3353-8111 新宿区河田町

東京山手メディカルセンター
Tel.03-3364-0251 新宿区百人町

桜の芽クリニック
Tel.03-6908-7740 新宿区高田馬場

新中野女性クリニック
Tel.03-3384-3281 中野区本町

藤間産婦人科医院
Tel.03-3372-5700 中野区弥生町

河北総合病院
Tel.03-3339-2121 杉並区阿佐ヶ谷北

東京衛生病院附属めぐみクリニック
Tel.03-5335-6401 杉並区天沼

荻窪病院 虹クリニック
Tel.03-5335-6577 杉並区荻窪

明大前アートクリニック
Tel.03-3325-1155 杉並区和泉

慶愛クリニック
Tel.03-3987-3090 豊島区東池袋

松本レディースクリニック 不妊センター
Tel.03-5958-5633 豊島区東池袋

池袋えざきレディースクリニック
Tel.03-5911-0034 豊島区池袋

小川クリニック
Tel.03-3951-0356 豊島区南長崎

帝京大学医学部附属病院
Tel.03-3964-1211 板橋区加賀

日本大学医学部附属板橋病院
Tel.03-3972-8111 板橋区大谷口上町

ときわ台レディースクリニック
Tel.03-5915-5207 板橋区常盤台

渡辺産婦人科医院
Tel.03-5399-3008 板橋区高島平

ウイメンズ・クリニック大泉学園
Tel.03-5935-1010 練馬区東大泉

池下レディースクリニック吉祥寺
Tel.0422-27-2965 武蔵野市吉祥寺本町

うすだレディースクリニック
Tel.0422-28-0363 武蔵野市吉祥寺本町

武蔵境いわもと婦人科クリニック
Tel.0422-31-3737 武蔵野市境南町

杏林大学医学部附属病院
Tel.0422-47-5511 三鷹市新川

ウィメンズクリニック神野 生殖医療センター
Tel.0424-80-3105 調布市国領町

幸町IVFクリニック
Tel.042-365-0341 府中市府中町

国分寺ウーマンズクリニック
Tel.042-325-4124 国分寺市本町

貝原レディースクリニック
Tel.042-352-8341 府中市府中町

ジュンレディースクリニック小平
Tel.042-329-4103 小平市喜平町

立川ARTレディースクリニック
Tel.042-527-1124 立川市曙町

井上レディスクリニック
Tel.042-529-0111 立川市富士見町

八王子ARTクリニック
Tel.042-649-5130 八王子市横山

みなみ野レディースクリニック
Tel.042-632-8044 八王子市西片倉

南大沢婦人科皮膚科クリニック
Tel.0426-74-0855 八王子市南大沢

西島産婦人科医院
Tel.0426-61-6642 八王子市千人町

みむろウィメンズクリニック
Tel.042-710-3609 町田市原町田

ひろいウィメンズクリニック
Tel.042-850-9027 町田市森野

町田市民病院
Tel.042-722-2230 町田市旭町

松岡レディスクリニック
Tel.042-479-5656 東久留米市東本町

こまちレディースクリニック
Tel.042-357-3535 多摩市落合

レディースクリニックマリアヴィラ
Tel.042-566-8827 東大和市上北台

神奈川

川崎市立川崎病院
Tel.044-233-5521 川崎市川崎区

日本医科大学武蔵小杉病院
Tel.044-733-5181 川崎市中原区

関東

- 小田原レディスクリニック Tel.0465-35-1103 小田原市城山
- 湘南レディースクリニック Tel.0466-55-5066 藤沢市鵠沼花沢町
- 山下湘南夢クリニック Tel.0466-55-5011 藤沢市鵠沼石上町
- メディカルパーク湘南 Tel.0466-41-0331 藤沢市湘南台
- 神奈川ARTクリニック Tel.042-701-3855 相模原市南区
- 北里大学病院 Tel.042-778-8415 相模原市南区
- ソフィアレディスクリニック Tel.042-776-3636 相模原市中央区
- 長谷川レディースクリニック Tel.042-700-5680 相模原市緑区
- みうらレディースクリニック Tel.0467-59-4103 茅ヶ崎市東海岸南
- 平塚市民病院 Tel.0463-32-0015 平塚市南原
- 牧野クリニック Tel.0463-21-2364 平塚市八重咲町
- 須藤産婦人科医院 Tel.0463-77-7666 秦野市南矢名
- 伊勢原協同病院 Tel.0463-94-2111 伊勢原市桜台
- 東海大学医学部附属病院 Tel.0463-93-1121 伊勢原市下糟屋
- 田園都市レディースクリニック 青葉台分院 Tel.045-988-1124 横浜市青葉区
- 済生会横浜市東部病院 Tel.045-576-3000 横浜市鶴見区
- 元町宮地クリニック<男性不妊> Tel.045-263-9115 横浜市中区
- 馬車道レディスクリニック Tel.045-228-1680 横浜市中区
- メディカルパーク横浜 Tel.045-232-4741 横浜市中区
- 横浜市立大学医学部附属市民総合医療センター Tel.045-261-5656 横浜市南区
- 東條ARTクリニック Tel.045-841-0501 横浜市港南区
- 東條ウイメンズホスピタル Tel.045-843-1121 横浜市港南区
- 天王町レディースクリニック Tel.045-442-6137 横浜市保土ヶ谷区
- 福田ウイメンズクリニック Tel.045-825-5525 横浜市戸塚区
- 塩崎産婦人科 Tel.046-889-1103 三浦市南下浦町
- 愛育レディーズクリニック Tel.046-277-3316 大和市南林間
- 塩塚クリニック Tel.046-228-4628 厚木市旭町
- 海老名レディースクリニック Tel.046-236-1105 海老名市中央
- 矢内原ウィメンズクリニック Tel.0467-50-0112 鎌倉市大船
- ノア・ウィメンズクリニック Tel.044-739-4122 川崎市中原区
- 南生田レディースクリニック Tel.044-930-3223 川崎市多摩区
- 新百合ヶ丘総合病院 Tel.044-322-9991 川崎市麻生区
- 聖マリアンナ医科大学病院 生殖医療センター Tel.044-977-8111 川崎市宮前区
- みなとみらい夢クリニック Tel.045-228-3131 横浜市西区
- コシ産婦人科 Tel.045-432-2525 横浜市神奈川区
- 神奈川レディースクリニック Tel.045-290-8666 横浜市神奈川区
- 横浜HARTクリニック Tel.045-620-5731 横浜市神奈川区
- 菊名西口医院 Tel.045-401-6444 横浜市港北区
- アモルクリニック Tel.045-475-1000 横浜市港北区
- なかむらアートクリニック Tel.045-534-6534 横浜市港北区
- CMポートクリニック Tel.045-948-3761 横浜市都筑区
- かもい女性総合クリニック Tel.045-929-3700 横浜市都筑区
- 産婦人科クリニックさくら Tel.045-911-9936 横浜市青葉区
- 田園都市レディースクリニック あざみ野本院 Tel.045-905-5524 横浜市青葉区

関東地区／ ピックアップ クリニックガイダンス PICK UP

茨城県

●根本産婦人科医院 笠間市

Tel.0296-77-0431 笠間市八雲1丁目4-21 since 2000.9

医師3名 培養士1名
心理士0名
◆倫理・厳守宣言
医　師/する…■
培養士/する…■

診療日		月	火	水	木	金	土	日	祝祭日
	am	●	●	●		●	●		
	pm	●	●	●		●	●		

予約受付時間 8・9・10・11・12・13・14・15・16・17・18・19・20・21・22時

ブライダルチェック＝○　婦人科検診＝○　※月・水・金は18:00まで受付（初診のみ）

- 夫婦での診療 …………●
- 患者への治療説明 ……●
- 使用医薬品の説明 ……●
- 治療費の詳細公開 ……●
- 治療費助成金扱い …有り
- タイミング療法 ………●
- 人工授精 ………………●
- 人工授精（AID） ………●
- 体外受精 ………………●
- 顕微授精 ………………●
- 自然・低刺激周期採卵法 ●
- 刺激周期採卵法(FSH,hMG) ●
- 凍結保存 ………………●
- 男性不妊 ○連携施設あり
- 不育症 …………………●
- 妊婦検診 ………41週まで
- 2人目不妊通院配慮 …○
- 腹腔鏡検査 ……………×
- 漢方薬の扱い …………●
- 新薬の使用 ……………○
- カウンセリング ………○
- 運動指導 ………………○
- 食事指導 ………………○
- 女性医師がいる ………×

料金目安
初診費用 1万円～
体外受精費用 30万円～
顕微授精費用 30万円～

群馬県

●ときざわレディスクリニック 太田市

Tel.0276-60-2580 太田市小舞木町256 since 2005.4

医師1名　培養士3名
心理士0名
◆倫理・厳守宣言
医　師/する…■
培養士/する…■

診療日		月	火	水	木	金	土	日	祝祭日
	am	●	●	●	●	●	●		
	pm	●		●		●			

予約受付時間 8・9・10・11・12・13・14・15・16・17・18・19・20・21・22時

ブライダルチェック＝○　婦人科検診＝○

- 夫婦での診療 …………●
- 患者への治療説明 ……●
- 使用医薬品の説明 ……●
- 治療費の詳細公開 ……●
- 治療費助成金扱い …有り
- タイミング療法 ………○
- 人工授精 ………………●
- 人工授精（AID） ………×
- 体外受精 ………………●
- 顕微授精 ………………●
- 自然・低刺激周期採卵法 ●
- 刺激周期採卵法(FSH,hMG) ●
- 凍結保存 ………………●
- 男性不妊 ………………●
- 不育症 …………………○
- 妊婦健診 ……○10週まで
- 2人目不妊通院配慮 …○
- 腹腔鏡検査 ……………×
- 漢方薬の扱い …………○
- 新薬の使用 ……………●
- カウンセリング ………●
- 運動指導 ………………△
- 食事指導 ………………△
- 女性医師がいる ………×

料金目安
初診費用 1,000円～
体外受精費用 27万～35万円
顕微授精費用 32万～40万円

埼玉県

●秋山レディースクリニック さいたま市

Tel.048-663-0005 さいたま市大宮区大成町3-542 since 2003.2

医師1名　培養士1名
心理士0名
◆倫理・厳守宣言
医　師/する…■
培養士/する…■

診療日		月	火	水	木	金	土	日	祝祭日
	am	●	●		●	●	●		
	pm	●	●		●	●			

予約受付時間 8・9・10・11・12・13・14・15・16・17・18・19・20・21・22時

ブライダルチェック＝●　婦人科検診＝●

- 夫婦での診療 …………●
- 患者への治療説明 ……●
- 使用医薬品の説明 ……●
- 治療費の詳細公開 ……●
- 治療費助成金扱い …有り
- タイミング療法 ………●
- 人工授精 ………………●
- 人工授精（AID） ………×
- 体外受精 ………………●
- 顕微授精 ………………●
- 自然・低刺激周期採卵法 ●
- 刺激周期採卵法(FSH,hMG) ●
- 凍結保存 ………………●
- 男性不妊 ○連携施設あり
- 不育症 …………………●
- 妊婦健診 ……○15週まで
- 2人目不妊通院配慮 …●
- 腹腔鏡検査 ……………×
- 漢方薬の扱い …………●
- 新薬の使用 ……………●
- カウンセリング ………●
- 運動指導 ………………×
- 食事指導 ………………×
- 女性医師がいる ………×

料金目安
初診費用 1,000円～
体外受精費用 20万円～
顕微授精費用 25万円～

●恵愛生殖医療医院 和光市

Tel.048-485-1185 和光市本町3-13 タウンコートエクセル3F since 2009.4

医師4名　培養士5名
心理士1名（内部）
◆倫理・厳守宣言
医　師/する…■
培養士/する…■

診療日		月	火	水	木	金	土	日	祝祭日
	am	●	●	●	●	●	●		
	pm	●	●	●	●	●			

診療受付時間 8・9・10・11・12・13・14・15・16・17・18・19・20・21・22時

ブライダルチェック＝○　婦人科検診＝○

- 夫婦での診療 …………●
- 患者への治療説明 ……●
- 使用医薬品の説明 ……●
- 治療費の詳細公開 ……●
- 治療費助成金扱い …有り
- タイミング療法 ………●
- 人工授精 ………………●
- 人工授精（AID） ………×
- 体外受精 ………………●
- 顕微授精 ………………●
- 自然・低刺激周期採卵法 ●
- 刺激周期採卵法(FSH,hMG) ●
- 凍結保存 ………………●
- 男性不妊 ●連携施設あり
- 不育症 …………………●
- 妊婦検診 ………………×
- 2人目不妊通院配慮 …○
- 腹腔鏡検査 ……………×
- 漢方薬の扱い …………○
- 新薬の使用 ……………●
- カウンセリング ………○
- 運動指導 ………………△
- 食事指導 ………………△
- 女性医師がいる ………●

料金目安
初診費用 2万円～
体外受精費用 16.8万～40万円
顕微授精費用 22.05万～45万円

千葉県

●中野レディースクリニック

柏市 since2005.4

Tel.04-7162-0345 柏市柏2-10-11-1 F

医師１名 培養士2名
心理士0名
◆倫理・厳守宣言
医 師/する…■
培養士/する…■

診療日	月	火	水	木	金	土	日	祝祭日
am	●	●	●	●	●	●		
pm	●	▲	●	▲	●			

予約受付時間 8・9・10・11・12・13・14・15・16・17・18・19・20・21・22時

ブライダルチェック＝△ 婦人科検診＝● ▲火・木曜は午後５時まで

夫婦での診療…●
患者への治療説明…●
使用医薬品の説明…●
治療費の詳細公開…○
治療費助成金扱い…有り
タイミング療法…●
人工授精…●
人工授精 (AID)…×
体外受精…●

顕微授精…●
自然・低刺激周期採卵法 ●
刺激周期採卵法(FSH,hMG) ●
凍結保存…●
男性不妊 ●連携施設あり
不育症…▲
妊婦健診○12～30週まで
2人目不妊通院配慮…○
腹腔鏡検査…×

漢方薬の扱い…○
新薬の使用…●
カウンセリング…△
運動指導…△
食事指導…△
女性医師がいる…×

料金目安
初診費用 ー
体外受精費用 40万～50万円
顕微授精費用 50万～60万円

東京都

男性不妊専門 エス・セットクリニック

千代田区 since 2012.9

Tel.03-6262-0745 千代田区神田岩本町1-5 清水ビル7F

医師6名 培養士0名
心理士0名
◆倫理・厳守宣言
医 師/する…■
培養士/する…■

診療日	月	火	水	木	金	土	日	祝祭日
am						●	●	●
pm	●	●	●	●	●	●	●	●

予約受付時間 8・9・10・11・12・13・14・15・16・17・18・19・20・21・22時

ブライダルチェック＝● 婦人科検診＝× ※完全予約制

夫婦での診療…●
患者への治療説明…●
使用医薬品の説明…●
治療費の詳細公開…●
治療費助成金扱い…△
タイミング療法…×
人工授精…×
人工授精 (AID)…×
体外受精…×

顕微授精…×
自然・低刺激周期採卵法 ×
刺激周期採卵法(FSH,hMG) ×
凍結保存…●
男性不妊…●
不育症…×
妊婦健診…×
2人目不妊通院配慮…●
腹腔鏡検査…×

漢方薬の扱い…●
新薬の使用…●
カウンセリング…●
運動指導…×
食事指導…○
女性医師がいる…×

料金目安
初診費用 5,400円～
体外受精費用 ー
顕微授精費用 ー

●Natural ART Clinic日本橋

港区 since 2016.02

Tel.03-6262-5757 中央区日本橋2-7-1 東京日本橋タワー8F

医師8名 培養士18名
心理士0名
◆倫理・厳守宣言
医 師/する…■
培養士/する…■

診療日	月	火	水	木	金	土	日	祝祭日
am	●	●	●	●	●	●	●	●
pm		●	●	●	●			

予約受付時間 8・9・10・11・12・13・14・15・16・17・18・19・20・21・22時

ブライダルチェック＝× 婦人科検診＝×

夫婦での診療…●
患者への治療説明…●
使用医薬品の説明…●
治療費の詳細公開…●
治療費助成金扱い…有り
タイミング療法…×
人工授精…○
人工授精 (AID)…×
体外受精…●

顕微授精…●
自然・低刺激周期採卵法 ●
刺激周期採卵法(FSH,hMG) ×
凍結保存…●
男性不妊…●
不育症…×
妊婦健診…○10週まで
2人目不妊通院配慮…○
腹腔鏡検査…○

漢方薬の扱い…×
新薬の使用…○
カウンセリング…×
運動指導…×
食事指導…×
女性医師がいる…○

料金目安
HPを参照
http://www.naturalart.or.jp

●新橋夢クリニック

港区 since 2007.04

Tel.03-3593-2121 港区新橋2-5-1 EXCEL新橋

医師7名 培養士15名
心理士0名
◆倫理・厳守宣言
医 師/する…■
培養士/する…■

診療日	月	火	水	木	金	土	日	祝祭日
am	●	●	●	●	●	●	●	●
pm	●	●		●	●			

予約受付時間 8・9・10・11・12・13・14・15・16・17・18・19・20・21・22時

ブライダルチェック＝× 婦人科検診＝×

夫婦での診療…●
患者への治療説明…●
使用医薬品の説明…●
治療費の詳細公開…●
治療費助成金扱い…有り
タイミング療法…○
人工授精…○
人工授精 (AID)…×
体外受精…●

顕微授精…●
自然・低刺激周期採卵法 ●
刺激周期採卵法(FSH,hMG) ×
凍結保存…●
男性不妊…●
不育症…○
妊婦健診……○10週まで
2人目不妊通院配慮…○
腹腔鏡検査…×

漢方薬の扱い…○
新薬の使用…○
カウンセリング…×
運動指導…×
食事指導…×
女性医師がいる…○

料金目安
HPを参照
http://www.yumeclinic.net

●よしひろウィメンズクリニック 上野院

台東区 since 2019.5

Tel.03-3834-8996 台東区東上野2-18-6 ときわビル2F

医師１名 培養士2名
心理士０名
◆倫理・厳守宣言
医 師/する…■
培養士/する…■

診療日	月	火	水	木	金	土	日	祝祭日
am		●	●		●	●	●	
pm		●	●		●	●	●	

予約受付時間 8・9・10・11・12・13・14・15・16・17・18・19・20・21・22時

ブライダルチェック＝○ 婦人科検診＝○

夫婦での診療…●
患者への治療説明…○
使用医薬品の説明…○
治療費の詳細公開…○
治療費助成金扱い 申請中
タイミング療法…○
人工授精…●
人工授精 (AID)…×
体外受精…●

顕微授精…●
自然・低刺激周期採卵法 ○
刺激周期採卵法(FSH,hMG) ●
凍結保存…●
男性不妊…○
不育症…●
妊婦健診…×
2人目不妊通院配慮…○
腹腔鏡検査…×

漢方薬の扱い…○
新薬の使用…○
カウンセリング…○
運動指導…×
食事指導…○
女性医師がいる…×

料金目安
初診費用 820円～
体外受精費用 20万～35万円
顕微授精費用 25万～40万円

●峯レディースクリニック

目黒区 since 2017.06

Tel.03-5731-8161 目黒区自由が丘2-10-4 ミルシェ自由が丘4F

医師1名 培養士3名
心理士0名
◆倫理・厳守宣言
医 師/する…■
培養士/する…■

診療日	月	火	水	木	金	土	日	祝祭日
am	●	●	●	●	●	●		
pm	●	●	●	●				

予約受付時間 8・9・10・11・12・13・14・15・16・17・18・19・20・21・22時

ブライダルチェック＝● 婦人科検診＝●

夫婦での診療…●
患者への治療説明…●
使用医薬品の説明…●
治療費の詳細公開…●
治療費助成金扱い…有り
タイミング療法…●
人工授精…●
人工授精 (AID)…×
体外受精…●

顕微授精…●
自然・低刺激周期採卵法 ●
刺激周期採卵法(FSH,hMG) ●
凍結保存…●
男性不妊…●
不育症…●
妊婦健診……○10週まで
2人目不妊通院配慮…△
腹腔鏡検査…×

漢方薬の扱い…○
新薬の使用…○
カウンセリング…○
運動指導…×
食事指導…×
女性医師がいる…×

料金目安
初診費用 2660円～
体外受精費用 30万～40万円
顕微授精費用 35万～50万円

●三軒茶屋ウィメンズクリニック

世田谷区 since2011.2

Tel.03-5779-7155 世田谷区太子堂1-12-34-2F

医師１名 培養士３名
心理士0名
◆倫理・厳守宣言
医 師/する…■
培養士/する…■

診療日	月	火	水	木	金	土	日	祝祭日
am	●	●	●	●	●	●		
pm	●	●	●		●			

予約受付時間 8・9・10・11・12・13・14・15・16・17・18・19・20・21・22時

ブライダルチェック＝○ 婦人科検診＝○

夫婦での診療…●
患者への治療説明…●
使用医薬品の説明…●
治療費の詳細公開…●
治療費助成金扱い…有り
タイミング療法…●
人工授精…●
人工授精 (AID)…×
体外受精…●

顕微授精…●
自然・低刺激周期採卵法 ●
刺激周期採卵法(FSH,hMG) ●
凍結保存…●
男性不妊 ○連係施設あり
不育症…○
妊婦健診…○8週まで
2人目不妊通院配慮…○
腹腔鏡検査…×

漢方薬の扱い…○
新薬の使用…○
カウンセリング…△
運動指導…×
食事指導…×
女性医師がいる…×

料金目安
初診費用 2,500円～
体外受精費用 21万～28万円
顕微授精費用 26万～38万円

関東地区／ ピックアップ クリニックガイダンス PICK UP

東京都

●荻窪病院 虹クリニック

杉並区

Tel.03-5335-6577 杉並区荻窪4-32-2 東洋時計ビル8階/9階 since 2008.12

医師6名 培養士5名
心理士1名
◆倫理・厳守宣言
医 師/する…■
培養士/する…■

診療日	月	火	水	木	金	土	日	祝祭日
am	●	●	●	●	●	●		
pm	●	●	●	●	●			

診療受付時間 8・9・10・11・12・13・14・15・16・17・18・19・20・21・22時

ブライダルチェック＝× 婦人科検診＝×

- 夫婦での診療 …………●
- 患者への治療説明 ……●
- 使用医薬品の説明 ……●
- 治療費の詳細公開 ……●
- 治療費助成金扱い …有り
- タイミング療法 ………○
- 人工授精 ………………●
- 人工授精 (AID) ………×
- 体外受精 ………………●
- 顕微授精 ………………●
- 自然・低刺激周期採卵法 ●
- 刺激周期採卵法(FSH,hMG) ●
- 凍結保存 ………………●
- 男性不妊 ○連携施設あり
- 不育症 …………………○
- 妊婦検診 ………………○
- 2人目不妊通院配慮 …△
- 腹腔鏡検査 ……………×
- 漢方薬の扱い …………○
- 新薬の使用 ……………●
- カウンセリング ………●
- 運動指導 ………………△
- 食事指導 ………………△
- 女性医師がいる ………○

料金目安
初診費用 6,000円～
体外受精費用 40万～50万円
顕微授精費用 40万～60万円

●明大前アートクリニック

杉並区

Tel.03-3325-1155 杉並区和泉2-7-1 甘酒屋ビル2F since 2017.12

医師1名 培養士3名
心理士1名
◆倫理・厳守宣言
医 師/する…■
培養士/する…■

診療日	月	火	水	木	金	土	日	祝祭日
am	●	●	●	●	●	●		
pm	●	★	●	★	●	▲		

予約受付時間 8・9・10・11・12・13・14・15・16・17・18・19・20・21・22時

ブライダルチェック＝○ 婦人科検診＝×
★火・木曜は18時、▲土曜は17時まで

- 夫婦での診療 …………●
- 患者への治療説明 ……●
- 使用医薬品の説明 ……●
- 治療費の詳細公開 ……●
- 治療費助成金扱い …有り
- タイミング療法 ………○
- 人工授精 ………………●
- 人工授精 (AID) ………×
- 体外受精 ………………●
- 顕微授精 ………………●
- 自然・低刺激周期採卵法 ●
- 刺激周期採卵法(FSH,hMG) ●
- 凍結保存 ………………●
- 男性不妊 ○連携施設あり
- 不育症 …………………○
- 妊婦検診………○8週まで
- 2人目不妊通院配慮 …△
- 腹腔鏡検査 ……………×
- 漢方薬の扱い …………○
- 新薬の使用 ……………●
- カウンセリング ………●
- 運動指導 ………………△
- 食事指導 ………………△
- 女性医師がいる ………×

料金目安
初診費用 9,000円～
体外受精費用 30万～50万円
顕微授精費用 40万～60万円

●松本レディースクリニック 不妊センター

豊島区

Tel.03-5958-5633 豊島区東池袋2-60-3 グレイスロータリービル1F since1999.12

医師9名 培養士9名
心理士1名
◆倫理・厳守宣言
医 師/する…■
培養士/する…■

診療日	月	火	水	木	金	土	日	祝祭日
am	●	●	●	●	●	■	▲	▲
pm	●	●		●	●	■		

予約受付時間 8・9・10・11・12・13・14・15・16・17・18・19・20・21・22時

ブライダルチェック＝● 婦人科検診＝●
■土曜は8:00～11:30、13:45～16:00
▲日・祝日は8:00～11:30

- 夫婦での診療 …………●
- 患者への治療説明 ……●
- 使用医薬品の説明 ……●
- 治療費の詳細公開 ……●
- 治療費助成金扱い …有り
- タイミング療法 ………●
- 人工授精 ………………●
- 人工授精 (AID) ………×
- 体外受精 ………………●
- 顕微授精 ………………●
- 自然・低刺激周期採卵法 ●
- 刺激周期採卵法(FSH,hMG) ●
- 凍結保存 ………………●
- 男性不妊 ………………●
- 不育症 …………………○
- 妊婦健診 ………………×
- 2人目不妊通院配慮 …○
- 腹腔鏡検査 ……………×
- 漢方薬の扱い …………●
- 新薬の使用 ……………△
- カウンセリング ………○
- 運動指導 ………………×
- 食事指導 ………………×
- 女性医師がいる ………●

料金目安
初診費用 3,000円～
体外受精費用 27万円～
顕微授精費用 29万円～

●幸町IVFクリニック

府中市

Tel.042-365-0341 府中市府中町1-18-17 コンテント府中1F・2F since 1990.4

医師3名 培養士3名
心理士0名
◆倫理・厳守宣言
医 師/する…■
培養士/する…■

診療日	月	火	水	木	金	土	日	祝祭日
am		●	●	●	●	●	●	
pm		●	●	●	●	▲	▲	

予約受付時間 8・9・10・11・12・13・14・15・16・17・18・19・20・21・22時

ブライダルチェック＝× 婦人科検診＝○
▲土日の受付時間は15:00～16:00

- 夫婦での診療 …………●
- 患者への治療説明 ……●
- 使用医薬品の説明 ……●
- 治療費の詳細公開 ……○
- 治療費助成金扱い …有り
- タイミング療法 ………×
- 人工授精 ………………○
- 人工授精 (AID) ………×
- 体外受精 ………………●
- 顕微授精 ………………●
- 自然・低刺激周期採卵法 ●
- 刺激周期採卵法(FSH,hMG) ●
- 凍結保存 ………………●
- 男性不妊 ●連携施設あり
- 不育症 …………………○
- 妊婦健診 ……○10週まで
- 2人目不妊通院配慮 …△
- 腹腔鏡検査 ……………×
- 漢方薬の扱い …………○
- 新薬の使用 ……………●
- カウンセリング ………△
- 運動指導 ………………△
- 食事指導 ………………△
- 女性医師がいる ………×

料金目安
初診費用 850円～
体外受精費用 33万～36万円
顕微授精費用 39万～55万円

神奈川県

●みなとみらい夢クリニック

横浜市

Tel.045-228-3131 横浜市西区みなとみらい3-6-3 MMパークビル2F since 2008.2

医師4名 培養士22名
心理士0名
◆倫理・厳守宣言
医 師/する…■
培養士/する…■

診療日	月	火	水	木	金	土	日	祝祭日
am	●	●	●	□	●	●	★	□
pm	●	■	●		●	■		

予約受付時間※ 8・9・10・11・12・13・14・15・16・17・18・19・20・21・22時

ブライダルチェック＝× 婦人科検診＝×
■火曜・土曜午後は14:30～16:30 ★指定患者様のみ
□木曜・祝日は8:30～13:00 ※診療時間に準ずる

- 夫婦での診療 …………●
- 患者への治療説明 ……●
- 使用医薬品の説明 ……●
- 治療費の詳細公開 ……●
- 治療費助成金扱い …有り
- タイミング療法 ………○
- 人工授精 ………………○
- 人工授精 (AID) ………×
- 体外受精 ………………●
- 顕微授精 ………………●
- 自然・低刺激周期採卵法 ●
- 刺激周期採卵法(FSH,hMG) ×
- 凍結保存 ………………●
- 男性不妊 ………………●
- 不育症 …………………●
- 妊婦検診…………9週まで
- 2人目不妊通院配慮 …●
- 腹腔鏡検査 ……………×
- 漢方薬の扱い …………○
- 新薬の使用 ……………○
- カウンセリング ………○
- 運動指導 ………………×
- 食事指導 ………………×
- 女性医師がいる ………●

料金目安
初診費用 4,000円～
体外受精費用 34.5万円～
顕微授精費用 上記+3,2万～

●神奈川レディースクリニック

横浜市

Tel.045-290-8666 横浜市神奈川区西神奈川1-11-5 ARTVISTA横浜ビル since 2003.6

医師5名 培養士20名
心理士1名
◆倫理・厳守宣言
医 師/する…■
培養士/する…■

診療日	月	火	水	木	金	土	日	祝祭日
am	●	●	●	△	●	●	●	●
pm	●	●	●	△	●			

診療受付時間 8・9・10・11・12・13・14・15・16・17・18・19・20・21・22時

ブライダルチェック＝× 婦人科検診＝○ ※受付順番システム導入（携帯で順番確認可能）△予約制

- 夫婦での診療 …………●
- 患者への治療説明 ……●
- 使用医薬品の説明 ……●
- 治療費の詳細公開 ……●
- 治療費助成金扱い …有り
- タイミング療法 ………●
- 人工授精 ………………●
- 人工授精 (AID) ………×
- 体外受精 ………………●
- 顕微授精 ………………●
- 自然・低刺激周期採卵法 ●
- 刺激周期採卵法(FSH,hMG) ●
- 凍結保存 ………………●
- 男性不妊 ●連携施設あり
- 不育症 …………………●
- 妊婦健診 ………………×
- 2人目不妊通院配慮 …●
- 腹腔鏡検査 ……………×
- 漢方薬の扱い …………●
- 新薬の使用 ……………●
- カウンセリング ………●
- 運動指導 ………………○
- 食事指導 ………………○
- 女性医師がいる ………×

料金目安
初診費用 6,000～ 2万円
体外受精費用 28万～38万円
顕微授精費用 32万～45万円

●馬車道レディスクリニック

横浜市

Tel.045-228-1680 横浜市中区相生町4-65-3 馬車道メディカルスクエア since 2001.4

医師2名 培養士5名
心理士0名
◆倫理・厳守宣言
医 師/する…■
培養士/する…■

診療日	月	火	水	木	金	土	日	祝祭日
am	●		●	●	●	●	●	
pm	●		●	●	●			

予約受付時間 8・9・10・11・12・13・14・15・16・17・18・19・20・21・22時

ブライダルチェック＝○ 婦人科検診＝× ※予約受付は24時間対応

- 夫婦での診療 …………●
- 患者への治療説明 ……●
- 使用医薬品の説明 ……●
- 治療費の詳細公開 ……●
- 治療費助成金扱い …有り
- タイミング療法 ………●
- 人工授精 ………………●
- 人工授精 (AID) ………×
- 体外受精 ………………●
- 顕微授精 ………………●
- 自然・低刺激周期採卵法 ●
- 刺激周期採卵法(FSH,hMG) ●
- 凍結保存 ………………●
- 男性不妊 ○連携施設あり
- 不育症 …………………×
- 妊婦健診 ……○10週まで
- 2人目不妊通院配慮 …●
- 腹腔鏡検査 ……………×
- 漢方薬の扱い …………○
- 新薬の使用 ……………●
- カウンセリング ………△
- 運動指導 ………………△
- 食事指導 ………………△
- 女性医師がいる ………○

料金目安
初診費用 5,000円～
体外受精費用 25万～30万円
顕微授精費用 32万～37万円

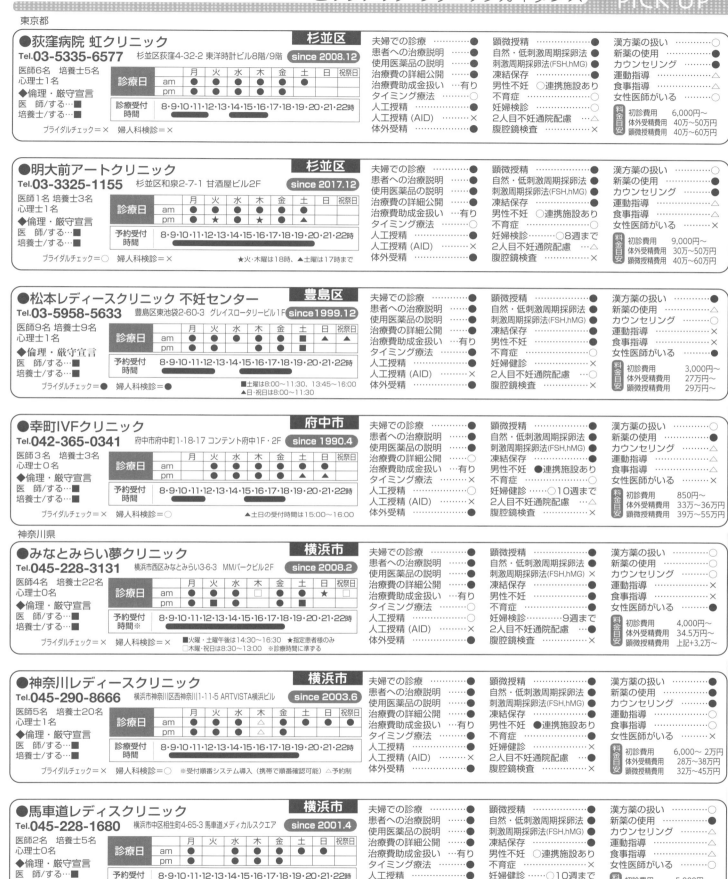

神奈川県

●メディカルパーク横浜

横浜市

Tel.045-232-4741　横浜市中区桜木町1-1-8 日石横浜ビル4F　since 2019.5

医師1名 培養士3名
心理士0名
◆倫理・厳守宣言
医　師/する…■
培養士/する…■

診療日		月	火	水	木	金	土	日	祝祭日
	am	●	●	●		●	●		●
	pm	●	●	●		●	●		●

予約受付時間　8・9・10・11・12・13・14・15・16・17・18・19・20・21・22時

ブライダルチェック＝●　婦人科検診＝×

夫婦での診療 …………●
患者への治療説明 ……●
使用医薬品の説明 ……●
治療費の詳細公開 ……●
治療費助成金扱い …有り
タイミング療法 ………●
人工授精 ………………●
人工授精 (AID) ………×
体外受精 ………………●

顕微授精 ………………●
自然・低刺激周期採卵法 ●
刺激周期採卵法(FSH,hMG) ●
凍結保存 ………………●
男性不妊 ○連携施設あり
不育症 …………………○
妊婦健診………○8週まで
2人目不妊通院配慮 …○
腹腔鏡検査 ……………●

漢方薬の扱い …………○
新薬の使用 ……………●
カウンセリング ………○
運動指導 ………………○
食事指導 ………………○
女性医師がいる ………×

料金目安　HPを参照
http://medicalpark-yokohama.com

●福田ウイメンズクリニック

横浜市

Tel.045-825-5525　横浜市戸塚区品濃町549-2 三宅ビル7F　since 1993.8

医師１名　培養士4名
心理士０名
◆倫理・厳守宣言
医　師/する…■
培養士/する…■

診療日		月	火	水	木	金	土	日	祝祭日
	am	●	●	●	●	●	●		
	pm	●	●	●		●			

予約受付時間　8・9・10・11・12・13・14・15・16・17・18・19・20・21・22時

ブライダルチェック＝○　婦人科検診＝○

夫婦での診療 …………●
患者への治療説明 ……●
使用医薬品の説明 ……●
治療費の詳細公開 ……●
治療費助成金扱い …有り
タイミング療法 ………●
人工授精 ………………●
人工授精 (AID) ………×
体外受精 ………………●

顕微授精 ………………●
自然・低刺激周期採卵法 ●
刺激周期採卵法(FSH,hMG) ●
凍結保存 ………………●
男性不妊 ●連携施設あり
不育症 …………………○
妊婦健診 ………………○
2人目不妊通院配慮 …●
腹腔鏡検査 ……………×

漢方薬の扱い …………○
新薬の使用 ……………●
カウンセリング ………○
運動指導 ………………△
食事指導 ………………△
女性医師がいる ………×

料金目安
初診費用　4,620円～
体外受精費用　25万～30万円
顕微授精費用　30万～35万円

●湘南レディースクリニック

藤沢市

Tel.0466-55-5066　藤沢市鵠沼花沢町1-12 第5相澤ビル5・6F　since 2007.9

医師3名　培養士6名
心理士0名
◆倫理・厳守宣言
医　師/する…■
培養士/する…■

診療日		月	火	水	木	金	土	日	祝祭日
	am	●	●	●	●	●	●	●	
	pm	●	●	●	●	●			

予約受付時間　8・9・10・11・12・13・14・15・16・17・18・19・20・21・22時

ブライダルチェック＝○　婦人科検診＝●

※再診受付はWEBにて24時間対応

夫婦での診療 …………●
患者への治療説明 ……●
使用医薬品の説明 ……●
治療費の詳細公開 ……●
治療費助成金扱い …有り
タイミング療法 ………●
人工授精 ………………●
人工授精 (AID) ………×
体外受精 ………………●

顕微授精 ………………●
自然・低刺激周期採卵法 ●
刺激周期採卵法(FSH,hMG) ●
凍結保存 ………………●
男性不妊 ○連携施設あり
不育症 …………………●
妊婦健診 ………32週まで
2人目不妊通院配慮 …●
腹腔鏡検査 ……………×

漢方薬の扱い …………●
新薬の使用 ……………●
カウンセリング ………●
運動指導 ………………○
食事指導 ………………○
女性医師がいる ………×

料金目安
初診費用　5,000円～
体外受精費用　15万～29万円
顕微授精費用　19万～35万円

● 石川県立中央病院
Tel.076-237-8211　金沢市鞍月東

吉澤レディースクリニック
Tel.076-266-8155　金沢市稚日野町

金沢大学附属病院
Tel.076-265-2000　金沢市宝町

金沢医療センター
Tel.076-262-4161　金沢市石引

● 金沢たまごクリニック
Tel.076-237-3300　金沢市諸江町

うきた産婦人科医院
Tel.076-291-2277　金沢市新神田

● 鈴木レディスホスピタル
Tel.076-242-3155　金沢市寺町

金沢医科大学病院
Tel.076-286-2211　河北郡内灘町

やまぎしレディスクリニック
Tel.076-287-6066　野々市市藤平田

● 永遠幸レディスクリニック
Tel.0761-23-1555　小松市小島町

荒木病院
Tel.0761-22-0301　小松市若杉町

川北レイクサイドクリニック
Tel.0761-22-0232　小松市今江町

● 恵寿総合病院
Tel.0767-52-3211　七尾市富岡町

● 深江レディースクリニック
Tel.076-294-3336　野々市市郷町

福井

● 本多レディースクリニック
Tel.0776-24-6800　福井市宝永

富山

かみいち総合病院
Tel.076-472-1212　中新川郡上市町

● 富山赤十字病院
Tel.076-433-2222　富山市牛島本町

● 小嶋ウィメンズクリニック
Tel.076-432-1788　富山市五福

● 富山県立中央病院
Tel.0764-24-1531　富山市西長江

● 女性クリニックWe! TOYAMA
Tel.076-493-5533　富山市根塚町

富山市民病院
Tel.0764-22-1112　富山市今泉北部町

高岡市民病院
Tel.0766-23-0204　高岡市宝町

● あいARTクリニック
Tel.0766-27-3311　高岡市下伏間江

済生会高岡病院
Tel.0766-21-0570　高岡市二塚

厚生連高岡病院
Tel.0766-21-3930　高岡市永楽町

黒部市民病院
Tel.0765-54-2211　黒部市三日市

● あわの産婦人科医院
Tel.0765-72-0588　下新川郡入善町

津田産婦人科医院
Tel.0763-33-3035　砺波市寿町

石川

新潟

● 立川綜合病院不妊体外受精センター
Tel.0258-33-3111　長岡市神田町

● 長岡レディースクリニック
Tel.0258-22-7780　長岡市新保

セントポーリアウイメンズクリニック
Tel.0258-21-0800　長岡市南七日町

● 大島クリニック
Tel.025-522-2000　上越市鴨島

● 菅谷ウィメンズクリニック
Tel.025-546-7660　上越市新光町

● 源川産婦人科クリニック
Tel.025-272-5252　新潟市東区

● 木戸病院
Tel.025-273-2151　新潟市東区上木戸

● 新津産科婦人科クリニック
Tel.025-384-4103　新潟市江南区

● 産科・婦人科ロイヤルハートクリニック
Tel.025-244-1122　新潟市中央区天神尾

● 新潟大学医歯学総合病院
Tel.025-227-2460　新潟市中央区旭町通

● ART女性クリニック白山
Tel.025-378-3065　新潟市中央区白山

● 済生会新潟第二病院
Tel.025-233-6161　新潟市西区寺地

荒川レディースクリニック
Tel.025-672-2785　新潟市西蒲区

● レディスクリニック石黒
Tel.0256-33-0150　三条市荒町

● 関塚医院
Tel.0254-26-1405　新発田市小舟町

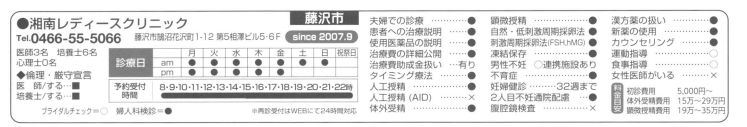

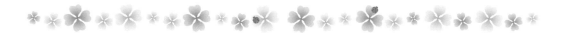

● G&Oレディスクリニック
Tel.0566-27-4103　刈谷市泉田町

セントソフィアクリニック婦人科
Tel.052-551-1595　名古屋市中村区

● ダイヤビルレディースクリニック
Tel.052-561-1881　名古屋市中村区

● 浅田レディース名古屋駅前クリニック
Tel.052-551-2203　名古屋市中村区

かとうのりこレディースクリニック
Tel.052-587-2888　名古屋市中村区

● レディースクリニックミュウ
Tel.052-551-7111　名古屋市中村区

● かなくらレディスクリニック
Tel.052-587-3111　名古屋市中村区

● 名古屋第一赤十字病院
Tel.052-481-5111　名古屋市中村区

● 川合産婦人科
Tel.052-502-1501　名古屋市西区

● 野崎クリニック
Tel.052-303-3811　名古屋市中川区

● 金山レディースクリニック
Tel.052-681-2241　名古屋市熱田区

● 山口レディスクリニック
Tel.052-823-2121　名古屋市南区

名古屋市立緑市民病院
Tel.052-892-1331　名古屋市緑区

● ロイヤルベルクリニック 不妊センター
Tel.052-879-6660　名古屋市緑区

● おち夢クリニック名古屋
Tel.052-968-2203　名古屋市中区

飯田レディースクリニック
Tel.052-241-0512　名古屋市中区

● いくたウィメンズクリニック
Tel.052-263-1250　名古屋市中区

● 可世木婦人科ARTクリニック
Tel.052-251-8801　名古屋市中区

● 成田産婦人科
Tel.052-221-1595　名古屋市中区

● おかだウィメンズクリニック
Tel.052-683-0018　名古屋市中区

AOI名古屋病院
Tel.052-932-7128　名古屋市東区

上野レディスクリニック
Tel.052-981-1184　名古屋市北区

平田レディースクリニック
Tel.052-914-7277　名古屋市北区

● 稲垣婦人科
Tel.052-910-5550　名古屋市北区

● 星ケ丘マタニティ病院
Tel.052-782-6211　名古屋市千種区

咲江レディスクリニック
Tel.052-757-0222　名古屋市千種区

● さわだウイメンズクリニック
Tel.052-788-3588　名古屋市千種区

● フラワーベルARTクリニック
Tel.0120-822-229　名古屋市千種区

レディースクリニック山原
Tel.052-731-8181　名古屋市千種区

若葉台クリニック
Tel.052-777-2888　名古屋市名東区

● あいこ女性クリニック
Tel.052-777-8080　名古屋市名東区

● 名古屋大学医学部附属病院
Tel.052-741-2111　名古屋市昭和区

● 名古屋市立大学病院
Tel.052-851-5511　名古屋市瑞穂区

● 八事レディースクリニック
Tel.052-834-1060　名古屋市天白区

● 平針北クリニック
Tel.052-803-1103　日進市赤池町

● 森脇レディースクリニック
Tel.0561-33-5512　みよし市三好町

● 藤田医科大学病院
Tel.0562-93-2111　豊明市沓掛町

● グリーンベルARTクリニック
Tel.0120-822-229　豊田市喜多町

● トヨタ記念病院不妊センター　ジョイファミリー
Tel.0565-28-0100　豊田市平和町

● ふたばクリニック
Tel.0569-20-5000　半田市吉田町

● 原田レディースクリニック
Tel.0562-36-1103　知多市寺本新町

● 中西ウィメンズクリニック
Tel.0572-25-8882　多治見市大正町

とまつレディースクリニック
Tel.0574-61-1138　可児市広見

● 松波総合病院
Tel.058-388-0111　羽島郡笠松町

静岡

● いながきレディースクリニック
Tel.055-926-1709　沼津市宮前町

● 沼津市立病院
Tel.055-924-5100　沼津市東椎路

● 岩端医院
Tel.055-962-1368　沼津市大手町

● かぬき岩端医院
Tel.055-932-8189　沼津市下香貫前原

聖隷沼津病院
Tel.0559-52-1000　沼津市本字松下

● こまきウィメンズクリニック
Tel.055-972-1057　三島市西若町

● 三島レディースクリニック
Tel.055-991-0770　三島市南本町

● 富士市立中央病院
Tel.0545-52-1131　富士市高島町

● 長谷川産婦人科医院
Tel.0545-53-7575　富士市吉原

● 望月産婦人科医院
Tel.0545-34-0445　富士市比奈

宮崎クリニック
Tel.0545-66-3731　富士市松岡

● 静岡市立静岡病院
Tel.054-253-3125　静岡市葵区

レディースクリニック古川
Tel.054-249-3733　静岡市葵区

● 静岡レディースクリニック
Tel.054-251-0770　静岡市葵区

● 県立美術館通りレディースメンタルクリニック
Tel.054-264-6000　静岡市駿河区

● 俵IVFクリニック
Tel.054-288-2882　静岡市駿河区

静岡市立清水病院
Tel.054-336-1111　静岡市清水区

● 焼津市立総合病院
Tel.054-623-3111　焼津市道原

● アクトタワークリニック
Tel.053-413-1124　浜松市東区

● 浜松医科大学病院
Tel.053-435-2309　浜松市東区

● 聖隷浜松病院
Tel.053-474-2222　浜松市中区

● 西村ウイメンズクリニック
Tel.053-479-0222　浜松市中区

● 聖隷三方原病院リプロダクションセンター
Tel.053-436-1251　浜松市北区

● 可睡の杜レディースクリニック
Tel.0538-49-5656　袋井市可睡の杜

● 西垣ARTクリニック
Tel.0538-33-4455　磐田市中泉

愛知

● 豊橋市民病院 総合生殖医療センター
Tel.0532-33-6111　豊橋市青竹町

● つつじが丘ウイメンズクリニック
Tel.0532-66-5550　豊橋市つつじが丘

● 竹内産婦人科　ARTセンター
Tel.0532-52-3463　豊橋市新本町

● 藤澤フラウエンクリニク
Tel.0533-84-1180　豊川市四ツ谷町

豊川市民病院
Tel.0533-86-1111　豊川市光明町

エンジェルベルホスピタル
Tel.0564-66-0050　岡崎市錦町

● ARTクリニックみらい
Tel.0564-24-9293　岡崎市大樹寺

稲垣レディスクリニック
Tel.0563-54-1188　西尾市横手町

● 八千代病院
Tel.0566-97-8111　安城市住吉町

福井県立病院
Tel.0776-54-5151　福井市四ツ井

大月産婦人科クリニック
Tel.0776-35-3035　福井市足羽

● 西ウイミンズクリニック
Tel.0776-33-3663　福井市木田

公立丹南病院
Tel.0778-51-2260　鯖江市三六町

中山クリニック
Tel.0770-56-5588　小浜市多田

● 福井大学医学部附属病院
Tel.0776-61-3111　吉田郡永平寺町

山梨

● このはな産婦人科
Tel.055-225-5500　甲斐市西八幡

● 薬袋レディースクリニック
Tel.055-226-3711　甲府市飯田

● 甲府昭和婦人クリニック
Tel.055-226-5566　中巨摩郡昭和町

● 山梨大学医学部附属病院
Tel.055-273-1111　中央市下河東

長野

● 吉澤産婦人科医院
Tel.026-226-8475　長野市七瀬中町

長野赤十字病院
Tel.026-226-4131　長野市若里

● 長野市民病院
Tel.026-295-1199　長野市富竹

● 南長野医療センター篠ノ井総合病院
Tel.026-292-2261　長野市篠ノ井会

● 佐久市立国保浅間総合病院
Tel.0267-67-2295　佐久市岩村田

● 佐久平エンゼルクリニック
Tel.0267-67-5816　佐久市長土呂

● 三浦産婦人科
Tel.0268-22-0350　上田市中央

● 西澤病院
Tel.0265-24-3800　飯田市本町

● わかばレディス＆マタニティクリニック
Tel.0263-45-0103　松本市浅間温泉

● 信州大学医学部附属病院
Tel.0263-35-4600　松本市旭

● 北原レディースクリニック
Tel.0263-48-3186　松本市島立

● 菜の花マタニティクリニック
Tel.0265-76-7087　伊那市日影

平岡産婦人科
Tel.0266-72-6133　茅野市ちの

● 諏訪マタニティークリニック
Tel.0266-28-6100　諏訪郡下諏訪町

ひろおか　さくらレディースウィメンズクリニック
Tel.0263-85-0013　塩尻市広丘吉田

岐阜

● 髙橋産婦人科
Tel.058-263-5726　岐阜市梅ケ枝町

● 古田産科婦人科クリニック
Tel.058-265-2395　岐阜市金町

● 岐阜大学医学部附属病院
Tel.058-230-6000　岐阜市柳戸

● 操レディスホスピタル
Tel.058-233-8811　岐阜市津島町

● おおのレディースクリニック
Tel.058-233-0201　岐阜市光町

● 花林レディースクリニック
Tel.058-393-1122　羽島市竹鼻町

● クリニックママ
Tel.0584-73-5111　大垣市今宿

● 大垣市民病院
Tel.0584-81-3341　大垣市南頬町

東海中央病院
Tel.058-382-3101　各務原市蘇原東島町

久美愛厚生病院
Tel.0577-32-1115　高山市中切町

金丸産婦人科
Tel.059-229-5722 津市観音寺町

三重大学病院
Tel.059-232-1111 津市江戸橋

西山産婦人科 不妊治療センター
Tel.059-229-1200 津市栄町

山本産婦人科
Tel.059-235-2118 津市雲出本郷町

済生会松阪総合病院
Tel.0598-51-2626 松阪市朝日町

本橋産婦人科
Tel.0596-23-4103 伊勢市一之木

武田産婦人科
Tel.0595-64-7655 名張市鴻之台

森川病院
Tel.0595-21-2425 伊賀市上野忍町

つかはらレディースクリニック
Tel.0586-81-8000 一宮市浅野居森野

可世木レディスクリニック
Tel.0586-47-7333 一宮市平和

三重

こうのとりWOMAN'S CAREクリニック
Tel.059-355-5577 四日市市諏訪栄町

慈芳産婦人科・内科・リウマチ科
Tel.059-353-0508 四日市市ときわ

みのうらレディースクリニック
Tel.059-380-0018 鈴鹿市磯山

ヨナハ産婦人科小児科病院
Tel.0594-27-1703 桑名市大字和泉

愛知

江南厚生病院
Tel.0587-51-3333 江南市高屋町

小牧市民病院
Tel.0568-76-4131 小牧市常普請

浅田レディース勝川クリニック
Tel.0568-35-2203 春日井市松新町

公立陶生病院
Tel.0561-82-5101 瀬戸市西追分町

中原クリニック
Tel.0561-88-0311 瀬戸市山手町

一宮市立市民病院
Tel.0586-71-1911 一宮市文京

中部・東海地区／ ピックアップ クリニックガイダンス PICK UP

長野県

●吉澤産婦人科医院 長野市

Tel.026-226-8475 長野市七瀬中町96 since 1966.2

医師１名 培養士4名
不妊カウンセラー4名
◆倫理・厳守宣言
医 師/する…■
培養士/する…■

診療日	月	火	水	木	金	土	日	祝祭日
am	●	●	●	●	●	●		
pm	●	●		●	●			

予約受付時間 8・9・10・11・12・13・14・15・16・17・18・19・20・21・22時

ブライダルチェック＝○ 婦人科検診＝○

夫婦での診療 …○
患者への治療説明 …○
使用医薬品の説明 …○
治療費の詳細公開 …○
治療費助成金扱い …有り
タイミング療法 …○
人工授精 …●
人工授精（AID） …×
体外受精 …●
顕微授精 …●
自然・低刺激周期採卵法 ×
刺激周期採卵法(FSH,hMG) …●
凍結保存 …●
男性不妊 …○
不育症 …○
妊婦健診 …×
2人目不妊通院配慮 …○
腹腔鏡検査 …×
漢方薬の扱い …○
新薬の使用 …○
カウンセリング …●
運動指導 …×
食事指導 …×
女性医師がいる …×

料金目安
初診費用 ー
体外受精費用 25万円～
顕微授精費用 30万円～

●佐久平エンゼルクリニック 佐久市

Tel.0267-67-5816 佐久市長土呂字宮ノ前1210-1 since 2014.4

医師１名 培養士２名
心理士０名
◆倫理・厳守宣言
医 師/する…■
培養士/する…■

診療日	月	火	水	木	金	土	日	祝祭日
am	●	●	●	●	●	●	※	※
pm	●	●		△	●		●	

予約受付時間 8・9・10・11・12・13・14・15・16・17・18・19・20・21・22時

ブライダルチェック＝● 婦人科検診＝●

夫婦での診療 …●
患者への治療説明 …●
使用医薬品の説明 …●
治療費の詳細公開 …●
治療費助成金扱い …有り
タイミング療法 …●
人工授精 …●
人工授精（AID） …×
体外受精 …●
顕微授精 …●
自然・低刺激周期採卵法 ●
刺激周期採卵法(FSH,hMG) …●
凍結保存 …●
男性不妊 …○
不育症 …○
妊婦健診 …○10週まで
2人目不妊通院配慮 …○
腹腔鏡検査 …×
漢方薬の扱い …○
新薬の使用 …●
カウンセリング …●
運動指導 …×
食事指導 …●
女性医師がいる …×

料金目安
初診費用 12,000円～
体外受精費用 125,200円～
顕微授精費用 137,700円～

岐阜県

●操レディスホスピタル 岐阜市

Tel.058-233-8811 岐阜市津島町6-19 since 2001.1

医師３名 培養士4名
心理士１名（内部）
◆倫理・厳守宣言
医 師/する…■
培養士/する…■

診療日	月	火	水	木	金	土	日	祝祭日
am	●	●	●	●	●	●		
pm	●	●	●		●	●		

予約受付時間 8・9・10・11・12・13・14・15・16・17・18・19・20・21・22時

ブライダルチェック＝○ 婦人科検診＝●

夫婦での診療 …●
患者への治療説明 …●
使用医薬品の説明 …●
治療費の詳細公開 …●
治療費助成金扱い …有り
タイミング療法 …●
人工授精 …●
人工授精（AID） …×
体外受精 …●
顕微授精 …●
自然・低刺激周期採卵法 ●
刺激周期採卵法(FSH,hMG) ●
凍結保存 …●
男性不妊 …●
不育症 …●
妊婦健診 …●出産まで
2人目不妊通院配慮 …●
腹腔鏡検査 …×
漢方薬の扱い …●
新薬の使用 …●
カウンセリング …●
運動指導 …●
食事指導 …●
女性医師がいる …●

料金目安
初診費用 ー
体外受精費用 18万円～
顕微授精費用 上記＋3万円～

●中西ウィメンズクリニック 多治見市

Tel.0572-25-8882 多治見市大正町1-45 since 2003.7

医師4名 培養士5名
心理士0名
◆倫理・厳守宣言
医 師/する…■
培養士/する…■

診療日	月	火	水	木	金	土	日	祝祭日
am	●	●	●	●	●	●		
pm	●	●	●		●			

予約受付時間 8・9・10・11・12・13・14・15・16・17・18・19・20・21・22時

ブライダルチェック＝○ 婦人科検診＝○

夫婦での診療 …○
患者への治療説明 …●
使用医薬品の説明 …●
治療費の詳細公開 …●
治療費助成金扱い …有り
タイミング療法 …●
人工授精 …●
人工授精（AID） …×
体外受精 …●
顕微授精 …●
自然・低刺激周期採卵法 ●
刺激周期採卵法(FSH,hMG) ●
凍結保存 …●
男性不妊 ○連係施設あり
不育症 …○
妊婦健診 …●出産まで
2人目不妊通院配慮 …●
腹腔鏡検査 …×
漢方薬の扱い …●
新薬の使用 …●
カウンセリング …●
運動指導 …○
食事指導 …○
女性医師がいる …×

料金目安
初診費用 3,000円～
体外受精費用 24万円～
顕微授精費用 上記+5万5千円～

静岡県

●可睡の杜レディースクリニック 袋井市

Tel.0538-49-5656 袋井市可睡の杜31-6 since 2003.11

医師１名 培養士２名
心理士０名
◆倫理・厳守宣言
医 師/する…■
培養士/する…■

診療日	月	火	水	木	金	土	日	祝祭日
am	●	●	●	●	●	●		
pm	●	●		●	●			

予約受付時間 8・9・10・11・12・13・14・15・16・17・18・19・20・21・22時

ブライダルチェック＝● 婦人科検診＝○

夫婦での診療 …●
患者への治療説明 …●
使用医薬品の説明 …●
治療費の詳細公開 …●
治療費助成金扱い …有り
タイミング療法 …●
人工授精 …●
人工授精（AID） …×
体外受精 …●
顕微授精 …●
自然・低刺激周期採卵法 ○
刺激周期採卵法(FSH,hMG) ●
凍結保存 …●
男性不妊 …○
不育症 …○
妊婦健診 …×
2人目不妊通院配慮 …○
腹腔鏡検査 …×
漢方薬の扱い …●
新薬の使用 …△
カウンセリング …×
運動指導 …×
食事指導 …×
女性医師がいる …×

料金目安
初診費用 3,450円～
体外受精費用 20万～45万円
顕微授精費用 上記＋5万円～

東海地区／ ピックアップ クリニックガイダンス　PICK UP

愛知県

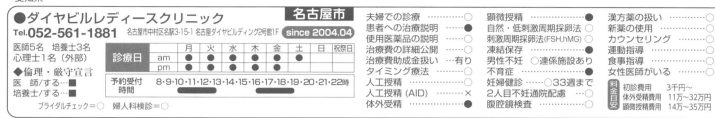

●ダイヤビルレディースクリニック　名古屋市

Tel.052-561-1881　名古屋市中村区名駅3-15-1 名古屋ダイヤビルディング2号館1F　since 2004.04

医師5名　培養士3名
心理士1名（外部）

◆倫理・厳守宣言
医　師/する…■
培養士/する…■

診療日	月	火	水	木	金	土	日	祝祭日
am	●	●	●	●	●	●		
pm	●	●	●	●	●			

予約受付時間　8·9·10·11·12·13·14·15·16·17·18·19·20·21·22時

ブライダルチェック＝○　婦人科検診＝○

- 夫婦での診療 …………○
- 患者への治療説明 ……●
- 使用医薬品の説明 ……○
- 治療費の詳細公開 ……○
- 治療費助成金扱い …有り
- タイミング療法 ………○
- 人工授精 ………………○
- 人工授精 (AID) ………×
- 体外受精 ………………●
- 顕微授精 ………………●
- 自然・低刺激周期採卵法 ○
- 刺激周期採卵法(FSH,hMG) ○
- 凍結保存 ………………●
- 男性不妊 ○連係施設あり
- 不育症 …………………●
- 妊婦健診 ……○33週まで
- 2人目不妊通院配慮 …○
- 腹腔鏡検査 ……………○
- 漢方薬の扱い …………○
- 新薬の使用 ……………○
- カウンセリング ………○
- 運動指導 ………………○
- 食事指導 ………………○
- 女性医師がいる ………○

料金目安
初診費用　3千円～
体外受精費用　11万～32万円
顕微授精費用　14万～35万円

●おち夢クリニック名古屋　名古屋市

Tel.052-968-2203　名古屋市中区丸の内3-19-12 久屋パークサイドビル8F　since 2004.5

医師6名　培養士17名
心理士1名（外部）

◆倫理・厳守宣言
医　師/する…■
培養士/する…■

診療日	月	火	水	木	金	土	日	祝祭日
am	●	●	●	●	△	●	△	●
pm	●	△	●	●				

予約受付時間　8·9·10·11·12·13·14·15·16·17·18·19·20·21·22時

ブライダルチェック＝×　婦人科検診＝×　△指定患者のみ

- 夫婦での診療 …………●
- 患者への治療説明 ……●
- 使用医薬品の説明 ……●
- 治療費の詳細公開 ……●
- 治療費助成金扱い …有り
- タイミング療法 ………○
- 人工授精 ………………○
- 人工授精 (AID) ………×
- 体外受精 ………………●
- 顕微授精 ………………●
- 自然・低刺激周期採卵法 ●
- 刺激周期採卵法(FSH,hMG) ×
- 凍結保存 ………………●
- 男性不妊 ●連携施設あり
- 不育症 …………………○
- 妊婦健診…………8週まで
- 2人目不妊通院配慮 …○
- 腹腔鏡検査 ……………×
- 漢方薬の扱い …………○
- 新薬の使用 ……………●
- カウンセリング ………●
- 運動指導 ………………○
- 食事指導 ………………○
- 女性医師がいる ………●

料金目安
初診費用　2万円～
完全自然周期体外受精 16万円～
自然周期体外受精 346,500円～
顕微授精費用 上記+3万～+8万円

●おかだウィメンズクリニック　名古屋市

Tel.052-683-0018　名古屋市中区正木4-8-7 れんが橋ビル3F　since 2014.4

医師1名　培養士2名
心理士0名

◆倫理・厳守宣言
医　師/する…■
培養士/する…■

診療日	月	火	水	木	金	土	日	祝祭日
am	●	●	●	●	●	●		
pm	●	●		●	●			

予約受付時間　8·9·10·11·12·13·14·15·16·17·18·19·20·21·22時

ブライダルチェック＝○　婦人科検診＝○

- 夫婦での診療 …………●
- 患者への治療説明 ……●
- 使用医薬品の説明 ……●
- 治療費の詳細公開 ……○
- 治療費助成金扱い …有り
- タイミング療法 ………●
- 人工授精 ………………●
- 人工授精 (AID) ………×
- 体外受精 ………………●
- 顕微授精 ………………●
- 自然・低刺激周期採卵法 ●
- 刺激周期採卵法(FSH,hMG) ●
- 凍結保存 ………………●
- 男性不妊 ○連携施設あり
- 不育症 …………………○
- 妊婦検診 ……○12週まで
- 2人目不妊通院配慮 …○
- 腹腔鏡検査 ……………×
- 漢方薬の扱い …………○
- 新薬の使用 ……………○
- カウンセリング ………△
- 運動指導 ………………○
- 食事指導 ………………○
- 女性医師がいる ………×

料金目安
初診費用　2,500円～
体外受精費用　25万～35万円
顕微授精費用　30万～40万円

●さわだウィメンズクリニック 名古屋不妊センター　名古屋市

Tel.052-788-3588　名古屋市千種区四谷通1-18-1　since 2001.4

医師2名　培養士5名
心理士0名

◆倫理・厳守宣言
医　師/する…■
培養士/する…■

診療日	月	火	水	木	金	土	日	祝祭日
am	●	●	●	●	●	●		
pm	●	●		●	●			

予約受付時間　8·9·10·11·12·13·14·15·16·17·18·19·20·21·22時

ブライダルチェック＝○　婦人科検診＝○

- 夫婦での診療 …………○
- 患者への治療説明 ……●
- 使用医薬品の説明 ……●
- 治療費の詳細公開 ……○
- 治療費助成金扱い …有り
- タイミング療法 ………○
- 人工授精 ………………●
- 人工授精 (AID) ………×
- 体外受精 ………………●
- 顕微授精 ………………●
- 自然・低刺激周期採卵法 ●
- 刺激周期採卵法(FSH,hMG) ●
- 凍結保存 ………………●
- 男性不妊 ○連携施設あり
- 不育症 …………………●
- 妊婦健診 ………10週まで
- 2人目不妊通院配慮 …△
- 腹腔鏡検査 ……紹介あり
- 漢方薬の扱い …………●
- 新薬の使用 ……………●
- カウンセリング ………●
- 運動指導 ………………○
- 食事指導 ………………○
- 女性医師がいる ………●

料金目安
初診費用　7千～8千円
体外受精費用　～30万円
顕微授精費用　上記＋5万～7万

● 京都大学医学部附属病院
Tel.075-751-3712　京都市左京区

● IDAクリニック
Tel.075-583-6515　京都市山科区

細田クリニック
Tel.075-322-0311　京都市右京区

● 身原病院
Tel.075-392-3111　京都市西京区

田村産婦人科医院
Tel.0771-24-3151　亀岡市安町

大阪

● 大阪New ARTクリニック
Tel.06-6341-1556　大阪市北区

オーク梅田レディースクリニック
Tel.06-6348-1511　大阪市北区

● HORACグランフロント大阪クリニック
Tel.06-6377-8824　大阪市北区

● リプロダクションクリニック大阪
Tel.06-6136-3344　大阪市北区

● 越田クリニック
Tel.06-6316-6090　大阪市北区

● 扇町ARTレディースクリニック
Tel.06-6311-2511　大阪市北区

南草津 野村病院
Tel.077-561-3788　草津市野路町

産科・婦人科ハピネスバースクリニック
Tel.077-564-3101　草津市矢橋町

京都

志馬クリニック四条烏丸
Tel.075-221-6821　京都市下京区

南部産婦人科
Tel.075-313-6000　京都市下京区

● 醍醐渡辺クリニック
Tel.075-571-0226　京都市伏見区

● 京都府立医科大学病院
Tel.075-251-5560　京都市上京区

● 田村秀子婦人科医院
Tel.075-213-0523　京都市中京区

● 足立病院
Tel.075-253-1382　京都市中京区

大野婦人科医院
Tel.075-253-2465　京都市中京区

京都第一赤十字病院
Tel.075-561-1121　京都市東山区

日本バプテスト病院
Tel.075-781-5191　京都市左京区

滋賀

● 木下レディースクリニック
Tel.077-526-1451　大津市打出浜

● 桂川レディースクリニック
Tel.077-511-4135　大津市御殿浜

● 竹林ウィメンズクリニック
Tel.077-547-3557　大津市大萱

● 滋賀医科大学医学部附属病院
Tel.077-548-2111　大津市瀬田月輪町

● 希望ヶ丘クリニック
Tel.077-586-4103　野洲市市三宅

甲西　野村産婦人科
Tel.0748-72-6633　湖南市鉗子袋

山崎クリニック
Tel.0748-42-1135　東近江市山路町

● 神野レディースクリニック
Tel.0749-22-6216　彦根市中央町

足立レディースクリニック
Tel.0749-22-2155　彦根市佐和町

● 草津レディースクリニック
Tel.077-566-7575　草津市渋川

● 清水産婦人科
Tel.077-562-4332　草津市野村

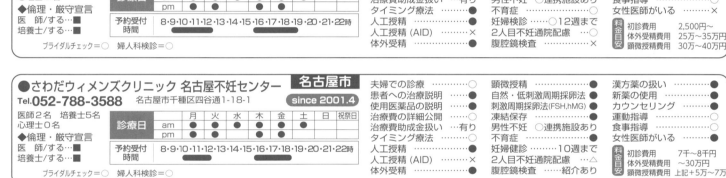

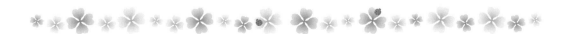

大阪

うめだファティリティークリニック
Tel.06-6371-0363 大阪市北区

レディースクリニックかたかみ
Tel.06-6100-2525 大阪市淀川区

かわばたレディスクリニック
Tel.06-6308-7660 大阪市淀川区

小林産婦人科
Tel.06-6924-0934 大阪市都島区

レディースクリニック北浜
Tel.06-6202-8739 大阪市中央区

西川婦人科内科クリニック
Tel.06-6201-0317 大阪市中央区

ウィメンズクリニック本町
Tel.06-6251-8686 大阪市中央区

春木レディースクリニック
Tel.06-6281-3788 大阪市中央区

脇本産婦人科・麻酔可
Tel.06-6761-5537 大阪市天王寺区

大阪赤十字病院
Tel.06-6771-5131 大阪市天王寺区

聖バルナバ病院
Tel.06-6779-1600 大阪市天王寺区

おおつかレディースクリニック
Tel.06-6776-8856 大阪市天王寺区

都竹産婦人科医院
Tel.06-6754-0333 大阪市生野区

SALAレディースクリニック
Tel.06-6622-0221 大阪市阿部野区

大阪市立大学病院
Tel.06-6645-2121 大阪市阿倍野区

大阪鉄道病院
Tel.06-6628-2221 大阪市阿倍野区

IVFなんばクリニック
Tel.06-6534-8824 大阪市西区

オークなんばレディースクリニック
Tel.06-4396-7520 大阪市浪速区

オーク住吉産婦人科
Tel.06-4398-1000 大阪市西成区

岡本クリニック
Tel.06-6696-0201 大阪市住吉区

沢井産婦人科医院
Tel.06-6694-1115 大阪市住吉区

大阪急性期・総合医療センター
Tel.06-6692-1201 大阪市住吉区

たかせ産婦人科
Tel.06-6855-4135 豊中市上野東

園田桃代ARTクリニック
Tel.06-6155-1511 豊中市新千里東町

たまごクリニック　内分泌センター
Tel.06-4865-7017 豊中市曽根西町

松崎産婦人科クリニック
Tel.072-750-2025 池田市菅原町

なかむらレディースクリニック
Tel.06-6378-7333 吹田市豊津町

吉本婦人科クリニック
Tel.06-6337-0260 吹田市片山町

市立吹田市民病院
Tel.06-6387-3311 吹田市片山町

廣田産婦人科
Tel.06-6380-0600 吹田市千里山西

大阪大学医学部附属病院
Tel.06-6879-5111 吹田市山田丘

奥田産婦人科
Tel.072-622-5253 茨木市竹橋町

サンタマリア病院
Tel.072-627-3459 茨木市新庄町

大阪医科大学附属病院
Tel.072-683-1221 高槻市大学町

後藤レディースクリニック
Tel.072-683-8510 高槻市白梅町

イワサクリニック セント・マリー不妊センター
Tel.072-831-1666 寝屋川市香里本通町

ひらかたARTクリニック
Tel.072-804-4124 枚方市大垣内町

折野産婦人科
Tel.072-857-0243 枚方市楠葉朝日

関西医科大学附属病院
Tel.072-804-0101 枚方市新町

天の川レディースクリニック
Tel.072-892-1124 交野市私部西

IVF大阪クリニック
Tel.06-6747-8824 東大阪市長田東

なかじまレディースクリニック
Tel.072-929-0506 八尾市東本町

平松産婦人科クリニック
Tel.072-955-8881 藤井寺市藤井寺

船内クリニック
Tel.072-955-0678 藤井寺市藤井寺

てらにしレディースクリニック
Tel.072-367-0666 大阪狭山市池尻自由丘

近畿大学医学部附属病院
Tel.0723-66-0221 大阪狭山市大野東

ルナレディースクリニック　不妊・更年期センター
Tel.0120-776-778 堺市堺区

いしかわクリニック
Tel.072-232-8751 堺市堺区

KAWAレディースクリニック
Tel.072-297-2700 堺市南区

小野産婦人科
Tel.072-285-8110 堺市東区

しんやしき産婦人科
Tel.072-239-5571 堺市東区

徳川レディースクリニック
Tel.072-266-3636 堺市西区

石橋レディスクリニック
Tel.0722-79-1152 堺市中区

府中のぞみクリニック
Tel.0725-40-5033 和泉市府中町

谷口病院
Tel.0724-63-3232 泉佐野市大西

レオゲートタワーレディースクリニック
Tel.072-460-2800 泉佐野市りんくう往来北

兵庫

神戸大学医学部附属病院
Tel.078-382-5111 神戸市中央区

英ウィメンズクリニック さんのみや
Tel.078-392-8723 神戸市中央区

神戸元町夢クリニック
Tel.078-325-2121 神戸市中央区

山下レディースクリニック
Tel.078-265-6475 神戸市中央区

神戸ARTレディスクリニック
Tel.078-261-3500 神戸市中央区

神戸アドベンチスト病院
Tel.078-981-0161 神戸市北区

中村レディースクリニック
Tel.078-925-4103 神戸市西区

久保みずきレディースクリニック 菅原記念診療所
Tel.078-961-3333 神戸市西区

英ウィメンズクリニック たるみ
Tel.078-704-5077 神戸市垂水区

くぼたレディースクリニック
Tel.078-843-3261 神戸市東灘区

レディースクリニックごとう
Tel.0799-45-1131 南あわじ市

オガタファミリークリニック
Tel.0797-25-2213 芦屋市松ノ内町

吉田レディースクリニック
Tel.06-6483-6111 尼崎市西大物町

武庫之荘レディースクリニック
Tel.06-6435-0488 尼崎市南武庫之荘

産科･婦人科衣笠クリニック
Tel.06-6494-0070 尼崎市若王寺

JUNレディースクリニック
Tel.06-4960-8115 尼崎市潮江

徐クリニック・ARTセンター
Tel.0798-54-8551 西宮市松籟荘

スギモトレディースクリニック
Tel.0798-63-0325 西宮市甲風園

すずきレディースクリニック
Tel.0798-39-0555 西宮市田中町

レディース&ARTクリニック サンタクルス
Tel.0798-62-1188 西宮市高松町

兵庫医科大学病院
Tel.0798-45-6111 西宮市武庫川

山田産婦人科
Tel.0798-41-0272 西宮市甲子園町

木内女性クリニック
Tel.0798-63-2271 西宮市高松町

レディースクリニックTaya
Tel.072-771-7717 伊丹市伊丹

近畿中央病院
Tel.072-781-3712 伊丹市車塚

小原ウイメンズクリニック
Tel.0797-82-1211 宝塚市山本東

ベリタス病院
Tel.072-793-7890 川西市新田

シオタニレディースクリニック
Tel.079-561-3500 三田市中央町

タマル産婦人科
Tel.079-590-1188 篠山市東吹

中林産婦人科クリニック
Tel.079-282-6581 姫路市白国

Kobaレディースクリニック
Tel.079-223-4924 姫路市北条口

西川産婦人科
Tel.079-253-2195 姫路市花田町

親愛産婦人科医院
Tel.079-271-6666 姫路市網干区

久保みずきレディースクリニック 明石診療所
Tel.078-913-9811 明石市本町

私立 二見レディースクリニック
Tel.078-942-1783 明石市二見町

博愛産科婦人科
Tel.078-941-8803 明石市二見町

親愛レディースクリニック
Tel.0794-21-5511 加古川市加古川町

ちくご・ひらまつ産婦人科
Tel.079-424-5163 加古川市加古川町

小野レディースクリニック
Tel.0794-62-1103 小野市西本

福田産婦人科麻酔科
Tel.0791-43-5357 赤穂市加里屋

赤穂中央病院
Tel.0791-45-7290 赤穂市惣門町

公立神崎総合病院
Tel.0790-32-1331 神崎郡神河町

奈良

好川婦人科クリニック
Tel.0743-75-8600 生駒市東新町

高山クリニック
Tel.0742-35-3611 奈良市柏木町

ASKAレディース・クリニック
Tel.0742-51-7717 奈良市北登美ヶ丘

すぎはら婦人科
Tel.0742-33-9080 奈良市中登美ヶ丘

久永婦人科クリニック
Tel.0742-32-5505 奈良市西大寺東町

赤崎クリニック・高度生殖医療センター
Tel.0744-43-2468 桜井市谷

桜井病院
Tel.0744-43-3541 桜井市大字桜井

SACRAレディースクリニック
Tel.0744-23-1199 橿原市上品寺町

奈良県立医科大学病院
Tel.0744-22-3051 橿原市四条町

三橋仁美レディースクリニック
Tel.0743-51-1135 大和郡山市矢田町

和歌山

日赤和歌山医療センター
Tel.073-422-4171 和歌山市小松原通

うつのみやレディースクリニック
Tel.073-423-1987 和歌山市美園町

和歌山県立医科大学付属病院周産期部
Tel.073-447-2300 和歌山市紀三井寺

岩橋産科婦人科
Tel.073-444-4060 和歌山市関戸

いくこレディースクリニック
Tel.073-482-0399 海南市日方

榎本産婦人科
Tel.0739-22-0019 田辺市湊

奥村レディースクリニック
Tel.0736-32-8511 橋本市東家

近畿地区／ ピックアップ クリニックガイダンス PICK UP

京都府

●醍醐渡辺クリニック 京都市

Tel.075-571-0226 京都市伏見区醍醐高畑町30-15 since 1971.9

医師5名 培養士8名
心理士０名
◆倫理・厳守宣言
医　師/する…■
培養士/する…■

診療日		月	火	水	木	金	土	日	祝祭日
	am	●	●	●	●	●	●	▲	▲
	pm	●		●		●			

予約受付時間 8・9・10・11・12・13・14・15・16・17・18・19・20・21・22時

ブライダルチェック＝●　婦人科検診＝○

電話受付は 月・水・金は9時～20時半、
火・木・土は9時～17時、日祝は9時半～12時半

夫婦での診療 …………●
患者への治療説明 ……●
使用医薬品の説明 ……●
治療費の詳細公開 ……○
治療費助成金扱い …有り
タイミング療法 ………●
人工授精 ………………●
人工授精 (AID) ………×
体外受精 ………………●

顕微授精 ………………●
自然・低刺激周期採卵法 ●
刺激周期採卵法(FSH,hMG) ●
凍結保存 ………………●
男性不妊 ………………○
不育症 …………………●
妊婦健診 ……●出産まで
2人目不妊通院配慮 …●
腹腔鏡検査 ……………×

漢方薬の扱い …………●
新薬の使用 ……………○
カウンセリング ………●
運動指導 ………………×
食事指導 ………………×
女性医師がいる ………○

料金目安
初診費用 2,500円～
体外受精費用 20万～40万円
顕微授精費用 30万～50万円

大阪府

●園田桃代ARTクリニック 豊中市

Tel.06-6155-1511 豊中市新千里東町1-5-3 千里朝日阪急ビル3F since 2010.9

医師2名 培養士9名
心理士０名
◆倫理・厳守宣言
医　師/する…■
培養士/する…■

診療日		月	火	水	木	金	土	日	祝祭日
	am	●	●	●	●	●	●		
	pm	●		●		●			

予約受付時間 8・9・10・11・12・13・14・15・16・17・18・19・20・21・22時

ブライダルチェック＝○　婦人科検診＝×

夫婦での診療 …………●
患者への治療説明 ……●
使用医薬品の説明 ……●
治療費の詳細公開 ……●
治療費助成金扱い …有り
タイミング療法 ………●
人工授精 ………………●
人工授精 (AID) ………×
体外受精 ………………●

顕微授精 ………………●
自然・低刺激周期採卵法 ●
刺激周期採卵法(FSH,hMG) ●
凍結保存 ………………●
男性不妊 ………………●
不育症 …………………○
妊婦検診 ……○初期まで
2人目不妊通院配慮 …●
腹腔鏡検査 ……………×

漢方薬の扱い …………○
新薬の使用 ……………○
カウンセリング ………●
運動指導 ………………○
食事指導 ………………○
女性医師がいる ………●

料金目安
初診費用 13,000円～
体外受精費用 21万円～
顕微授精費用 26万円～

●岡本クリニック 大阪市

Tel.06-6696-0201 大阪市住吉区長居東3-4-28 since 1993.05

医師3名　培養士4名
心理士0名
◆倫理・厳守宣言
医　師／する　…■
培養士／する　…■

診療日		月	火	水	木	金	土	日	祝祭日
	am	●	●	●	●	●	●		
	pm	●		●		●			

予約受付時間 8・9・10・11・12・13・14・15・16・17・18・19・20・21・22時

ブライダルチェック＝○　婦人科検診＝○

夫婦での診療 …………●
患者への治療説明 ……●
使用医薬品の説明 ……●
治療費の詳細公開 ……●
治療費助成金扱い …有り
タイミング療法 ………●
人工授精 ………………●
人工授精 (AID) ………×
体外受精 ………………●

顕微授精 ………………●
自然・低刺激周期採卵法 ●
刺激周期採卵法(FSH,hMG) ●
凍結保存 ………………●
男性不妊 ●連係施設あり
不育症 …………………●
妊婦検診………○8週まで
2人目不妊通院配慮 …○
腹腔鏡検査 ……………×

漢方薬の扱い …………●
新薬の使用 ……………●
カウンセリング ………○
運動指導 ………………○
食事指導 ………………○
女性医師がいる ………○

料金目安
初診費用 千～
体外受精費用 22万～35万
顕微授精費用 27万～40万

兵庫県

●神戸元町夢クリニック 神戸市

Tel.078-325-2121 神戸市中央区明石町44 神戸御幸ビル３Ｆ since 2008.11

医師8名　培養士12名
心理士0名
◆倫理・厳守宣言
医　師/する…■
培養士/する…■

診療日		月	火	水	木	金	土	日	祝祭日
	am	●	●	●	●	●	●	●	●
	pm	●	●	●	●	●		★	

予約受付時間 8・9・10・11・12・13・14・15・16・17・18・19・20・21・22時

ナチュプレチェック(妊娠ドック)＝●　婦人科検診＝×　★男性不妊外来 第2・4日曜15:00～17:00

夫婦での診療 …………●
患者への治療説明 ……●
使用医薬品の説明 ……●
治療費の詳細公開 ……●
治療費助成金扱い …有り
タイミング療法 ………○
人工授精 ………………○
人工授精 (AID) ………×
体外受精 ………………●

顕微授精 ………………●
自然・低刺激周期採卵法 ●
刺激周期採卵法(FSH,hMG) ×
凍結保存 ………………●
男性不妊 ………………●
不育症 …………………○
妊婦健診 ……○10週まで
2人目不妊通院配慮 …○
腹腔鏡検査 …紹介施設あり

漢方薬の扱い 紹介施設あり
新薬の使用 ……………○
カウンセリング ………○
運動指導 ………………×
食事指導 ………………×
女性医師がいる ………○

料金目安
HPを参照
https://www.yumeclinic.or.jp

●Kobaレディースクリニック 姫路市

Tel.079-223-4924 姫路市北条口2-18 since2003.6

医師２名　培養士4名
心理士１名（内部）
◆倫理・厳守宣言
医　師/する…■
培養士/する…■

診療日		月	火	水	木	金	土	日	祝祭日
	am	●	●	●	●	●	●		
	pm	●	●		●	●			

予約受付時間 8・9・10・11・12・13・14・15・16・17・18・19・20・21・22時

ブライダルチェック＝×　婦人科検診＝○

夫婦での診療 …………○
患者への治療説明 ……●
使用医薬品の説明 ……○
治療費の詳細公開 ……○
治療費助成金扱い …有り
タイミング療法 ………○
人工授精 ………………○
人工授精 (AID) ………×
体外受精 ………………●

顕微授精 ………………●
自然・低刺激周期採卵法 ○
刺激周期採卵法(FSH,hMG) ○
凍結保存 ………………●
男性不妊 ●連携施設あり
不育症 …………………○
妊婦健診 …8～10週まで
2人目不妊通院配慮 …●
腹腔鏡検査 …●他施設で

漢方薬の扱い …………○
新薬の使用 ……………○
カウンセリング ………●
運動指導 ………………×
食事指導 ………………×
女性医師がいる ………○

料金目安
初診費用 1千～3千円
体外受精費用 30万～35万円
顕微授精費用 35万～40万円

● 岡山大学病院
Tel.086-223-7151 岡山市北区

● 名越産婦人科リプロダクションセンター
Tel.086-293-0553 岡山市北区

● 岡山二人クリニック
Tel.086-256-7717 岡山市北区

さくらクリニック
Tel.086-241-8188 岡山市南区

● 三宅医院 生殖医療センター
Tel.086-282-5100 岡山市南区

● 岡南産婦人科医院
Tel.086-264-3366 岡山市南区

● ペリネイト母と子の病院
Tel.086-276-8811 岡山市中区

● 赤堀病院
Tel.0868-24-1212 津山市山下

石井医院
Tel.0868-24-4333 津山市沼

● 内田クリニック
Tel.0852-55-2889 松江市浜乃木

● 八重垣レディースクリニック
Tel.0852-52-7790 松江市東出雲町

家族・絆の吉岡医院
Tel.0854-22-2065 安来市安来町

● 島根大学医学部附属病院
Tel.0853-20-2389 出雲市塩冶町

● 島根県立中央病院
Tel.0853-22-5111 出雲市姫原

大田市立病院
Tel.0854-82-0330 太田市太田町

岡山

くにかたウィメンズクリニック
Tel.086-255-0080 岡山市北区

鳥取

● タグチIVFレディースクリニック
Tel.0857-39-2121 鳥取市覚寺

● 鳥取県立中央病院
Tel.0857-26-2271 鳥取市江津

● ミオ・ファティリティ・クリニック
Tel.0859-35-5211 米子市車尾南

● 鳥取大学医学部附属病院
Tel.0859-33-1111 米子市西町

● 彦名レディスライフクリニック
Tel.0859-29-0159 米子市彦名町

島根

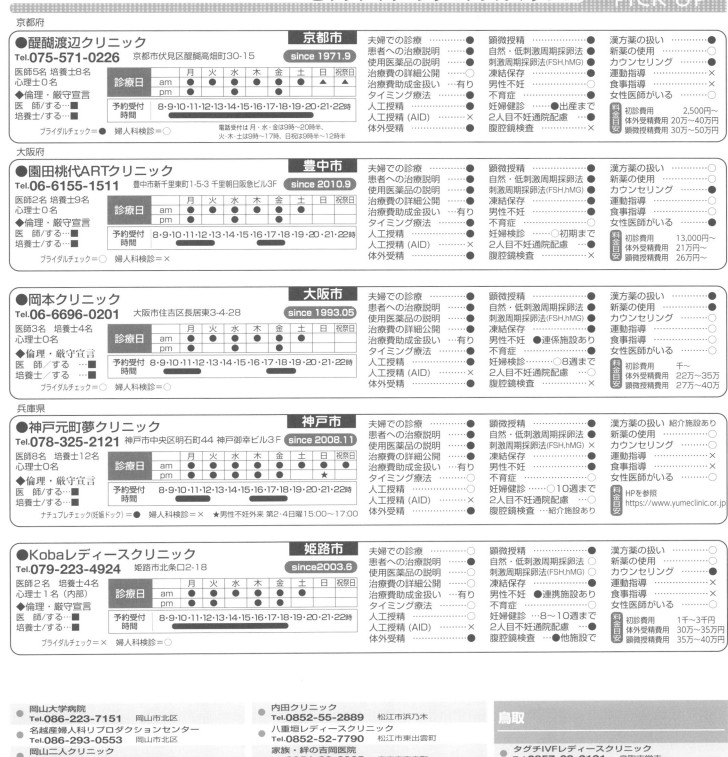

- 回生病院 Tel.0877-46-1011 坂出市室町
- ● 厚仁病院 Tel.0877-23-2525 丸亀市通町
- ● NHO 四国こどもとおとなの医療センター Tel.0877-62-0885 善通寺市善通寺町
- 谷病院 Tel.0877-63-5800 善通寺市原田町
- 高瀬第一医院 Tel.0875-72-3850 三豊市高瀬町

愛媛

- ● 梅岡レディースクリニック Tel.089-943-2421 松山市竹原町
- ● 矢野産婦人科 Tel.089-921-6507 松山市昭和町
- ● 福井ウイメンズクリニック Tel.089-969-0088 松山市星岡町
- ● つばきウイメンズクリニック Tel.089-905-1122 松山市北土居
- ● ハートレディースクリニック Tel.089-955-0082 東温市野田
- ● こにしクリニック Tel.0897-33-1135 新居浜市庄内町
- ● 愛媛労災病院 Tel.0897-33-6191 新居浜市南小松原町
- サカタ産婦人科 Tel.0897-55-1103 西条市下島山甲
- 県立今治病院 Tel.0898-32-7111 今治市石井町

高知

- 愛宕病院 Tel.088-823-3301 高知市愛宕町
- ● レディスクリニックコスモス Tel.088-820-6700 高知市追手筋
- ● 高知医療センター Tel.088-837-3000 高知市池
- 小林レディスクリニック Tel.088-805-1777 高知市竹島町
- 北村産婦人科 Tel.0887-56-1013 香美郡野市町
- ● 高知大学医学部附属病院 Tel.088-886-5811 南国市岡豊町

- ● 山口県立総合医療センター Tel.0835-22-4411 防府市大字大崎
- ● 関門医療センター Tel.083-241-1199 下関市長府外浦町
- ● 済生会下関総合病院 Tel.083-262-2300 下関市安岡町
- 総合病院山口赤十字病院 Tel.083-923-0111 山口市八幡馬場
- ● 新山口こうのとりクリニック Tel.083-902-8585 山口市小郡花園町
- ● 山口大学医学部付属病院 Tel.0836-22-2522 宇部市南小串
- なかむらレディースクリニック Tel.0838-22-1557 萩市大字熊谷町
- 都志見病院 Tel.0838-22-2811 萩市江向

徳島

- ● 蕙愛レディースクリニック Tel.088-653-1201 徳島市佐古三番町
- ● 徳島大学病院 Tel.088-631-3111 徳島市蔵本町
- 春名産婦人科 Tel.088-652-2538 徳島市南二軒屋町
- 徳島市民病院 Tel.088-622-5121 徳島市北常三島町
- ● 中山産婦人科 Tel.0886-92-0333 板野郡藍住町
- 徳島県鳴門病院 Tel.0886-85-2191 鳴門市撫養町
- 木下産婦人科内科 Tel.0884-23-3600 阿南市学原町

香川

- ● 高松市立みんなの病院 Tel.087-813-7171 高松市仏生山町
- ● 高松赤十字病院 Tel.087-831-7101 高松市番町
- ● よつばウィメンズクリニック Tel.087-885-4103 高松市円座町
- ● 安藤レディースクリニック Tel.087-815-2833 高松市多肥下町
- 香川大学医学部附属病院 Tel.087-898-5111 木田郡三木町

岡山

- ● 倉敷中央病院 Tel.086-422-0210 倉敷市美和
- ● 倉敷成人病クリニック 体外受精センター Tel.086-422-2111 倉敷市白樂町
- 落合病院 Tel.0867-52-1133 真庭市落合垂水

広島

- まつなが産科婦人科 Tel.084-923-0145 福山市三吉町
- ● 幸の鳥レディスクリニック Tel.084-940-1717 福山市春日町
- ● よしだレディースクリニック内科・小児科 Tel.084-954-0341 福山市新涯町
- ● 竹中産婦人科クリニック Tel.082-502-8212 広島市中区
- 広島中央通り香月産婦人科 Tel.082-546-2555 広島市中区
- ● 絹谷産婦人科クリニック Tel.082-247-6399 広島市中区
- ● 広島HARTクリニック Tel.082-244-3866 広島市南区
- ● IVFクリニックひろしま Tel.082-264-1131 広島市南区
- 真田病院 Tel.082-253-1291 広島市南区
- ● 県立広島病院 Tel.082-254-1818 広島市南区
- ● 香月産婦人科 Tel.082-272-5588 広島市西区
- ● 笠岡レディースクリニック Tel.0823-23-2828 呉市西中央
- 松田医院 Tel.0824-28-0019 東広島市八本松町

山口

- 周東総合病院 Tel.0820-22-3456 柳井市古開作
- ● 山下ウイメンズクリニック Tel.0833-48-0211 下松市瑞穂町
- ● 徳山中央病院 Tel.0834-28-4411 周南市孝田町

中国・四国地区／ ピックアップ クリニックガイダンス PICK UP

高知県

●レディスクリニックコスモス

高知市

Tel.088-861-6700 高知市杉井流6-27

since 2001.1

医師2名 培養士4名
心理士０名

◆倫理・厳守宣言
医　師/する…■
培養士/する…■

診療日		月	火	水	木	金	土	日	祝祭日
	am	●	●	●	●	●	●		
	pm	●	●		●	●	●		

予約受付時間 8・9・10・11・12・13・14・15・16・17・18・19・20・21・22時

ブライダルチェック＝○　婦人科検診＝○

夫婦での診療	●	顕微授精	●	漢方薬の扱い	○
患者への治療説明	○	自然・低刺激周期採卵法	○	新薬の使用	○
使用医薬品の説明	○	刺激周期採卵法(FSH,hMG)	●	カウンセリング	○
治療費の詳細公開	○	凍結保存	○	運動指導	×
治療費助成金扱い	有り	男性不妊	○	食事指導	○
タイミング療法	○	不育症	○	女性医師がいる	○
人工授精	○	妊婦健診	×		
人工授精 (AID)	×	2人目不妊通院配慮	○		
体外受精	●	腹腔鏡検査	×		

料金目安
初診費用 －
体外受精費用 20万～35万円
顕微授精費用 25万～40万円

- ● 古賀文敏ウイメンズクリニック Tel.092-738-7711 福岡市中央区
- ● 中央レディスクリニック Tel.092-736-3355 福岡市中央区
- 天神つじクリニック <男性不妊専門> Tel.092-739-8688 福岡市中央区
- ガーデンヒルズウィメンズクリニック Tel.092-521-7500 福岡市中央区
- さのウィメンズクリニック Tel.092-739-1717 福岡市中央区
- ● セントマザー産婦人科医院 Tel.093-601-2000 北九州市八幡西区
- ● 齊藤シーサイドレディースクリニック Tel.093-701-8880 遠賀郡芦屋町
- 野崎ウイメンズクリニック Tel.092-733-0002 福岡市中央区
- ● 井上 善レディースクリニック Tel.092-406-5302 福岡市中央区
- ● アイブイエフ詠田クリニック Tel.092-735-6655 福岡市中央区

福岡

- 産婦人科麻酔科いわさきクリニック Tel.093-371-1131 北九州市門司区
- ● 石松ウイメンズクリニック Tel.093-474-6700 北九州市小倉南区
- ● ほりたレディースクリニック Tel.093-513-4122 北九州市小倉北区

● 野田産婦人科医院 Tel.0986-24-8553 都城市蔵原町
● 丸田病院 Tel.0986-23-7060 都城市八幡町
宮崎大学医学部附属病院 Tel.0985-85-1510 宮崎市清武町

鹿児島

● 徳永産婦人科 Tel.099-202-0007 鹿児島市田上
● あかつきARTクリニック Tel.099-296-8177 鹿児島市中央町
中江産婦人科 Tel.099-255-9528 鹿児島市中央町
● 鹿児島大学病院　女性診療センター Tel.099-275-5111 鹿児島市桜ケ丘
マミィクリニック伊集院 Tel.099-263-1153 鹿児島市中山町
● レディースクリニックあいいく Tel.099-260-8878 鹿児島市小松原
● 松田ウイメンズクリニック 不妊生殖医療センター Tel.099-224-4124 鹿児島市山之口町
中村（哲）産婦人科内科 Tel.099-223-2236 鹿児島市樋之口町
みつお産婦人科 Tel.0995-44-9339 霧島市隼人町
● フィオーレ第一病院 Tel.0995-63-2158 姶良市加治木町
● 竹内レディースクリニック附設高度生殖医療センター Tel.0995-65-2296 姶良市東餅田

沖縄

● ウイメンズクリニック糸数 Tel.098-869-8395 那覇市泊
産科・婦人科セントペアレント石間 Tel.098-858-0354 那覇市金城
● 豊見城中央病院 Tel.098-850-3811 豊見城市字上田
● 空の森クリニック Tel.098-998-0011 島尻郡八重瀬町
Naoko女性クリニック Tel.098-988-9811 浦添市経塚
● うえむら病院 リプロ・センター Tel.098-895-3535 中頭郡中城村
● 琉球大学附属病院 Tel.098-895-3331 中頭郡西原町
● やびく産婦人科・小児科 Tel.098-936-6789 中頭郡北谷町

佐世保共済病院 Tel.0956-22-5136 佐世保市島地町

熊本

● 福田病院 Tel.096-322-2995 熊本市中央区
● 熊本大学医学部附属病院 Tel.096-344-2111 熊本市中央区
● ソフィアレディースクリニック水道町 Tel.096-322-2996 熊本市中央区
● 森川レディースクリニック Tel.096-381-4115 熊本市中央区
● ＡＲＴ女性クリニック Tel.096-360-3670 熊本市中央区
● 伊井産婦人科病院 Tel.096-364-4003 熊本市中央区
下川産婦人科病院 Tel.0968-73-3527 玉名市中
熊本労災病院 Tel.0965-33-4151 八代市竹原町
● 片岡レディスクリニック Tel.0965-32-2344 八代市本町
愛甲産婦人科ひふ科医院 Tel.0966-22-4020 人吉市駒井田町

大分

● セント・ルカ産婦人科 Tel.097-547-1234 大分市東大通
● 大川産婦人科・高砂 Tel.097-532-1135 大分市高砂町
別府医療センター Tel.0977-67-1111 別府市大字内竈
みよしクリニック Tel.0973-24-1515 日田市三芳小渕町
● 大分大学附属病院 Tel.097-549-4411 由布市挾間町

宮崎

● 古賀総合病院 Tel.0985-39-8888 宮崎市池内町
● ゆげレディスクリニック Tel.0985-77-8288 宮崎市橘通東
● とえだウィメンズクリニック Tel.0985-32-0511 宮崎市高千穂通り
● 渡辺病院 Tel.0982-57-1011 日向市平岩

● 浜の町病院 Tel.092-721-0831 福岡市中央区
よしみつ婦人科クリニック Tel.092-414-5224 福岡市博多区
● 蔵本ウイメンズクリニック Tel.092-482-5558 福岡市博多区
原三信病院 Tel.092-291-3434 福岡市博多区
● 九州大学病院 Tel.092-641-1151 福岡市東区
● 福岡山王病院 Tel.092-832-1100 福岡市早良区
● すみい婦人科クリニック Tel.092-534-2301 福岡市南区
● 婦人科永田おさむクリニック Tel.092-938-2209 糟屋郡粕屋町
● 福岡東医療センター Tel.092-943-2331 古賀市千鳥
● 久留米大学病院 Tel.0942-35-3311 久留米市旭町
● いでウィメンズクリニック Tel.0942-33-1114 久留米市天神町
● 高木病院 Tel.0944-87-0001 大川市酒見
● メディカルキューブ平井外科産婦人科 Tel.0944-54-3228 大牟田市明治町

佐賀

● 谷口眼科婦人科 Tel.0954-23-3130 武雄市武雄町
● おおくま産婦人科 Tel.0952-31-6117 佐賀市高木瀬西

長崎

● 岡本ウーマンズクリニック Tel.095-820-2864 長崎市江戸町
● 長崎大学病院 Tel.095-849-7200 長崎市坂本町
● みやむら女性のクリニック Tel.095-849-5507 長崎市川口町
杉田レディースクリニック Tel.095-849-3040 長崎市松山町
まつお産科・婦人科クリニック Tel.095-845-1721 長崎市石神町
山崎産婦人科医院 Tel.0957-64-1103 島原市湊町
レディースクリニックしげまつ Tel.0957-54-9200 大村市古町

九州地区／ ピックアップ クリニックガイダンス PICK UP

福岡県

●アイブイエフ詠田クリニック

福岡市

Tel.092-735-6655 福岡市中央区天神1-12-1-6Ｆ

since1999.4

医師５名　培養士8名
心理士１名
◆倫理・厳守宣言
医　師/する…■
培養士/する…■

診療日		月	火	水	木	金	土	日	祝祭日
	am	●	●	●	●	●	●		
	pm	●	●		●		▲		

予約受付時間　8･9･10･11･12･13･14･15･16･17･18･19･20･21･22時

ブライダルチェック＝×　婦人科検診＝×　▲土曜日は9：00～15：00

夫婦での診療 …………●
患者への治療説明 ……●
使用医薬品の説明 ……●
治療費の詳細公開 ……●
治療費助成金扱い …有り
タイミング療法 ………△
人工授精 ………………●
人工授精（AID） ………×
体外受精 ………………●

顕微授精 ………………●
自然・低刺激周期採卵法 ●
刺激周期採卵法(FSH,hMG) ●
凍結保存 ………………●
男性不妊 ●連携施設あり
不育症 …………………○
妊婦健診………○8週まで
2人目不妊通院配慮 …△
腹腔鏡検査 ……………×

漢方薬の扱い …………△
新薬の使用 ……………●
カウンセリング ………●
運動指導 ………………●
食事指導 ………………○
女性医師がいる ………○

料金目安
初診費用 約5,000円～
体外受精費用 24万円～
顕微授精費用 32万円～

鹿児島県

●徳永産婦人科

鹿児島市

Tel.099-202-0007 鹿児島市田上2-27-17

since 2019.9

医師１名 培養士4名
心理士０名
◆倫理・厳守宣言
医　師/する…■
培養士/する…■

診療日		月	火	水	木	金	土	日	祝祭日
	am	●	●	●	●	●	●		
	pm	★	●		●	★			

予約受付時間　8･9･10･11･12･13･14･15･16･17･18･19･20･21･22時

ブライダルチェック＝○　婦人科検診＝●　午前9時～13時、午後15時～19時　★月・金午後15～18時

夫婦での診療 …………●
患者への治療説明 ……●
使用医薬品の説明 ……●
治療費の詳細公開 ……●
治療費助成金扱い …有り
タイミング療法 ………●
人工授精 ………………●
人工授精（AID） ………×
体外受精 ………………●

顕微授精 ………………●
自然・低刺激周期採卵法 ●
刺激周期採卵法(FSH,hMG) ●
凍結保存 ………………●
男性不妊 ………………○
不育症 …………………●
妊婦健診 ……●出産まで
2人目不妊通院配慮 …○
腹腔鏡検査 ……………△

漢方薬の扱い …………●
新薬の使用 ……………●
カウンセリング ………●
運動指導 ………………●
食事指導 ………………●
女性医師がいる ………△

料金目安
初診費用 2,500円～
体外受精費用 18万～21万円
顕微授精費用 19万～26万円

不妊に悩む方への行政支援事業
問い合わせ窓口

＜各地区の助成金などの問合せ窓口です＞

●色／ 県、政令指定都市、中核市が行う特定治療支援事業の窓口　●色／ 市区町村が独自に行う不妊治療に関する支援事業の窓口
記載以外の地区を含め、詳しくは最寄りの行政窓口にお問い合わせの上、ご確認ください。

北海道・東北地区

北海道	子ども未来推進局 子育て支援課	tel：011-231-4111
札幌市	不妊専門相談センター	tel：011-622-4500
函館市	保健所健康づくり 母子保健課	tel：0138-32-1533
旭川市	子育て支援部 子育て相談課 母子保健係	tel：0166-26-2395
青森県	こどもみらい課 家庭支援グループ	tel：017-734-9303
青森市	保健所健康づくり推進課 健康支援室	tel：017-743-6111
八戸市	保健所健康づくり推進課	tel：0178-43-9061
岩手県	保健福祉部 子ども子育て支援課	tel：019-629-5459
盛岡市	子ども未来部 母子健康課	tel：019-603-8303
宮城県	保健福祉部 子育て支援課 助成支援班	tel：022-211-2532
仙台市	子供未来局 子供保健福祉課	tel：022-214-8189
秋田県	健康推進課 母子・健康増進班	tel：018-860-1426
秋田市	子ども未来部子ども健康課	tel：018-883-1172
山形県	子ども家庭課 母子保健担当	tel：023-630-2260
山形市	保健センター 母子保健第一係	tel：023-647-2280
福島県	こども未来局 子育て支援課	tel：024-521-7174
福島市	こども未来部こども政策課	tel：024-525-7671
郡山市	子ども部 子ども支援課	tel：024-924-3691
いわき市	こども家庭課	tel：0246-27-8597

関東地区

茨城県	保健福祉部 子ども政策局 少子化対策課	tel：029-301-3257
つくば市	健康増進課	tel：029-836-1111
栃木県	こども政策課	tel：028-623-3064
宇都宮市	子ども家庭課 子ども給付グループ	tel：028-632-2296
栃木市	保険医療課	tel：0282-21-2137
鹿沼市	保健福祉部 健康課	tel：0289-63-8311
小山市	こども課	tel：0285-22-9634
日光市	健康課	tel：0288-21-2756
群馬県	こども未来部 児童福祉課	tel：027-226-2606
前橋市	子育て支援課	tel：027-220-5703
高崎市	健康課	tel：027-381-6113
太田市	健康づくり課（太田市保健センター）	tel：0276-46-5115
埼玉県	保健医療部健康長寿課 母子保健担当	tel：048-830-3561
さいたま市	保健福祉局 保健所 地域保健支援課	tel：048-840-2218
川口市	保健所 地域保健センター	tel：048-256-2022
川越市	保健医療部 健康管理課	tel：049-229-4124
越谷市	保健医療部 市民健康課	tel：048-978-3511
熊谷市	健康づくり課	tel：048-528-0601
秩父市	福祉部 保健センター	tel：0494-22-0648
千葉県	児童家庭課 母子保健担当	tel：043-223-2332
千葉市	健康支援課	tel：043-238-9925
船橋市	保健所 地域保健課	tel：047-409-3274
柏市	保健所 地域保健課	tel：04-7167-1257
東京都	家庭支援課 母子医療助成担当	tel：03-5320-4375
八王子市	健康部 保健対策課	tel：042-645-5162
神奈川県	保健医療部健康増進課	tel：045-210-4786
横浜市	こども家庭課 親子保健係 治療費助成担当	tel：045-671-3874
川崎市	こども保健福祉課	tel：044-200-2450
相模原市	保健所 健康企画課	tel：042-769-8345
横須賀市	こども健康課	tel：046-824-7141
茅ヶ崎市	保健所 地域保健課 保健指導担当	tel：0467-38-3314
厚木市	こども家庭課	tel：046-225-2241
藤沢市	子ども青少年部 こども健康課	tel：0466-25-1111

中部・東海地区

新潟県	福祉保健部 健康対策課 母子保健係	tel：025-280-5197
新潟市	こども未来部こども家庭課	tel：025-226-1205
上越市	健康づくり推進課	tel：025-526-5111
長岡市	子ども家庭課	tel：0258-39-2300
富山県	厚生部 健康課	tel：076-444-3226
富山市	こども家庭部こども育成健康課	tel：076-443-2248
小矢部市	小矢部市総合保健福祉センター内 健康福祉課	tel：0766-67-8606
高岡市	児童育成課	tel：0766-20-1376
氷見市	氷見市いきいき元気館内 市民部健康課	tel：0766-74-8062
魚津市	魚津市健康センター	tel：0765-24-0415
南砺市	保健センター	tel：0763-52-1767
射水市	保健センター	tel：0766-52-7070
石川県	健康福祉部 少子化対策監室 子育て支援課	tel：076-225-1421
金沢市	健康総務課	tel：076-220-2233
〃	泉野福祉保健センター	tel：076-242-1131
〃	元町福祉健康センター	tel：076-251-0200
〃	駅西福祉健康センター	tel：076-234-5103
輪島市	健康推進課	tel：0768-23-1136
珠洲市	福祉課 健康増進センター	tel：0768-82-7742
加賀市	こども課	tel：0761-72-7856
かほく市	健康福祉課	tel：076-283-1117
白山市	健康増進課	tel：076-274-2155
福井県	子ども家庭課 子ども・子育て支援グループ	tel：0776-20-0341
福井市	福井市保健センター 母子保健係	tel：0776-28-1256
勝山市	健康長寿課 健康増進グループ	tel：0779-87-0888
敦賀市	健康管理センター	tel：0770-25-5311
山梨県	福祉保健部 健康増進課	tel：055-223-1493
甲府市	健康衛生課	tel：055-237-8950
大月市	福祉保健部 保健課	tel：0554-23-8038
韮崎市	保健福祉センター	tel：0551-23-4310
長野県	健康福祉部 保健疾病対策課	tel：026-235-7141
長野市	健康課	tel：026-226-9960
松本市	健康福祉部 健康づくり課	tel：0263-34-3217
須坂市	健康福祉部 健康づくり課	tel：026-248-1400
岡谷市	健康推進課	tel：0266-23-4811
中野市	健康づくり課	tel：0269-22-2111
千曲市	更埴保健センター	tel：026-273-1111
佐久市	健康づくり推進課	tel：0267-62-3189

中部・東海地区

岐阜県	健康福祉部 子育て支援課	tel：058-272-1111
岐阜市	岐阜市保健所 健康増進課	tel：058-252-7193
飛騨市	市民福祉部 市民健康課	tel：0577-73-2948
静岡県	健康福祉部こども未来局 こども家庭課	tel：054-354-2649
静岡市	子ども未来部 子ども家庭課	tel：054-221-1161
浜松市	健康福祉部 健康増進課	tel：053-453-6117
富士宮市	保健センター 母子保健係	tel：0544-22-2727
島田市	健康づくり課 健康指導係	tel：0547-34-3281
富士市	地域保健課 総務担当	tel：0545-64-8994
沼津市	保健センター 健康づくり課	tel：055-951-3480
袋井市	浅羽保健センター	tel：0538-23-9222
〃	袋井保健センター	tel：0538-42-7275
焼津市	健康増進課	tel：054-627-4111
掛川市	保健予防課 母子保健係	tel：0537-23-8111
御殿場市	保健センター 健康推進課	tel：0550-82-1111
磐田市	子育て支援課	tel：0538-37-2012
愛知県	健康福祉部児童家庭課 母子保健グループ	tel：052-954-6283
名古屋市	子ども青少年局 子育て支援課	tel：052-972-2629
豊橋市	保健所 こども保健課	tel：0532-39-9153
岡崎市	保健所 健康増進課 母子保健2班	tel：0564-23-6180
豊田市	子ども部 子ども家庭課	tel：0565-34-6636
一宮市	中保健センター	tel：0586-72-1121
〃	西保健センター	tel：0586-63-4833
〃	北保健センター	tel：0586-86-1611
春日井市	青少年子ども部 子ども政策課	tel：0568-85-6170
三重県	健康福祉部 こども家庭局 子育て支援課	tel：059-224-2248
四日市市	福祉総務課	tel：059-354-8163
桑名市	子ども家庭課	tel：0594-24-1172
鈴鹿市	子ども政策部　子ども政策課	tel：0593-82-7661

近畿地区

滋賀県	健康医療福祉部 健康寿命推進課	tel：077-528-3653
大津市	大津市保健所　健康増進課	tel：077-528-2748
京都府	健康福祉部 こども・青少年総合対策室	tel：075-414-4727
京都市	子ども若者未来部 育成推進課	tel：075-746-7610
府内全域	詳しくは各市町村へお尋ね下さい。	
奈良県	保健予防課 保健対策係	tel：0742-27-8661
奈良市	健康増進課	tel：0742-34-5129
和歌山県	健康推進課 母子保健班、各保健所	tel：073-441-2642
和歌山市	和歌山市保健所 地域保健課	tel：073-433-2261
大阪府	保健医療部 保健医療室 地域保健課	tel：06-6944-6698
大阪市	子ども青少年局 子育て支援部管理課	tel：06-6208-9966
堺市	子ども青少年育成部 子ども育成課	tel：072-228-7612
豊中市	保健所 健康増進課	tel：06-6858-2800
高槻市	子ども未来部　子ども保健課	tel：072-648-3272
枚方市	保健予防課	tel：072-807-7625
東大阪市	保健所 母子保健・感染症課	tel：072-960-3805
八尾市	健康まちづくり部健康推進課	tel：072-993-8600
寝屋川市	健康部 保険事業室	tel：072-812-2363
兵庫県	健康福祉部健康局 健康増進課	tel：078-341-7711
神戸市	こども家庭局 家庭支援課	tel：078-322-6513
姫路市	保健所 健康課	tel：0792-89-1641
明石市	福祉局保健総務課	tel：078-918-5414
尼崎市	保健所 健康増進担当	tel：06-4869-3053
西宮市	健康増進グループ	tel：0798-26-3667

中国・四国地区

鳥取県	子育て王国推進室 子育て応援課	tel：0857-26-7148
鳥取市	中央保健センター 母子保健係	tel：0857-20-3196
島根県	健康福祉部 健康推進課	tel：0852-22-6130
松江市	子育て部 子育て支援課	tel：0852-55-5326
岡山県	保健福祉部 健康推進課	tel：086-226-7329
岡山市	保健所健康づくり課 母子歯科保健係	tel：086-803-1264
倉敷市	健康づくり課 健康管理係	tel：086-434-9820
呉市	呉市保健所 健康増進課	tel：0823-25-3540
井原市	健康福祉部　健康医療課	tel：0866-62-8224
新見市	福祉部 健康づくり課	tel：0867-72-6129
真庭市	健康福祉部 健康推進課	tel：0867-42-1050
広島県	健康福祉局子育て・少子化対策課	tel：082-513-3175
広島市	こども家庭支援課	tel：082-504-2623
福山市	福山市保健所健康推進課	tel：084-928-3421
山口県	健康福祉部 こども政策課	tel：083-933-2947
下関市	保健所　成人保健課	tel：083-231-1446
県内全域	詳しくは各健康福祉センターへお尋ね下さい。	
徳島県	保健福祉部 健康増進課	tel：088-621-2220
香川県	子ども家庭課	tel：087-832-3285
高松市	保健センター	tel：087-839-2363
三豊市	健康福祉部 子育て支援課	tel：0875-73-3016
愛媛県	健康衛生局 健康増進課	tel：089-912-2400
松山市	健康づくり推進課	tel：089-911-1870
四国中央市	保健センター	tel：0896-28-6054
高知県	健康政策部 健康対策課	tel：088-823-9659
高知市	母子保健課	tel：088-855-7795

九州・沖縄地区

福岡県	保健医療介護部 健康増進課	tel：092-643-3307
北九州市	子ども家庭部 子育て支援課	tel：093-582-2410
福岡市	こども未来局 こども部 こども発達支援課 各区の保健福祉センター 健康課	tel：092-711-4178
久留米市	子ども未来部 こども子育てサポートセンター	tel：0942-30-9731
佐賀県	健康福祉部 男女参画・こども局 こども家庭課	tel：0952-25-7056
長崎県	こども家庭課	tel：095-895-2442
長崎市	こども健康課	tel：095-829-1316
佐世保市	子ども未来部 子ども保健課	tel：0956-24-1111
熊本県	子ども未来課	tel：096-383-2209
熊本市	健康福祉局 子ども政策課	tel：096-328-2156
大分県	福祉保健部 こども未来課	tel：097-506-2712
大分市	大分市保健所 健康課	tel：097-536-2562
臼杵市	子ども子育て課	tel：0972-63-1111
竹田市	健康増進課	tel：0974-63-4810
別府市	健康づくり推進課	tel：0977-21-1117
宇佐市	子育て支援課 母子保健係	tel：0978-32-1111
宮崎県	福祉保健部 健康増進課	tel：0985-44-2621
宮崎市	宮崎市保健所 健康支援課	tel：0985-29-5286
鹿児島県	くらし保健福祉部 子育て支援課	tel：099-286-2466
鹿児島市	母子保健課	tel：099-216-1485
霧島市	保健福祉部 健康増進課	tel：0995-45-5111
沖縄県	保健医療部 地域保健課	tel：098-866-2215
那覇市	那覇市保健所 地域保健課	tel：098-853-7962

全国の不妊専門相談センター一覧

都道府県、政令指定都市、中核市が設置している不妊専門相談センターでは、不妊に関する医学的・専門的な相談や心の悩み等について医師・助産師等の専門家が対応したり、診療機関ごとの不妊治療の実施状況などに関する情報提供を行っています。（各センターの受付は祝祭日と年末年始を除きます）

厚生労働省一覧より（2018年7月1日現在）

北海道・東北地区

北海道 ●開設場所／旭川医科大学医学部附属病院
（電話、面接方式）予約 **0166-68-2568**
電話及び面接相談日：毎週火曜日　11:00～16:00
面接予約受付：月～金曜日　10:00～16:00

札幌市 ○開設場所／札幌市不妊専門相談センター
（電話、面接方式）予約 **011-622-4500（専用）FAX：011-622-7221**
一般相談：電話・面接　月～金曜日　8:45～12:15　13:00～17:15
専門相談：面接相談（予約制）
医師による相談…毎月第1・3火曜日午後
不妊カウンセラーによる相談…毎月第2・4月曜日午後

青森県 ●開設場所／弘前大学医学部付属病院
（面接、Eメール方式）予約 各保健所相談窓口

東地方保健所	017-739-5421	五所川原保健所	0173-34-2108
弘前保健所	0172-33-8521	上十三保健所	0176-23-4261
八戸保健所	0178-27-5111	むつ保健所	0175-24-1231

相談日及び時間：金曜日　14:00～16:00
メール相談：サイトのメールフォームより

青森市 ○開設場所／青森市保健所
（面接方式）予約 **017-743-6111**　青森市保健所　健康づくり推進課
面接：月1回　産婦人科医師等による面接　※要予約

八戸市 ○開設場所／八戸市保健所
（面接方式）予約 **0178-43-2298**　八戸市保健所　健康づくり推進課
面接：月1回　産婦人科医師等による面接　※要予約

岩手県 ●開設場所／岩手医科大学付属病院
（電話、面接方式）予約：**019-653-6251**
相談予約：産婦人科外来　火・水曜日　14:30～16:30

宮城県 ●開設場所／東北大学病院
（電話、面接方式）予約 **022-728-5225**
電話相談：毎週木曜日　15:00～17:00
面接相談：事前に電話で相談の上予約　毎週木曜日　15:00～17:00

秋田県 ●開設場所／秋田大学医学部附属病院
（電話、面接方式）予約：**018-884-6234**
電話相談：毎週水・金曜日　12:00～14:00
面接相談：**018-884-6666(予約専用)**　月～金　9:00～17:00
医師・助産師・看護師による相談…
木曜日13:00～15:00　金曜日14:00～16:00
臨床心理士による相談…第1・3水曜日　14:00～16:00

山形県 ●開設場所／山形大学医学部附属病院
（電話、面接方式）予約 **023-628-5571**
電話相談：月・水・金　9:00～12:00
相談日　：火曜日　14:00～16:00

福島県 ●開設場所／各保健福祉事務所
（電話、面接方式）各保健福祉事務所

県北保健福祉事務所	024-534-4155	会津保健福祉事務所	0242-29-5278
県中保健福祉事務所	0248-75-7810	南会津保健福祉事務所	0241-63-0304
県南保健福祉事務所	0248-22-5647	相双保健福祉事務所	0244-26-1134

相談日時：月～金曜日 9:00～17:00

関東地区

茨城県 ●開設場所／県三の丸庁舎、県南生涯学習センター
（面接方式）予約 **029-241-1130**　茨城県産科婦人科医会
相談日及び時間：県三の丸庁舎　第1･4日曜日 14:00～17:00
第2･3木曜日 17:00～20:00
県南生涯学習センター　第1･3木曜日 18:00～21:00
第2･4日曜日 9:00～12:00
メール相談：http://www.ibaog.jp（サイトのメールフォームより）

栃木県 ●開設場所／とちぎ男女共同参画センター「パルティ」
（電話、面接、Eメール方式）予約 **028-665-8099**
電話相談：火～土曜日及び第4日曜日　10:00～12:30、13:30～16:00
面接相談：毎月1回　14:00～16:00
メール相談：funin.fuiku-soudan@parti.jp

群馬県 ●開設場所／不妊専門相談センター
（面接方式）予約 **027-269-9966**
面接相談：予約受付　月～金曜日 9:00～17:00
相談日　：第1・第３木曜日　10:00～15:00

埼玉県 ●開設場所／埼玉医科大学総合医療センター、埼玉県助産師会
（電話、面接方式）
相談日及び時間：埼玉医科大学総合医療センター　予約 **049-228-3410**
毎週火曜日・金曜日　16:00～17:00
埼玉県助産師会　予約 **048-799-3613**
毎週月曜日・金曜日　10:00～15:00
第1・第3土曜日　11:00～15:00、16:00～19:00

さいたま市 ○開設場所／さいたま市保健所
（電話、面接方式）　相談(予約)専用電話：**048-840-2233**
電話相談：　月・木・金曜日　10:00～16:00
カウンセラーによる面接相談：月1回　10:00～12:00（要予約）

川越市 ○開設場所／埼玉医科大学総合医療センター
（面接方式）　相談(予約)専用電話：**049-228-3674**
相談日：毎週火曜日 17:00～17:30

越谷市 ○開設場所／埼玉医科大学総合医療センター
（面接方式）　相談(予約)専用電話：**049-228-3674**
相談日：毎週金曜日　17:00～17:30

千葉県 ●開設場所／県内４健康福祉センター
松戸健康福祉センター **043-361-2138**、印旛健康福祉センター **043-483-1134**
長生健康福祉センター **0475-22-5167**、君津健康福祉センター **0438-22-3744**

関東地区

千葉市 ○開設場所／千葉市保健所
（電話方式）**043-238-9925**（健康支援課）
保健師による電話相談：月～金曜日　8:30～17:30
医師・助産師による面接相談：毎月1回水曜日午後（電話で要予約）

東京都 ●開設場所／東京都不妊・不育ホットライン
（電話方式）**03-3235-7455**
相談日時：毎週火曜日　10:00～16:00

神奈川県 ●開設場所／ 不妊・不育専門相談センター（平塚保健福祉事務所内）
（電話、面接方式）
助産師電話相談専用電話番号：**0463-34-6717**（相談日のみ）
医師等面接相談予約電話番号：**045-210-4786**（月～金曜日8:30～17:15）
相談日　毎月2～3回　助産師電話相談： 9:00～11:30
医師等面接相談：14:00～16:00　(相談日は神奈川県ホームページ参照)

横浜市 ○開設場所／横浜市立大学附属市民総合医療センター
（面接方式）
予約電話番号：こども青少年局こども家庭課親子保健係 **045-671-3874**
（月～金曜日 8:45～17:00受付）
相談日：月2～3回　原則第1水曜日（奇数月）、第2水曜日、第4水曜日
16:00～17:00（年4回、原則第3水曜日 16:30～17:00 男性不妊専門相談日あり）

川崎市 ○開設場所／川崎市ナーシングセンター（川崎市不妊・不育専門相談センター）
（面接方式）**044-711-3995**
面接相談：毎月1回土曜日　9:30～11:30
専門医師や不妊症看護認定看護師による面接

相模原市 ○開設場所／ウェルネスさがみはら
（面接、電話方式）**042-769-8345**（相模原市健康企画課、面接予約兼用）
電話相談：月1回 相談日の午前9:00～11:30　面接相談：月1回 相談日の午後13:00～15:30（事前予約制）

中部・東海地区

新潟県 ●開設場所／新潟大学医歯学総合病院
（電話、面接、Eメール方式） 予約 **025-225-2184** (平日 10:00～16:00)
電話・面接相談：毎週火曜日　16:00～18:00（要予約）
メール相談：sodan@med.niigata-u.ac.jp

富山県 ●開設場所／富山県民共生センター「サンフォルテ」内
（電話、面接方式） 予約 **076-482-3033**
電話相談：火、木、土曜日　9:00～13:00　水、金曜日　14:00～18:00
面接相談：火、木、土曜日　14:00～18:00　水、金曜日　9:00～13:00（要予約）

石川県 ●開設場所／石川県医師会･日赤共同ビル1階
（電話、面接、Eメール方式） 予約 **076-237-1871**
面接相談：月～土曜日　9:30～12:30　火曜日　18:00～21:00　（要予約）
メール相談　funin@pref.ishikawa.lg.jp

福井県 ●開設場所／福井県看護協会会館、福井大学医学部附属病院、NHO敦賀医療センター
（電話、面接方式） 予約 **0776-54-0080**
電話相談：毎週月･水曜日、毎月第1･3土曜日、毎月第2･4日曜日 13:30～15:30
医師の面接相談（要予約）：福井大学医学部附属病院　毎週水曜日　14:00～16:00、NHO敦賀医療センター　毎月第２火曜日15:00～16:00

山梨県 ●開設場所／不妊専門相談センター ルピナス
（電話、面接方式） 予約 **055-223-2210**
電話相談：毎週水曜日　15:00～19:00　担当者：保健師
面接相談（要予約/電話相談日に受付）：第2、第3水曜日　15:00～19:00　担当者：医師、心理カウンセラー

長野県 ●開設場所／看護総合センターながの
（電話、面接、Eメール方式） 予約 **0263-35-1012**
電話相談：0263-35-1012（専用）　相談日時：毎週火・木曜日　10:00～16:00
面接相談（要予約/電話相談日に受付）　相談員：不妊相談コーディネーターの場合　毎週火・木曜日　10:00～16:00
産婦人科医師による場合　第4木曜日　13:30～16:00
メール相談 funin@nursen.or.jp　相談員：不妊相談コーディネーター(助産師)

長野市 ○開設場所／長野市保健所
（電話、面接方式） 予約 **026-226-9963**
電話相談：平日8:30～17:00、保健師による相談（随時）
面接相談：毎月第３水曜日の13:00～16:00
不妊カウンセラー（助産師又は保健師）による個別相談(予約制)

岐阜県 ●開設場所／岐阜県健康科学センター内、OKBふれあい会館内
（電話、面接、Eメール方式） 予約 **058-389-8258**
岐阜県健康科学センター
相談日及び時間：月・金曜日　10:00～12:00　13:00～16:00
OKBふれあい会館内（面接のみ）
相談日及び時間：木曜日　10:00～12:00　13:00～14:30
毎月第3土曜日　10:00～12:00（面接のみ）
メール相談：c11223a@pref.gifu.lg.jp

静岡県 ●開設場所／静岡県庁舎内
（電話、面接方式）予約 **054-204-0477**
電話相談：毎週火曜日 10:00～19:00、土曜日 10:00～15:00
面接相談（予約制）：月2回（第2、4土曜日）10:00～15:00

愛知県 ●開設場所／名古屋大学医学部附属病院
（電話、面接方式）予約 **052-741-7830**
電話相談：月曜日・木曜日 10:00～13:00、第1・3水曜日 17:00～20:00
面接相談：(医師)火曜日 16:00～17:00、19:00～19:30
(カウンセラー)第1・3月曜日、第2・4木曜日　13:30～14:30
メール相談：ホームページ上で受付

豊田市 ○開設場所／豊田市役所
（面接方式） 予約 **0565-34-6636**
相談日及び相談時間：広報とよた毎月１日号に日時を掲載
不妊症看護認定看護師による相談（１回の相談は45分以内）

三重県 ●開設場所／三重県立看護大学
（電話、面接方式） 予約 **059-211-0041**
電話相談：毎週火曜日　10:00～20:00
面接相談：毎週火曜日（要予約）

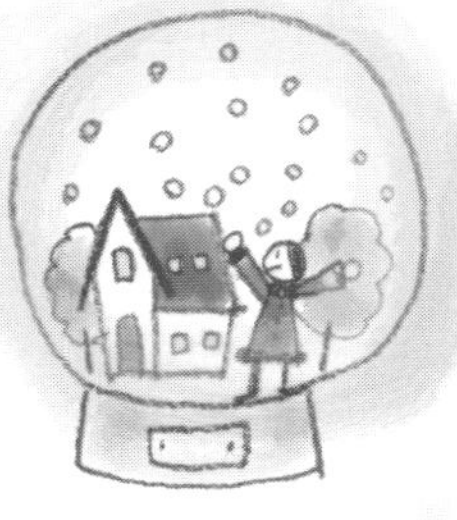

近畿地区

滋賀県 ●開設場所／滋賀医科大学医学部附属病院
（電話、面接、Eメール方式）　予約 **077-548-9083**
電話相談：月曜日～金曜日 9:00～16:00
面接相談：要予約
メール相談：http://www.sumsog.jp/（サイトメールフォームより）

大津市 ○開設場所／大津市総合保健センター内
（電話、面接方式）　予約 **077-528-2748**
電話相談：月曜～金曜日　10:00～16:00　（要予約）
面接相談：月曜～金曜日　10:00～16:00（１人45分まで。電話予約が必要）

京都府 ●開設場所／きょうと子育てピアサポートセンター内
・妊娠出産・不妊ホットコール
（電話、面接方式）予約 **075-692-3449**
電話相談：火、金曜日　9:15～13:15、14:00～16:00
面接相談：随時実施（要予約）

・仕事と不妊治療の両立支援コール
相談内容：不妊治療と仕事の両立に関する相談
（電話、面接方式）予約 **075-692-3467**
相談日：毎月１回 第１金曜日
相談時間：9:15～13:15
相談対応者：専門相談員（看護師・精神保健福祉士・産業カウンセラー等の有資格者）
面接相談：随時実施（要予約）

京都市 ○開設場所／京都府助産師会（京都府助産師会館）
（電話、面接方式）　予約 **075-841-1521**（月～金曜日　10:00～15:00）
相談日：第1，3木曜日　14:00～16:00（ただし，6,9,12,3月は第1木曜日のみ）

大阪府 ●開設場所／ドーンセンター（大阪府立女性総合センター）
（電話、面接方式）予約 **06-6910-8655**
電話相談：第1・第3水曜日 10:00～19:00　第2・第4水曜日 10:00～16:00
第4土曜日　13:00～16:00（第5水曜日、水曜日の祝日、年末年始を除く）
面接相談：予約・問合せ電話番号　**06-6910-1310**
面接相談予約受付時間：火曜日～金曜日 13:30～18:00　18:45～21:00
土曜日・日曜日 9:30～13:00　13:45～18:00

堺市 ○開設場所／不妊症・不育症相談（堺市総合福祉会館など）
（面接方式）予約 各保健センター

堺保健センター	072-238-0123	西保健センター	072-271-2012
ちぬが丘保健センター	072-241-6484	南保健センター	072-293-1222
中保健センター	072-270-8100	北保健センター	072-258-6600
東保健センター	072-287-8120	美原保健センター	072-362-8681

面接相談：助産師（要予約）月１回（相談時間45分間）

兵庫県 ●開設場所／男女共同参画センター、兵庫医科大学病院内
（電話、面接方式）　電話 **078-360-1388**
電話相談：毎月第1、3土曜日　10:00～16:00
面接相談：男女共同参画センター(要予約) 予約専用電話：**078-362-3250**
毎月第２土曜日 14:00～17:00 助産師
原則 第４水曜日 14:00～17:00 産婦人科医師
面接相談：兵庫医科大学病院内　毎月第1火曜日 14:00～15:00　産婦人科医師

男性不妊専門相談：神戸市内
電話相談：電話：**078-360-1388**　原則 第1,第3土曜日　10:00～16:00　助産師（不妊症看護認定看護師）
面接相談(完全予約）：予約専用電話：**078-362-3250**
原則 第1水曜日 14:00～17:00　泌尿器科医師

奈良県 ●開設場所／奈良県医師会館内
（電話、面接方式）　予約 **0744-22-0311**
電話相談：金曜日　13:00～16:00
面接相談：第2金曜日（要予約）13:00～16:00

和歌山県 ●開設場所／こうのとり相談：県内３保健所
（電話、面接方式）　予約 岩出保健所 **0736-61-0049**
湯浅保健所 **0737-64-1294**　田辺保健所 **0739-22-1200**
電話相談：月～金曜日 9:00～17:45（保健師）
面接相談：要予約（医師）
メール相談：e0412004@pref.wakayama.lg.jp

和歌山市 ○開設場所／和歌山市保健所　地域保健課
（電話、面接方式）予約 **073-488-5120**
保健師による電話相談:(月)～(金)8:30～17:15
医師による面接相談:毎月第1水曜日　13:00～15:15(予約制)

中国地区

鳥取県 ●開設場所／鳥取県東部不妊専門相談センター（鳥取県立中央病院内）
鳥取県西部不妊専門相談センター（ミオ・ファティリティ・クリニック内）
（電話、面接、Eメール方式）
鳥取県立中央病院　：電話番号**0857-26-2271**
電話・面接相談：毎週火・金曜日 13:00～17:00　第1・第3土曜日 8:30～17:00（要予約）
ＦＡＸ相談：0857-29-3227
メール相談：funinsoudan@pref.tottori.jp
ミオ・ファティリティ・クリニック　：電話番号**0859-35-5223**
電話相談：月～水、金曜日　14:00～17:00
面談相談：木・土曜日　14:00～17:00　（要予約）
メール相談：seibufuninsoudan@mfc.or.jp

島根県 ●開設場所／島根県立中央病院
（電話、面接、Eメール方式）　予約 **0853-21-3584**
電話相談：月～金曜日 15:00～17:00
面接相談：予約により実施　担当：医師
メール相談：funinshimane@spch.izumo.shimane.jp

岡山県 ●開設場所／岡山大学病院内「不妊、不育とこころの相談室」
（電話、面接、Ｅメール方式）　予約 **:086-235-6542**（月・水・金 13:00～17:00）
メール相談：funin@okayama-u.ac.jp

広島県 ●開設場所／広島県不妊専門相談センター（広島県助産師会内）
（電話、面接、Eメール、FAX方式）電話・FAX番号：**082-870-5445**
電話相談：火・水・金曜日 15:00～17:30　木・土曜日　10:00～12:30
面接相談：要予約　金曜日15:00～17:00（助産師）　月1回　医師による相談は電話で確認の上
ＦＡＸ相談：電話相談時間以外に受付、原則１週間以内に返信
メール相談：広島県助産師会のホームページ中のメールフォームより

山口県 ●開設場所／山口県立総合医療センター
（電話、面接、Eメール方式）予約：**0835-22-8803**

電話相談：保健師又は助産師　毎日9:30～16:00
面接相談：要予約　臨床心理士　第1・第3月曜日　14:00～16:00（祝日の場合は他の曜日等に変更）
産婦人科医師　随時（予約後、相談日時を調整）
メール相談：nayam119@ymghp.jp（保健師、助産師）

下関市 ○開設場所／下関市立唐戸保健センター（下関市役所本庁舎新館３階）
（電話、面接方式）　不妊専門相談の開催日は、下関市ホームページ参照
予約・問い合わせ先：下関市保健部成人保健課　083-231-1446

四国地区

徳島県 ●開設場所／不妊・不育相談室（徳島大学病院内）
（面接方式）　予約 **088-633-7227**
予約受付日：火曜日 9:30～12:00、月曜日、木曜日 13:30～17:00
相談日：不妊・不育相談日　毎週月・木曜日15:00～17:00

香川県 ●開設場所／不妊相談センター（香川県看護協会内）
（電話、面接、Eメール方式）　予約 **:087-816-1085**
電話相談：月・水・金曜日　13:30～16:30
面接相談：専門医による来所相談：月1回
心理カウンセラーによる来所相談：月2回　14:00～16:30
メール相談：サイトメールフォームより

愛媛県 ●開設場所／心と体の健康センター
（電話、面接方式）　予約: **089-927-7117**
予約受付日：毎週水曜日 13:00～16:00
電話相談：毎週水曜日 13:00～16:00
面接相談：毎週水曜日 13:00～16:00

高知県 ●開設場所／高知医療センター内『ここから相談室』
（電話、面接方式）　予約：tel：**070-5511-1679**
面接予約受付日：電話受付　毎週水曜日、第３土曜日 9:00～12:00
メール受付：kokokara@khsc.or.jp
電話相談：毎週水曜日、毎月第3土曜日 9:00～12:00
面接相談：毎月第1水曜日 13:00～16:20　（男性不妊専門相談有り）

九州・沖縄地区

福岡県 ●開設場所／県内３ヵ所の不妊専門相談センター・女性の健康支援センター
（電話、面接方式）宗像・遠賀保健福祉環境事務所　tel:**0940-37-4070**、嘉穂・鞍手保健福祉環境事務所　tel:**0948-29-0277**、北筑後保健福祉環境事務所　tel:**0946-22-4211**

北九州市 ●開設場所／小倉北区役所健康相談コーナー内（専門相談）
（電話、面接方式）　予約 **093-571-2305**
電話相談：月～金曜日　9:00～12:00、13:00～17:00
医師による面接相談：1回/月（要予約）

福岡市 ●開設場所／博多区保健福祉センター、各区保健福祉センター健康課
（電話、面接方式）　予約 **080-3986-8872**
電話相談：月、火、木曜日　10:00～18:00、水、金曜日　13:00～19:00、
第2・４土曜日　13:00～17:00
面接相談：　月、火、木曜日　10:00～18:00、水、金曜日　13:00～19:00、
第2・４土曜日　13:00～17:00（予約優先）

佐賀県 ●開設場所／佐賀中部保健福祉事務所
（電話、面接方式）　予約 **0952-33-2298**
電話相談：月～金曜日　9:00～17:00
面接相談：月～金曜日　9:00～17:00（保健師 要予約）
第3水曜日　15:00～17:00（専門医･カウンセラー 要予約）

長崎県 ●開設場所／県内8保健所
（電話、面接方式）　予約 各保健所

西彼保健所	095-856-5159	五島保健所	0959-72-3125
県央保健所	0957-26-3306	上五島保健所	0959-42-1121
県南保健所	0957-62-3289	壱岐保健所	0920-47-0260
県北保健所	0950-57-3933	対馬保健所	0920-52-0166

電話及び面接相談：月曜日～金曜日　9:00～17:45

熊本県 ●開設場所／熊本県女性相談センター（熊本県福祉総合相談所内）
（電話、面接方式）　予約 **096-381-4340**
電話相談：月～土　9:00～20:00
面接相談：月1回　14:00～16:00　担当：産婦人科医師

大分県 ●開設場所／大分県不妊専門相談センター（大分大学附属病院内）
（電話、面接、Eメール方式）予約 **097-586-6368**
電話相談：火～金曜日　10:00～16:00
面接相談：生殖医療相談（生殖医療専門医）毎週金曜日 14:00～16:00　完全予約制
生殖心理相談（生殖心理カウンセラー、臨床心理士）毎月第１・３木曜日
14:00～16:00　完全予約制
メール相談：hopeful@oita-u.ac.jp（随時受付）

宮崎県 ●開設場所／不妊専門相談センター「ウイング」
・中央保健所 tel：**0985-28-2668**・都城保健所 tel:**0986-23-4504**
・延岡保健所 tel:**0982-33-5373**
（電話、面接方式）予約 保健所により実施日が異なります。9:30～15:30

鹿児島県 ●開設場所／一般相談窓口・県内13保健所

指宿保健所	0993-23-3854	志布志保健所	099-472-1021
加世田保健所	0993-53-2315	鹿屋保健所	0994-52-2105
伊集院保健所	099-273-2332	西之表保健所	0997-22-0012
川薩保健所	0996-23-3165	屋久島保健所	0997-46-2024
出水保健所	0996-62-1636	名瀬保健所	0997-52-5411
大口保健所	0995-23-5103	徳之島保健所	0997-82-0149
姶良保健所	0995-44-7953		

専門相談窓口・鹿児島大学病院　電話番号：**099-275-6839**
電話相談：毎週月曜日・金曜日　15:00～17:00
メール相談：funin@pref.kagoshima.lg.jp

沖縄県 ●開設場所／不妊専門相談センター（沖縄県看護協会）
（電話、面接、Eメール方式）予約 **098-888-1176**
電話相談：水･木･金曜日　13:30～16:30
面接相談：原則　第4金曜日（午後）　担当：産婦人科医師
メール相談：woman.h@oki-kango.or.jp

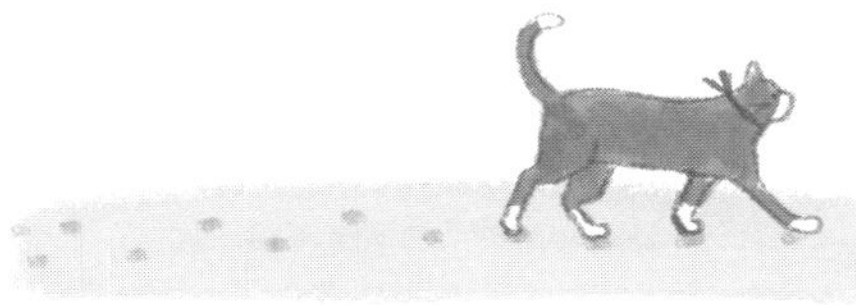

〔 編集後記 〕

「もう悩まない！」と思える不妊治療であるために、なにが必要で大切になるのかを考え、今回の編集を進めました。

もちろん、不妊治療での悩みといえば、その大元は「望んでいるのに子どもが授からないこと」なのですが、それに付随してさまざまな悩みが生じます。

治療については、不妊や妊娠・出産に関する知識をしっかり持って臨むことで、不安や心配はあっても「悩まない」につながっていくでしょう。

また、生活や医療費に関しては、ふたりが将来を見つめながら協力しあうことが、悩まないことへつながっていくのではないでしょうか。

もちろん医師は、それぞれのご夫婦が理解して納得できる治療を受けられるよう、適切な方法とケアを提供してくれることが大前提になります。

今号では、ドクターやクリニック取材で、これら話題を盛込んで話をうかがいましたが、これらは、まだまだ今後に続く編集部の１つの課題でもあります。

不妊治療に向き合うご夫婦に赤ちゃんが授かることは、この生殖医療業界に関わる多くの人の願いで、私たち編集部も願ってやみません。

そして、さらに悩みの少ない環境であること、不妊やその治療の経験が夫婦ふたりにとって豊かなものになることを願って、この本をお届けしたいと思います。

i-wish ママになりたい

もう悩まない！不妊治療

発　行　日	令和１年 10 月 30 日
発　行　人	谷高　哲也
構成&編集	不妊治療情報センター・funin.info
発　行　所	株式会社シオン　電話 03-3397-5877 〒167- 0042　東京都杉並区西荻北2-3-9 グランピア西荻窪 6 F
発　売　所	丸善出版株式会社　電話 03-3512-3256 〒101- 0051　東京都千代田区神田神保町2-17 神田神保町ビル 6F
印刷・製本	シナノ印刷株式会社

ISBN978-4-903598-68-0

i-wish ママになりたい

妊娠しやすいからだづくりのために
今日からできること

次号予告　vol.58

〔 特 集 〕

妊娠しやすいからだづくりのために
今日からできること

★ 食事と栄養。食べ方と選び方。
★ 体を動かす。長続きすることをはじめよう。
★ 言葉で変える。笑顔で引き寄せる。
★ やり過ぎない。がんばらない。　など

〔 不妊治療 最前線 〕

★ ドクター・インタビュー

〔 そのほか 〕

★ ママなり応援レシピ
★ イマドキ 妊活Life
★ 全国不妊治療施設一覧
★ 全国不妊相談センター一覧
ほか

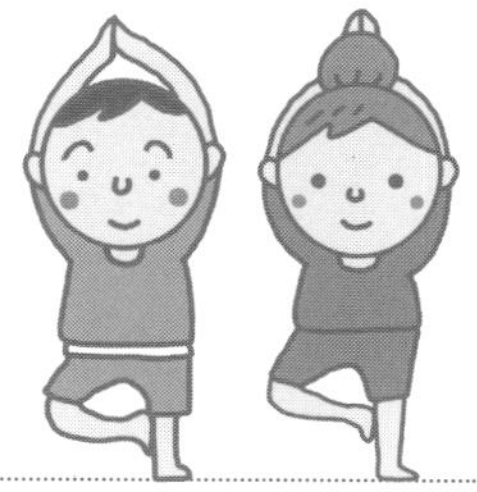

発売予定　　2020 年 1 月

内容は、変更になることがあります。

i-wish ママになりたい は、どこで買えるの？

i-wish ママになりたい は、年に４回発行しております。
全国の書店やインターネット書店などでお買い求めいただけます。

★ i-wishショップ 楽天市場店
https://www.rakuten.co.jp/i-wishshop/

★ i-wishショップ
http://funin.shop-pro.jp/